FLENSBURGER HEFTE

Aspekte anthroposophischer Psychotherapie

Aus dem Inhalt

Aufsätze, Adressen von anthroposophischen Kliniken und Therapeuten, Tagungs- und Ausbildungstermine sowie ein ausführliches Literaturverzeichnis zum Thema finden Sie im Internet unter:

www.anthroposophische-psychotherapie.de

Liebe Leserinnen und Leser!

Die seelische Not der Menschen ist groß. Wir leben in einer Zeit, in der seelische Erkrankungen rapide zunehmen. Ängste und Depressionen breiten sich aus, und immer mehr Menschen bedürfen professioneller Hilfe, um seelische Störungen, Krankheitssituationen und schwere Lebenskrisen zu überwinden.

Es gibt heute eine Fülle von Therapieangeboten, doch ganzheitliche, geistige Ansätze sind noch weitgehend unbekannt. Mit diesem FLENSBURGER HEFT stellen wir Ansätze anthroposophischer Psychotherapie vor und gehen der Frage nach, ob und wie die üblichen Verfahren durch Anthroposophie erweitert werden können.

Die entscheidende Frage dabei ist die nach dem Wesen des Menschen: Was ist der Mensch? Wie findet er als geistige Individualität seinen Weg zu einem sinnerfüllten und selbstgestalteten Leben? Welche Gesetzmäßigkeiten wirken in der Biographie eines Menschen? In welcher Wechselwirkung stehen individuelle Veranlagung und soziale Herausforderung? Welche Bedeutung haben Krankheiten, wie entstehen sie, und wie können die gesunden Seiten der Persönlichkeit gestärkt werden? Wie wirken sich Wiederverkörperung und Schicksal, vorgeburtliche Impulse und Engel auf das individuelle und soziale Leben aus?

Die anthroposophische Psychotherapie versucht, auf diese Fragen Antworten zu finden und der gegenwärtigen Lebenssituation gerecht zu werden. Aus der Anthroposophie erwachsen auch neue Anforderungen an den Therapeuten, die therapeutische Beziehung und das therapeutische Handeln. Psychologie wird zur spirituellen Betätigung.

Aus den vielfältigen Ansätzen der anthroposophischen Psychotherapie haben wir einige Aspekte ausgewählt, die wir Ihnen in dem vorliegenden Band vorstellen möchten. Dabei werden auch die üblichen Psychotherapieverfahren gewürdigt. Und wir haben möglichst lebensnahe Ansätze ausgewählt, damit die Darstellungen auch für „Otto Normalneurotiker“ interessant sind, der oder die nicht unbedingt in Therapie ist. Wir hoffen, damit auch viele Anregungen für die eigene Entwicklung zu geben.

Es grüßt Sie
Ihre
FLENSBURGER HEFTE-Redaktion

Den eigenen Weg finden

Interview mit Joachim Beike

von Klaus-Dieter Neumann

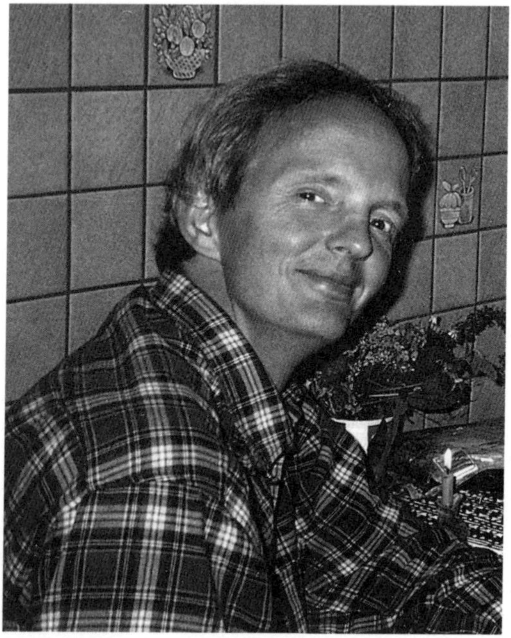

Joachim Beike, *geb. 1961 im Münsterland. Psychotherapiestudium in Saarbrücken, Kassenzulassungen in Verhaltenstherapie für Erwachsene sowie für Kinder und Jugendliche; zusätzliche Teilausbildungen: Gesprächspsychotherapie, katathymes Bilderleben, Psychodrama; ca. zwölf Jahre Berufserfahrung. Joachim Beike arbeitet in eigener Praxis in Witten.*
E-Mail: joachimbeike@hotmail.com

Das folgende Interview mit Joachim Beike wendet sich nach einer kurzen Einführung den Grundlagen der anthroposophischen Psychotherapie zu. Beispielhaft für anthroposophische Ansätze werden der Umgang mit dem Schicksal, das therapeutische Urbild, die „8“, und die Einbeziehung der anthroposophischen Sinneslehre in die Psychotherapie ausführlich dargestellt. In einem weiteren Themenblock werden dann die konventionellen Verfahren der Psychotherapie – Verhaltenstherapie, Tiefenpsychotherapie und Psychoanalyse – gewürdigt. Ihre Stärken und Schwächen werden aufgezeigt und Möglichkeiten der Erweiterung.

Klaus-Dieter Neumann: Wie sind Sie auf die Idee gekommen, ein FLENSBURGER HEFT zum Thema anthroposophische Psychotherapie zu machen?

Joachim Beike: Ich selbst habe die beiden Welten Anthroposophie und Psychotherapie erst spät zusammenbringen können. Das gehörte für mich aber zusammen. Seelenkunde ohne geistige Orientierung finde ich genauso langweilig wie esoterische Systeme ohne persönliche Erlebnisse.

Vor vier Jahren, beim Besuch einer anthroposophischen Psychotherapietagung[1] war ich dann so von der Wärmekraft der Ideen und auch von deren Praxisnähe überzeugt, daß ich den FLENSBURGER HEFTEN vorschlug, es an die Öffentlichkeit zu bringen.

Fromm, Freud, Frankl

K.-D.N.: Wie sind Sie in Ihrer Biographie zur Psychologie gekommen?

J. Beike: Das geht auf Bücher zurück, die mich in der Jugend begeisterten. Erich Fromm, Sigmund Freud und Viktor Frankl haben mich damals nacheinander „die Welt sehen“ gelehrt.

Fromm z.B. war ein echter, ein überzeugter Humanist, der an den Einseitigkeiten der Konsumgesellschaft sehr litt. Er konnte die seelischen Hintergründe der Misere aber aus seiner beruflichen Menschenkenntnis beurteilen und neue Orientierung ohne religiöse Anleihen geben. Freud brachte dagegen eine kühlere, scheinbar wenig idealistische Neigung mit. Er konnte aber die Seelenprozesse des einzelnen viel genauer beobachten und nüchtern zusammenfassen. Schließlich war es dann Viktor Frankl, der dieses manchmal etwas gnadenlose Untersuchen der Einzelseele wieder zu einem Vertrauen in die individuellen geistigen Kräfte führte. Er wußte aus seiner Leidenszeit in verschiedenen Konzentrationslagern, daß für den Menschen nicht nur die Vergangenheit, sondern das kraftvolle Streben nach Sinn wich-

1. Diese Psychotherapeuten- und Ärztetagungen finden seit über 20 Jahren zweimal jährlich statt. In 2004 am Wochenende des dritten Sonntags nach Ostern in der Filderklinik bei Stuttgart (Kontaktadresse: Filderklinik, Sekretariat Dr. Michaele Quetz, Im Haberschlai 7, D-70794 Filderstadt-Bonlanden, Tel.: 0711/ 77 03 10 71) und am Wochenende des zweiten Sonntags im November in der Klinik Havelhöhe, Berlin (Kontaktadresse: Gemeinschaftskrankenhaus Havelhöhe, Sekretariat Dr. Eckhard Roediger, Kladower Damm 221, D-14089 Berlin, Tel.: 030/ 36 50 16 81).

tig ist. Diese Fähigkeiten der Sinnsuche hat er dann auch mit „militärischer“ Argumentationsschärfe gegen einseitige Theorien verteidigt.

K.-D.N.: Wann sind Sie der Anthroposophie begegnet, und welche Rolle spielte sie für Ihre Ausbildung als Psychotherapeut?

J. Beike: Die Anthroposophie lernte ich später, mit etwa 19 Jahren kennen. Hier kam für mich der individuelle Geist erst ganz zu seinem Recht. Er wurde auch ganz selbstverständlich wie jedes andere, z.B. materielle, Phänomen wahrgenommen, und Steiner kannte offenbar die Gesetze seiner Entwicklung. Diese Gesetze suchte ich, das war mir sehr bald klar.

K.-D.N.: Gibt es für den Austausch zur anthroposophischen Psychotherapie ein öffentliches Forum?

J. Beike: Mir haben vor allem die obengenannten Tagungen eine langjährige Anregung zum Austausch und eine Art Heimat gegeben.

Für Diskussionen und Berichte wäre hauptsächlich der „Rundbrief für Ärzte und Psychotherapeuten“ zu nennen, der zweimal jährlich erscheint.[2] Der ist sozusagen „aus der Werkstatt“, ohne daß es gleich an die wissenschaftliche Öffentlichkeit geht. Da stehen dann z.B. Berichte über Arbeitsgruppen der letzten Psychotherapietagung oder längere Aufsätze, die die nächste Tagung vorbereiten sollen.

Sie können auch im Internet nachschauen unter www.anthroposophische-psychotherapie.de. Dort finden Sie Aufsätze, Adressen, Tagungs- und Ausbildungstermine und viele Literaturangaben.

Grundlagen der anthroposophischen Psychotherapie

K.-D.N.: Was ist mit dem Begriff „anthroposophische Psychotherapie“ genau gemeint?

J. Beike: „Anthroposophische Psychotherapie“ ist ja nur eine Vereinfachung, eine Andeutung, daß da etwas Neues zu wachsen beginnt. Erstmal ist es realistisch anzunehmen, daß es so viele anthroposophische Ansätze gibt wie Therapeuten. Das muß einfach so sein, weil auch die Therapeuten ihre Patienten nur mit *ihren* individuellen Erfahrungen und Fähigkeiten wahrnehmen können.

Die anthroposophisch erweiterten Arbeitsweisen sind aber noch keine „blühende Landschaft“. Sie sind fast alle noch keimhaft, Knospen sozusagen! Bei manchen Therapeuten sind es „nur“ geistig orientierte Grundhaltungen oder neue Wahrnehmungsfähigkeiten, keine äußeren Methoden.

---

2. Der „Rundbrief für Ärzte und Psychotherapeuten“ ist zu beziehen über: Gemeinschaftskrankenhaus Havelhöhe, Sekretariat Dr. Eckhard Roediger, Kladower Damm 221, D-14089 Berlin, Tel.: 030/ 36 50 16 81.

K.-D.N.: Können Sie Ihren Eindruck schildern, wie anthroposophisch orientierte Psychotherapeuten zu den konventionellen und moderneren Therapieverfahren stehen?

J. Beike: Ich empfinde die Außenseite vieler anthroposophisch orientierter Therapeuten oft als konservativ, d.h. sie haben in der Regel eine von den – sehr prägenden und langen – konventionellen Ausbildungen innerhalb des Gesundheitswesens, so daß die Therapien auch von der Kasse getragen werden. Diese konventionellen Verfahren verbinden sie dann mit ihrer geistigen Gesinnung. Neue Strömungen – u.a. Familienstellen, Rückführungen in frühere Leben, cranio-sakrale Therapie, Schicksalslernen etc. – brauchen unter den „fertig" ausgebildeten Anthroposophen lange, bis sie überhaupt als untersuchungswürdig akzeptiert werden. Das finde ich oft schade. Andererseits beinhaltet die geistige Orientierung und die meditative Erfahrung der anthroposophischen Therapeuten oft eine gesteigerte seelische Sensibilität und manchmal einen größeren Horizont. Das ist sicher hilfreich.

Beispiele für anthroposophische Ansätze

K.-D.N.: Können Sie Beispiele für die anthroposophischen Ansätze im Bereich Psychotherapie nennen?

J. Beike: Eine umfassende Lehre, also ein geschlossenes System von Diagnostik, Krankheitsentstehung und Therapie der klinisch relevanten Störungen gibt es noch nicht. Und es herrscht auch kein Konsens über diese Ansätze. Ich nenne mal einige, die in diesem FLENSBURGER HEFT nicht näher ausgeführt werden:

Einer von vielen Ansätzen berücksichtigt die Wirkungen der doppelten Planetenprozesse, d.h. er versucht, karmische Gesetzmäßigkeiten des individuellen Entwicklungsweges zu konkretisieren. Die Arbeit beinhaltet sogar eine Ausarbeitung und anfängliche Validierung eines Fragebogens und nähert sich damit einer wissenschaftlichen Überprüfbarkeit. Sie wurde noch auf Anregung von Prof. Bernard Lievegoed begonnen.[3]

Andere arbeiten z.B. mehr an der Entwicklung in den ersten drei Lebensjahrsiebten, was wiederum die Tiefenpsychologie ganzheitlich ergänzt. Ein eigener Ansatz dazu findet sich auch im Internet auf der Website www.anthroposophische-psychotherapie.de.

Henriette und Ad Dekkers haben einen Fragebogen zusammengestellt. Er dient der Erfassung des Ätherischen, also des unter dem Seelischen

---

3. Die Kontaktadresse dazu: Emily Caljé-Luytjes, Verdilaan 27, NL-3055 SL Rotterdam.

liegenden, aber bis in das Seelische hineinwirkenden Lebendigen. Diese Ebene der tieferen, auch organisch wirksamen Gewohnheiten müssen wir berücksichtigen. Sie erfährt eine grundlegende Prägung schon im Alter von 7–14 Jahren. Der Fragebogen ist vor allem dann hilfreich, wenn die Therapie mit einem Patienten an solchen tiefeingewöhnten Mustern zu scheitern droht.

Einbeziehung der anthroposophischen Sinneslehre

K.-D.N.: Welches ist Ihr persönlicher anthroposophischer Ansatz?

J. Beike: Meine tägliche Arbeit beruht auf den anfangs genannten Ausbildungen und versucht, diese zu erweitern. Das hier Vorgestellte beschränkt sich auf wenige Grundbegriffe der anthroposophischen Psychotherapie im allgemeinen und auf die praktische Anwendung der Lehre von den zwölf Sinnen im besonderen.

In der Anthroposophie sprechen wir von einer Ganzheit von *zwölf* Sinnen. Das beinhaltet vier innere, d.h. „untere“, auf den Leib bezogene Sinne (z.B. den Bewegungssinn), vier mittlere, eher seelisch-gefühlsartige Sinne (z.B. Schmecken und Riechen) und vier eher geistige Sinne (z.B. Hören), die uns über die äußeren Qualitäten aufklären. Die letzteren betreffen vor allem die spezifisch menschlichen Qualitäten der persönlichen Kommunikation und Begegnung.

Die Anwendung dieser Sinneslehre geschieht dann allerdings wieder innerhalb der allgemeinen Grundbegriffe vom Zusammenwirken des oberen, die Umwelt aufnehmenden Menschen mit dem unteren, sich in die Umwelt hineinstellenden Menschen.

K.-D.N.: Was wollen Sie mit dieser Arbeit erreichen?

J. Beike: Das therapeutische Ziel der Arbeit mit den Sinnen ist es, innere *und* äußere Wahrnehmungen systematisch zu verbessern. So können die Urteile über *eigene* Erfahrungen auf eine ausreichende persönliche Basis gestellt werden, weil sich die Geistesgegenwart der Patienten deutlich erhöht. Später können sie dann selbständige und bewußte Entscheidungen treffen, die vorher unmöglich oder unsicher waren. Selbständiges Wahrnehmen, Urteilen und Entscheiden halte ich für die zentralen Ziele einer Psychotherapie.

Orientierung an der geistigen Individualität des Patienten

K.-D.N.: Bei aller Unterschiedlichkeit der psychotherapeutischen Verfahren: Was ist das grundsätzlich Gemeinsame der anthroposophisch orientierten Psychotherapie?

J. Beike: Ich glaube das Gemeinsame ist, daß sie die geistige Individualität des Patienten ernst nimmt. Diese wird aber prinzipiell umfassender gedacht als in den alten materialistischen Konzepten des Triebmodells oder des „Lernapparats". An diese Individualität, die zwischen dem individuellen alten Schicksal und den persönlichen neuen Herausforderungen ihren Weg sucht, glauben die Anthroposophen eigentlich alle – und natürlich nicht nur die! Als anthroposophisch orientierter Psychotherapeut ziele ich deshalb auf das Verstehen von alten, eventuell schicksalhaften Bindungen *und* auf das Entdecken und Gestalten dieser individuellen Herausforderungen. Dieser doppelt orientierte und deshalb freiheitliche Begriff von Schicksal, der kommt bei anderen Therapieformen so meines Wissens nicht vor.

Im Umgang mit dem Schicksal zeigt sich eine Polarität

K.-D.N.: Wie wird denn Schicksal in der anthroposophischen Psychotherapie aufgefaßt, und was heißt das für die Patienten?

J. Beike: Jenseits aller Missionierung erwarten die Patienten, daß ihre Symptome nach großen, menschheitlichen Gesichtspunkten betrachtet und nicht gleich als „krank" abgeurteilt werden. Sonst bleibt der Helfer selbst in seiner Froschperspektive von Zeit und Ausbildung hängen. Da kann z.B. die Besinnung auf die Polarität zwischen der westlichen und östlichen Lebenshaltung sehr hilfreich sein.

K.-D.N.: Was meinen Sie damit?

J. Beike: Der Westmensch z.B. faßt Schicksal als eine Aufgabe auf. Man ist ja in Amerika nur das, was man aus sich macht, eben ein Selfmademan. Dadurch entwickelt man seine persönliche Tüchtigkeit, d.h. Wirksamkeit und Macht auf der Erde. Man muß sich für diese Herausforderungen allerdings aktiv mit seinen Ängsten auseinandersetzen.

Der typische Ostmensch dagegen faßt Schicksal häufig noch als gegeben, als Gnade auf. Das entspricht eher einer kindlich-ergebenen und mitfühlenden Haltung, die sich auch an schwierige Zustände und Gemeinschaften anpaßt und die das für uns Mitteleuropäer erstaunlich lange aushält. Die Kraft der Scham hält ihn häufig von einer individualisierenden Entwicklung zurück, und er sucht therapeutisch oft eine gewisse Autorität, die ihn führt. – Natürlich sind das typisierende Verallgemeinerungen.

K.-D.N.: Warum ist Ihnen diese Polarität zwischen Ost und West so wichtig, und was machen Sie, wenn Sie einen entsprechenden Menschen vor sich haben?

J. Beike: Die Auseinandersetzung mit Angst oder Scham z.B., die finde ich natürlich dauernd bei meinen Patienten wieder. Das will dann bewußt unterschieden werden, schon weil es physiologisch und sozial ganz verschieden abläuft. Angst und Scham behüten uns eigentlich vor innerlichen oder äußerlichen Überforderungen. Als Krankheitsvorgang können sie aber auch wichtige Entwicklungsschritte hinauszögern oder verfrüht aufdrängen, vor allem wenn man sie nicht erkennt. Angst z.B. macht uns oft zu schnell, solange wir sie nicht bemerken.

K.-D.N.: Wie wenden Sie das in der Therapie an?

J. Beike: Als Psychotherapeut halte ich zunächst gewisse Standards, wie z.B. Anamnese, Gewichtung der Beschwerden, Suche nach besonderen Belastungen und nach Problemsituationen ein. Nach dieser Orientierungsphase suche ich dann einen angemessenen Weg *zwischen* den genannten westlichen oder östlichen Tendenzen. Ich versuche z.B., die gut veranlagten Wahrnehmungen der problematischen Situationen gründlich herauszuarbeiten und später durch den weniger veranlagten Wahrnehmungspol zu ergänzen. Der eine nimmt ja angesichts seiner „Probleme" eher seinen Leib genau wahr, der andere die Außenwelt. Das greife ich auf.

K.-D.N.: Können Sie Beispiele geben, um das einmal zu veranschaulichen?

J. Beike: Konkret zu Therapiebeginn nehme ich erst einmal nur ernst, woran der Patient besonders leidet: Wenn er z.B. (immer schon) eher wirksam sein will, das aber nicht (mehr) kann, herrscht eher die Stimmung einer gespannten Ohnmacht und einer gewissen Isolation vor. Die Patienten sind dann auf sich selbst geworfen und nehmen deshalb den eigenen Leib und die ihre Absichten behindernden Dinge besonders sensibel wahr. Langfristig brauchen sie eher ein Zurückschauen auf ihre Entwicklung und ein Verstehen ihrer Umgebung. Sie müssen dazu jedoch ihre Absichten etwas loslassen, auch wenn sie zunächst in alter Manier nach schnellen Rezepten gegen die Symptome suchen. Das ist eher der westliche Typus, der in seiner Einfühlung in die Umwelt nachreifen muß.

Wenn der Patient dagegen überwiegend die Umwelt und die Ungerechtigkeit in der Welt thematisiert, dann zeigt sich eher die Stimmung von Schmerz und sozialem Leiden. Diese Patienten möchten auch meist noch viel von ihren Lieben bekommen und vor allem ihre Bindungen und die Harmonie erhalten. Sie wirken oft unselbständig. Aufgabe des Therapeuten ist hier eine Bemutigung, damit sie am Schmerz dieser unerfüllten Bindungen aufwachen, den Wert dieser Bindungen neu beurteilen und dann üben können, ihre eigenen Bedürfnisse zu bemerken. Anfangs brauchen sie auch oft eine gewisse Führung.

K.-D.N.: Können Sie diese Polarität noch etwas genauer schildern? Worauf ist sie zurückzuführen?

J. Beike: Man kann da auch von eher egoorientierten, die Welt prägenden Menschen oder von eher umgebungsoffenen, beeinflußbaren Menschen sprechen. Die Pole trägt ein jeder von uns schon deshalb in sich, weil niemand ganz ohne wirksamen Egoismus oder ganz ohne einfühlenden Altruismus durch das Leben kommt. Es ist also ein bißchen wie Schlafen und Wachen oder wie Ein- und Ausatmen: Eins von beiden allein würde uns töten.

Beim einen ist die Hauptwirkung eher zentrifugal, von innen nach außen strömend (unterer, wirksamer, fremde Außeneinflüsse eher abwehrender Mensch), beim anderen ist sie eher zentripetal von außen nach innen strömend (oberer, aufnehmender, sich einfühlender Mensch). Rudolf Steiner beschreibt die Polarität dieser Menschentypen – betont wertfrei – als den positiven und den negativen Menschen (GA 59, Vortrag vom 10.03. 1910).

Die entsprechende Veranlagung kann sich auch von einer Inkarnation in die nächste umkehren, so daß ganz neue Entwicklungen möglich sind. Auch in diesem Leben findet echte Entwicklung nur statt, wenn man sowohl Neues tief aufnimmt, als auch selbst, ganz allein Verantwortung übernimmt. Das ist im Verlauf einer Psychotherapie auch entsprechend umzusetzen. Es ist eine Art übergeordnete Polarität.

Krankheitsentstehung durch Anpassung und Harmoniesucht

K.-D.N.: Nehmen wir den angepaßten, umweltorientierten Patienten. Können Sie schildern, wie bei ihm ein krankhaftes Symptom, z.B. Angst, entstehen kann?

J. Beike: Die kindliche, fast unendliche Hingabekraft an die Umwelt führt bei diesen Menschen schon früh dazu, unbewußte negative Empfindungen und Stimmungen der Eltern bis tief in den Leib aufzunehmen. Das kann durch echtes Leid eines Elternteils extrem verstärkt sein, vor allem wenn die Eltern das nicht thematisieren. Auch die im Schulalter reifenden Lernkräfte und die mit der Pubertät reifenden Begegnungskräfte stehen dann unter dieser Tendenz, mit den nahen Menschen zu stark mitzufühlen und deren Bürde mitzutragen. Man lernt zu tun, was deren Leid lindert, man begegnet anderen auf eine das Leiden lindernde Art.

Alle drei Kindheitskräfte, d.h. Hingabe, Lernfähigkeit und Begegnung, sind bei diesen Menschen zu sehr von anderen Menschen und, wie wir später sehen, von den oberen Sinnen bestimmt. Das Leiden kann dabei zu einer durchgängigen und ziemlich dauerhaften Willenshaltung werden, weil sich diese Menschen im Leid fühlen, ohne Verantwortung zu übernehmen.

Schuldgefühl und Alleinsein ist für sie oft schlimmer als Leid. Diese Inkarnationsvermeidung kann die Therapie sehr verlängern.

K.-D.N.: Wie kommt es dann z.B. konkret zur Angstsymptomatik?

J. Beike: Wenn ein angepaßter, umweltorientierter Patient z.B. fertig ist mit der Arbeit, wenn er abends als letzter nach Hause geht, dann weiß er nicht, wohin mit sich. Es gibt keinen „Input" mehr, und aufgrund von Erschöpfung und Druck sind innere Hingabe und Lernbereitschaft für neue *eigene* Impulse oft versiegt. Spontan etwas Gutes zu essen, tanzen oder gar flirten zu gehen, das hat er verlernt und tut es jetzt als egoistischen Luxus ab. Eigentlich hat aber er längst Angst – Angst vor dem Neuen, obwohl es früher so schien, als würde er gerne lernen wollen.

Bildlich gesprochen hatte dieser Mensch eine Art seelischen Fallschirm. Der hat ihn jahrelang als scheinbar altruistischen Gemeinschaftsmenschen vor dem Fall in die Egoität und in die Eigenverantwortung bewahrt. An den Fäden dieser tief mit ihm verbundenen Gemeinschaft hatte er seinen schwebenden Halt. Jetzt ist der Halt aber vielleicht plötzlich aus verschiedenen Gründen weg. Da kann nun auch er eine riesige Leere in sich empfinden, einen Abgrund und Angst. Seelisch „fällt" er bereits, bevor er im äußeren Leben an einen Abgrund oder eine Brücke kommt, vor denen er dann möglicherweise Angst hat.

Angst vor Höhen oder Brücken

K.-D.N.: Die Angst, etwa vor Höhen oder Brücken, beruht also nicht unbedingt auf traumatischen Erlebnissen, wie z.B. Unfällen?

J. Beike: Nein, sonst müßten ja alle Opfer von schweren Unfällen eine Phobie entwickeln. Das ist aber nur zu einem kleinen Prozentsatz der Fall, weil die Bewertung der Situation individuell ist, und die ist entscheidend für die Entwicklung einer späteren Störung und Vermeidung.

Wie ein Bakterium das rechte schwülwarme Milieu braucht, um sich zu einer Gefahr zu entwickeln, so braucht eine kleine Überforderung und die anfängliche kleine Angst das Milieu größerer, dahinterstehender Verunsicherungen und Bewertungen. Ohne diesen biographischen Hintergrund von allgemeiner, existentieller Verunsicherung kommt es nicht zu einer Störung.

K.-D.N.: Wie hat man sich denn das Entstehen so einer konkreten Brükkenangst genau vorzustellen? Warum gerade Brücken?

J. Beike: Ich verstehe viele Angstreaktionen – z.B. gegenüber Brücken – als sinnlich bedingt. Die Brücken und Abgründe stellen eine räumlichsinnliche Herausforderung dar, und auf die kann nicht jeder mit Interesse antworten.

K.-D.N.: Was geht denn im gesunden Menschen angesichts der Brücke anders vor sich als beim kranken?

J. Beike: Angesichts der räumlichen Abgründe reagiert man nur dann mit Angst, wenn man den Raum nicht mit Hingabe oder Interesse anschauen kann. Gesunde Menschen finden ja, daß sie gerade von dort eine phantastische Aussicht haben. Genauso ist es mit kleinen neuen Alltagsherausforderungen, z.B. einem neuen Weg mit dem Auto. Phobie-Patienten hatten oft schon vor der Erkrankung derart wenig Hingabe, Lernfähigkeit oder bewegliche Begegnung für neue Interessen übrigbehalten, daß vor allem diese neuen Situationen sie überfordern. Sie sind einfach für Neues ziemlich dicht, weil sie schon soviel innerlich beachten und kontrollieren müssen oder weil sie erschöpft sind. Die seelische Enge – Angst kommt ja von lateinisch „angus", eng – wird dann bis in den Leib erlebbar.

K.-D.N.: Welche Rolle spielt der Körper bei diesem Geschehen?

J. Beike: Es geht bei der Brücke nicht nur um ein abstraktes Symbol für „Abgrund", sondern um leibliche Prozesse bei der Wahrnehmung dieser räumlichen Situation. Für unsere Weltwahrnehmung sind Hingabe, Lernen und Begegnung ja zentral, und die werden von dem für unsere Stimmungen und Antriebe verantwortlichen Lebensbereich – u.a. dem vegetativen Nervensystem – mitgesteuert. Man kann auch sagen, daß die unteren Wahrnehmungen von Bewegung, Gleichgewicht und physiologischen Bedürfnissen erst positiv erfüllt und zur Ruhe gekommen sein müssen, bevor wir uns der Welt vorbehaltlos hingeben können.

Das Vegetativum, das diese Bereiche mitsteuert, ist ein schweigender, aber sehr weiser Bereich, weil er außerdem für die tiefere, d.h. unterschwellige, Auffassung von schicksalhaften Wahrnehmungen bedeutsam ist. Über die leiblichen Funktionen hinaus prägt er also auch unsere seelischen Stimmungen, und geistig gesehen hilft er uns, auf dasjenige aufmerksam zu werden, was für uns individuell bedeutsam ist. Wir beachten z.B. jemanden, der später für uns wichtig wird.

K.-D.N.: Sie sprechen jetzt von sogenannter ganzheitlicher Wahrnehmung?

J. Beike: Das Ganzheitliche ist heute oft nur eine Möglichkeit, es geschieht nicht zwingend. Ohne genügende Hingabekräfte, z.B. bei Streß, reagieren das Vegetativum und der untere Sinnesbereich nur reduziert, d.h. bloß organisch. Die seelisch-geistigen „Funktionen" sind dann eingeschränkt, und die vegetativ gesteuerten Organbereiche (Muskelspannung, Durchblutung und Drüsengeschehen) bilden dann die sogenannten instinktnahen Notfallreaktionen aus. Auch die mittleren, seelischen Sinne, z.B. das bewußte Beobachten der Umwelt, können dadurch beeinträchtigt sein.

K.-D.N.: Bleiben wir noch bei den seelischen Störungen. Müssen denn unbedingt Ängste auftreten, oder können das auch andere Symptome sein?

J. Beike: Natürlich gibt es auch andere Symptome. Der obengenannte aufnehmende Mensch z.B. kann entweder zuviel unnötige, ihn überlastende gleichartige Aufgaben suchen, um der Leere zu entfliehen. Andere können ab einem gewissen Grad der Selbstentfremdung einen Eßanfall bekommen, bei dem die ganze früher unterdrückte Gier den überkontrollierten Menschen „endlich" überwältigt. Eigentlich eine verständliche Sache, ein notwendiger Ausgleich, so wie nach einem Tiefdruckgebiet ein Hochdruckgebiet kommen muß. Aber ohne eine Erkenntnis der Zusammenhänge reagiert dieser Mensch zu spät und übertrieben auf seine Symptome.

Wenn der Machertyp ins Leere läuft

K.-D.N.: Können Sie so eine Krankheitsentstehung auch für den Fall eines Machertyps, also eines die Welt übermäßig lange prägenden Menschen veranschaulichen?

J. Beike: Wenn ein Patient – um auf das Manager-Beispiel zurückzukommen – so lange den eigenen Gestaltungsimpulsen gefolgt ist, dann fällt auch er – seelisch gesehen – in den Abgrund, wenn er das jetzt – z.B. nach Verrentung oder körperlicher Krankheit – plötzlich nicht mehr tun kann. Er hat von unten/innen her seine Gestaltungsimpulse genommen und sich wie ein aufgehender Hefeteig immer weiter in der Umwelt breitgemacht. Fehlt ihm dieses Tun, dann wenden sich die eigenen, jetzt ungenutzten Kräfte gegen ihn. Er fühlt sich innerlich von etwas Aufwallendem, von „Energien" überschwemmt, weil er das nicht mehr aufgreifen und aktiv gliedern kann. So wird diese „Kampfkugel" auf sich zurückgeworfen und bekommt plötzlich das Empfinden, sein (Kräfte-)Leib könnte zerfallen, er könnte eine Herzattacke erleiden, sich auflösen oder ähnliches.

Natürlich kann auch die obengegebene Erklärung zutreffen, daß auch dieser Macher einfach bloß erschöpft ist und keine Hingabe- oder Lern- und Begegnungskräfte mehr übrig hat, um neue Situationen aufzufassen. Diese und andere Erklärungen muß man individuell prüfen, indem man die roten Fäden der Biographie und die Problemsituationen zu Beginn der Symptomatik untersucht.

Der Macher schämt sich natürlich für seine Symptome, vor allem für die dahinter vermutete Schwäche, und zum Psychotherapeuten geht er eh erst, wenn er das Ärztekarussell ein paar Mal durchlaufen hat oder wenn ein Arzt erkennt, was da seelisch vorliegt.

Schicksal: Atmen zwischen Veranlagung und Herausforderung

K.-D.N.: Welche grundlegende Idee ist mit dieser Aufteilung der Patienten in eher Tätige oder eher Aufnehmende, also sozusagen in Sender und Empfänger, verbunden?

J. Beike: Die grundlegende Idee ist die des Doppelstroms der Zeit, also des Ineinanderwirkens von persönlichen Veranlagungen einerseits und von Erfahrungen des sozialen Schicksals andererseits. Glück erleben wir als die Passung dieser beiden, also wenn Veranlagungen auf entsprechende soziale Herausforderungen stoßen. Um der *selbständigen*, neuen Entwicklung willen haben wir aber im Leben oft eine gewisse Spannung zwischen beiden Strömen, und die kann uns zunächst wie zerreißen.[4]

Das therapeutische Urbild, die „8"

K.-D.N.: Warum ist die „8" als therapeutisches Urbild für die Psychotherapie bedeutsam?

J. Beike: Es gehört als Urbild zu den Erkenntnisinstrumenten, die niemals schematisch werden und immer neu am Patienten erspürt werden wollen. Es ist eine Wirklichkeit, die immerwährend stattfindet. Nelly Sachs sprach da vom „heiligen Schleifenengel", der dauernd durch unser Fleisch unterwegs ist. – Die „8" beinhaltet genau diese obengenannten Ströme der ausgelebten Veranlagungen und des zu empfangenden Schicksals. Deshalb ist es so ungeheuer umfassend. Konkret geht es ja kaum einem Patienten bloß um Symptombewältigung. Er will vor allem wissen, wo die Symptome in seinen individuellen Veranlagungen und in der persönlichen Entwicklung begründet liegen und welche individuelle Herausforderung diese Symptome für ihn darstellen.

K.-D.N.: Er sucht also den Zusammenhang von aktuellen Herausforderungen und prägenden Erfahrungen?

J. Beike: Ja, das ist ein grundlegendes Motiv. – Der untere Teil der „8" hilft den leibbildenden und -schützenden Funktionen und dient zunächst einem gewissen Egoismus, wie er im Immunsystem und in der aggressiven Verdauung tätig sein muß. Auch Veranlagungen und das Erfahrungsgedächtnis sind dort anzusiedeln. Wäre dieser organische Egoismus nicht vorhanden, wären wir lernunfähig und würden von anderen Organismen

---

4. Vorbildlich aufgearbeitet können Sie dieses anthroposophische Konzept zum Doppelstrom der Zeit in Stefan Lebers neuen Kommentaren zu Rudolf Steiners „Allgemeiner Menschenkunde" (Stuttgart 2003, Bd. 1, S.149 f.) nachlesen. Es erschließt sich aber auch über die genannten Aspekte der östlichen oder westlichen Lebensart oder durch das therapeutische Urbild, das Steiner mit der therapeutischen „8" gegeben hat.

übervorteilt. Er hilft uns bei der Durchsetzung unserer egoistischen Bedürfnisse und bildet somit seinen Teil des persönlichen Karmas. Wir orientieren uns in diesem Willensbereich durch die unteren Sinne (s.u.). Diese persönlichen Willenshaltungen sind aber zunächst – vor allem bei Kindern – weitgehend *unter*bewußt und „von der Scham behütet".

Der obere Teil der „8" symbolisiert dagegen eher die erkennenden und die auf die Umwelt bezogenen Kräfte im Menschen. Dafür hat z.B. der Kopf seine sieben Sinneslöcher. Die werden – wie eine Satellitenschüssel – ruhig gehalten, um uns eine Orientierung geben zu können. Dieser obere Teil orientiert uns innerhalb unseres sozialen Kosmos und innerhalb des sozialen Karmas. Diese äußeren, sozialen Prozesse sind in der Regel zunächst *über*bewußt. Man empfindet sie auch anders als die Leibesprozesse.

K.-D.N.: Was passiert, wenn diese Polaritäten vernachlässigt werden?

J. Beike: *Beide* Strömungen müssen bei der Psychotherapie und Sinneslehre berücksichtigt werden, denn sie durchdringen sich ganz und gar, es gibt nicht den sozial unabhängigen Körper oder den körperlich unabhängigen Geist. – Vernachlässigt man diese Zusammenhänge, überläßt man die Aufmerksamkeitssteuerung für Innen oder Außen dem Zufall. Dadurch landet man je nach Veranlagung oder Ratgeber bei typischen Irrtümern, z.B. dem, daß man *„entweder"* zum Arzt *„oder"* zum Psychotherapeuten geht, weil man sein Leiden *entweder* auf den Leib *oder* auf die soziale Umwelt zurückführt. Dabei wird der Zusammenhang zwischen Innen und Außen jeweils vergessen. Da würden echte Psychotherapie und echte Medizin auch erst anfangen. – (Zur „8" siehe die Grafiken auf der nächsten Seite.)

Anwendungsbeispiele

K.-D.N.: Welche Menschen kommen denn zu Ihnen, und woran erkennen Sie die jeweilige Polarität?

J. Beike: Ich nehme mal diese bisher betrachtete Polarität, damit es einfach bleibt. Natürlich kommen zu mir beide Arten von Menschen: Überzeichnet kann man sie „leidende Merklinge" und „ohnmächtige Wirklinge" nennen. Die einen beschweren sich – wie beschrieben – eher über die Welt, weil sie so sehr an ihr hängen und noch viel von ihr haben möchten. Die anderen haben die Symptome und ihren eigenen Leib im Blick, kleben aber an ihrer bisherigen Art der Wirksamkeit. Die Mischtypen lasse ich hier mal weg, obwohl oft beides in einer Person vorkommt.

K.-D.N.: Wie gehen Sie in der Therapie z.B. mit einem Patienten um, der eher ein aufnehmender, sich anpassender Mensch, also ein Umgebungsmensch ist?

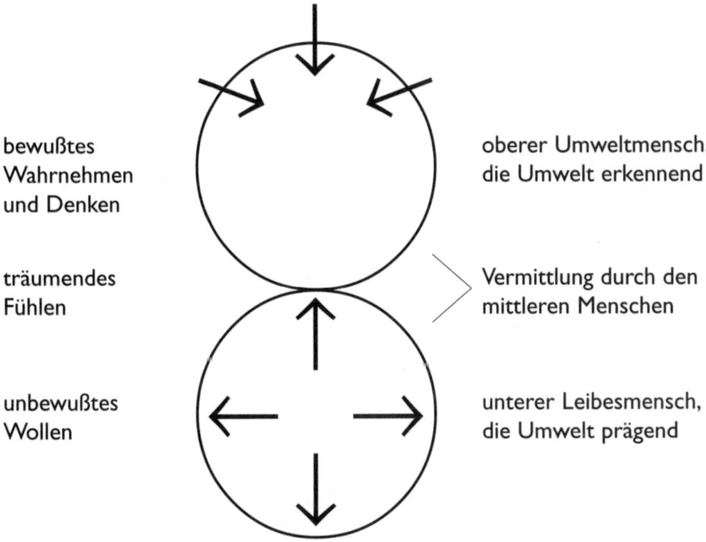

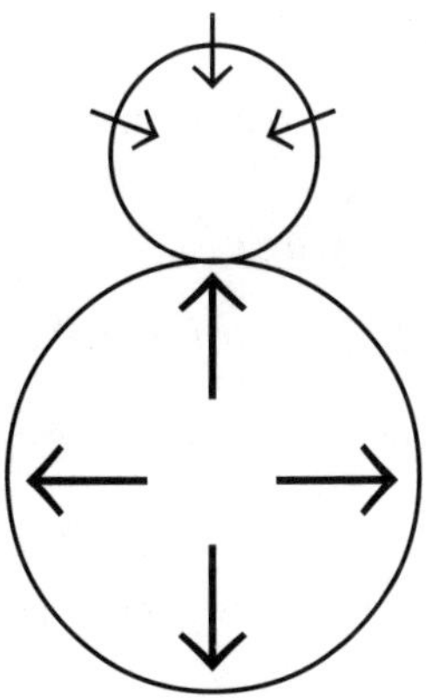

stark zentrifugal tätiger Mensch, sich der Umwelt aufprägend

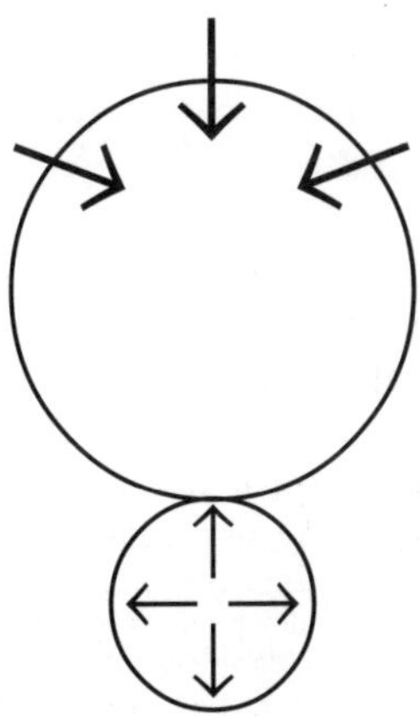

stark zentripetal tätiger Mensch, die Welt in sich aufnehmend

J. Beike: Die tieferen Absichten des eher aufnehmenden, eher leidenden Menschen sind es, die Welt zunächst kennenzulernen, sich einzufühlen etc. Geistig gesehen sind sie eher „von oben geboren" und nicht so sehr Naturburschen. Sie kommen deshalb im Leben meist spät, wie von außen „zu sich", denn sie brauchen dafür eine Art Widerstand. Deshalb muß ich mit ihnen – wenn nicht dringende oder bedrohliche Umstände vorliegen – zunächst auch die Umwelt, an die sie sich so sehr anpassen, verstehen und nicht gleich etwas üben, was sie nicht können. Dafür müssen sie zunächst nur gründlicher und bewußter wahrnehmen, was sie umgibt. Das bereits führt sie aus dem sie suggestiv beeinflußten Bereich hinaus in ein neues Selbstgefühl.

Anschließend erfrage ich auch ihre sogenannte Lerngeschichte, d.h. die Weltanschauungen, die Vorbilder und Regeln, mit denen sie an ihre Problemsituationen herangehen, und gegebenenfalls auch die verängstigenden Traumata. Das ist schon ein Weg in deutlich tiefere Schichten, und daran schließt sich dann die reale Wahrnehmung ihres Leibes an. Ich möchte ja, daß sie ganz, d.h. auch körperlich, zu sich kommen, und daher möchte ich ihre konkreten Problemsituationen sowohl nach den tieferen Lebensregeln als auch nach den noch tiefer liegenden körperlichen Reaktionen der Beweglichkeit, des Wohlgefühls, der körperlichen Balance kennenlernen.

Von den eigenen Wahrnehmungen ausgehen

K.-D.N.: Warum sind die Wahrnehmungen so wichtig für die Psychotherapie?

J. Beike: Ich habe vorhin einzelne Entstehungswege von Symptomen beschrieben. Der Patient muß aber von seiner eigenen Wahrnehmung des Lebens ausgehen, um zu prüfen, was für ihn zutrifft. Nur die eigenen Wahrnehmungen helfen uns, persönlich relevante Urteile und Entscheidungen zu fällen.

K.-D.N.: Wie werden die zwölf Sinne konkret in der Therapie verwendet?

J. Beike: Zunächst möchte ich auf das Schema der insgesamt zwölf Sinne verweisen[5], das hier eine grundlegende Orientierung gibt. (Siehe übernächste Seite; Red.)

Bestimmte Ausschnitte der insgesamt zwölf Sinne werden in der Therapie systematisch berücksichtigt, wenn die typischen Problembereiche oder Problemsituationen genau herausgearbeitet sind. Bei den umweltorientier-

5. Einen einführenden Vortrag darüber hat Rudolf Steiner am 22.07.1921 gehalten, abgedruckt in: „Menschenseele, Weltenseele und Weltengeist" (GA 206). Sehr anschaulich und originell ist auch das Buch „Die zwölf Sinne" von Albert Soesmann (Stuttgart 2000).

ten, leidenden Patienten sind zunächst die oberen Sinne, die uns die Qualitäten der Umgebung vermitteln, vorherrschend. Sie wirken sich bis in die unteren Sinne hinein aus, so daß die Stimmung im Leib zu leicht von außen fremdbestimmt wird. Die oberen Sinne sind das Gehör, der Wortsinn, der Gedankensinn, der Ichsinn.

K.-D.N.: Die genannten höheren Sinne sind ja überwiegend keine allgemein „anerkannten" Sinne, wieso werden sie hier als Sinne gehandhabt?

J. Beike: Therapeutische Veranschaulichungen gebe ich gleich noch. Wissenschaftlich muß ich hier auf die simple Tatsache verweisen, daß ich sie als solche nutze, weil sie alle Qualitäten einer *unmittelbaren* Wahrnehmung beinhalten.

Man muß z.B. beim Denksinn – also bei der Wahrnehmung fremder Gedanken – zunächst selbständig und dennoch *ohne subjektive Interpretationen* etwas auffassen. Das kann man bei objektiven Rechnungen leicht nachvollziehen. Der Denksinn faßt das Fremde auch – genau wie das Sehen – zunächst aktiv auf. Subjektives Interpretieren, was über Wahrnehmen hinausgehen würde und keine Sinnestätigkeit mehr wäre, das würde ja sogar zu einem Mißverstehen führen.

Es geht also um ein – wenn auch kognitives – unmittelbares Wahrnehmen, und das ist Sinnestätigkeit. Um genau diese unvoreingenommene, aber gründliche Wahrnehmung bemühe ich mich. Wissenschaftstheoretisch muß das hier genügen.[6]

Die vier oberen Sinne

K.-D.N.: Was vermitteln diese vier oberen Sinne, wozu dienen sie?

J. Beike: Diese vier Arten von unmittelbaren Wahrnehmungen – der Geräuschqualität, des Wortklangs, des Gedankeninhalts und des geistigen Gegenübers – führen uns von unseren Standpunkten und von unserem Leib weit weg zur Wahrnehmung der inneren Qualitäten unserer Umgebung. Es sind die Sinne des erkennenden Mitgefühls, der erkennenden Einfühlung. Dienen tut der Umgang mit ihnen vor allem der sozialen Orientierung.

K.-D.N.: Können Sie die vier Bereiche einmal konkret durchgehen?

J. Beike: Ich fange mal ganz oben an: Ein fremdes Ich *(Ichsinn)* nimmt man z.B. unmittelbar bei einer gewissen Dramatik wahr, weil dabei immer die hingegebene Sympathie und die sich gegenüberstellende Antipathie abwechseln. Man kann auch nach einer zunächst gegenüberstehenden Hal-

6. Diesbezüglich verweise ich auf die Bücher von Hans Jürgen Scheurle, „Die Gesamtsinnesorganisation" (Stuttgart 1984), und von Martin Basfeld, „Wärme: Ur-Materie und Ich-Leib", Kap. VI (Stuttgart 1998).

Die zwölf Sinne

Wahrnehmung von	*natürliche Sinnesausrichtung*	*Erlebnisse des Zusammenwirkens von Innen und Außen*
anderen Ichen	ausgesprochen	Dramatik
Gedanken anderer	äußerliche	Weltanschauung
Worte und Sprache	und wache Sinne	Gruppenzugehörigkeit
Klänge und Töne		Stimmung
Wärme	innerlich-	
Beleuchtetem	äußerliche,	
Geschmack	träumende Sinne	
Geruch		
Gleichgewicht	ausgesprochen	Sich fühlen als Geist
Bewegung	innerliche,	Freiheitsempfindung
Lebendigkeit	wie schlafende Sinne	leibliches Wohlgefühl
Tasteindrücke		(soz.) Gottvertrauen

Die zwölf Sinne führen uns – beginnend vom Tastsinn – von den subjektiven eher schlafenden Leibesempfindungen langsam ins Erfühlen der Umwelt hinaus und schließlich bis tief in die zwischenmenschlichen Qualitäten der Umwelt hinein.

Es bestehen besondere Zugehörigkeiten zwischen Tast- und Ichsinn, zwischen Lebens- und Gedankensinn, zwischen Bewegungs- und Sprachsinn sowie zwischen Gleichgewichts- und Hörsinn.

Die Anwendung der Sinneslehre kann die Pole des positiven und negativen Menschen und das Urbildes der „therapeutischen 8“ berücksichtigen.

tung bewundernd oder liebevoll werden, so daß man des anderen Wesen hinter seiner physischen Erscheinung spüren kann. Die Ich-Wahrnehmung ist allerdings bei angstlosen Begegnungen keine aufdringliche, sondern eine zunächst überbewußte, d.h. bewußtzumachende, freiwillige Wahrnehmung. Die Unmittelbarkeit dieser echten Ich-Wahrnehmung hat jeder Erwachsene schon erlebt, der einen anderen Menschen geliebt hat.

Bei angstvollen Ich-Wahrnehmungen nimmt man meines Erachtens eher *sich selbst*, d.h. seine leiblichen Gegenreaktionen (insbesondere der Haut) wahr und schlußfolgert dann, daß da jemand anderes anwesend und verantwortlich dafür ist. Das muß man genau unterscheiden! Da fehlt eben eine gewisse Unmittelbarkeit der Außenwahrnehmung. Nimmt man den anderen allerdings gar nicht mit diesen leiblichen Antennen wahr, wird man von ihm leicht etwas hypnotisiert, man kommt nicht zu sich. Nimmt man ihn dagegen gar nicht unmittelbar als Wesen wahr, kommt es nicht zu einer liebevollen Begegnung, der andere bleibt dann ein Objekt. Die nur verobjektivierende Wissenschaft erkennt deshalb den Ichsinn auch nicht an, obwohl er erlebbar wäre.

Fremde Gedanken *(Gedankensinn)* gehören immer zu einer Weltanschauung, die jemand anderes hat, zu seinen Idealen oder zu den aktuell prioritären Werten. Das läßt sich schon leichter bewußtmachen und gegebenenfalls durch Nachfragen prüfen. Leiblich berührt diese Sphäre vor allem unser Wohlgefühl und die Empfindung von Vitalität oder Müdigkeit, die angesichts der Bewertungen der anderen Menschen in uns erscheint.

Die Sprache anderer Menschen *(Wortsinn)* hat immer eine typische Modulation, auch wenn sie die gleiche Muttersprache sprechen. Sie drückt aus, welchen sozialen oder regionalen Gruppen mein Gegenüber angehört, gleichzeitig spürt man darin, wie sympathisch oder antipathisch sich jemand zu seiner aktuellen Gruppe äußert. Am eigenen Leib kann man dann sehr verschiedene Bewegungsimpulse feststellen.

Schließlich geht alles *Gehör*te auf Töne und Geräusche aus, die eine gewisse physische Tingierung haben, metallen, hölzern, künstlich usw. Da werden wieder andere Qualitäten bewußt, in die die obengenannten drei Qualitäten gekleidet sein können.

Es ist also ein Ineinander von Qualitäten anderer Menschen, und jede einzelne hat eine besondere Wirkung auf den eigenen Leib. Welche genau, das muß man selbst ausprobieren, es ist individuell!

Zu offen für die Umwelt

K.-D.N.: Inwiefern dienen die Beobachtungen eines fremden Ich, seiner Weltanschauung und sprachlich geäußerten Sympathie gerade diesen an ihrer Umwelt orientierten Menschen besonders?

J. Beike: Die an der Umwelt orientierten oder leidenden Menschen sind in bezug auf das Gehör und die genannten Sinne meist sehr offen. Auch vorübergehende übermäßige Reizoffenheit gibt es z.B. in Erschöpfungsphasen. Wenn darauf etwas Soziales wirkt, spüren sie aber nur „überschwellig“, was für Qualitäten, welche Weltanschauung oder welche Ausdrücke sie beeinflussen. Diese Qualitäten werden dann unbewußt wie nachgeahmt und machen befangen. Durch die therapeutische Befragung beginnen sie nun zu bemerken, was andere genau denken, und schließlich, was die anderen Iche anderes wollen als sie. Das macht die äußere Seite der Begegnung transparent. Man kommt begrifflich „zu sich".

Die vier unteren Sinne

K.-D.N.: Reicht das denn für ein Zu-sich-Kommen aus?

J. Beike: Es ist der Anfang, damit arbeiten wir dann weiter. Wenn diese Umweltbezüge für den eher altruistischen, den lernenden Patienten richtig klar und bewußt geworden sind und wenn gewisse Werthaltungen und Regeln der eigenen Erziehung klar geworden sind, dann erst wird es möglich, ihn auch körperlich „zu sich" zu führen, indem wir die andere Seite der Sinne nutzen. Das sind die Sinne, die uns an unser körperliches Selbst heranführen.

Ich frage dafür z.B.: „Wie fühlen Sie sich, wenn Sie diesem Menschen konkret gegenüberstehen?" Genauer: „Wie aufgerichtet und im Gleichgewicht fühlen Sie sich, wenn Sie länger mit diesem Menschen zusammen sind?" Und: „Wie beweglich?" – „Fühlen Sie sich frei?" – Und: „Wie lebendig oder erschöpft fühlt sich das an?" – „Wie fühlte es sich an, wenn Sie ihm näher treten, ihn anfassen würden bzw. wenn er Sie anfassen würde?" Da geben uns die entsprechenden Sinne jeweils genaueste Auskunft über unsere eigenen Standpunkte und Willenshaltungen. Auch ein übermäßig sympathischer Mensch wird dabei erleben, was er will und was nicht. Spätestens, wenn er es ausprobiert.

Vor allem Kinder und Jugendliche spüren noch am eigenen Leib, zu welchen Freunden sie gehen wollen, welche Menschen sie (nicht) anfassen wollen, wessen Gesellschaft sie eher bedrückt oder erschöpft. Sie drücken es oft spontan aus. Ein Lehrer kann an dem Grad der Aufrichtung oder des Sich-Flätzens der Schüler ihr (Des-)Interesse an seinen Ideen ablesen. Das ist eine Art Alltagspsychologie. Seine eigenen Aussendungen im Bereich der vier oberen Sinne müßte er allerdings auch berücksichtigen.

Alle vier unteren Sinne zusammen bilden unsere untergründigen Schicksalsstimmungen, unsere Willenshaltungen und gleichzeitig unser Körperschema.

Eine Verbindung zu tiefenpsychologischen Erfahrungen

K.-D.N.: Welche Rolle spielen denn die Wünsche und Begehrungen? Gibt es einen Zusammenhang zu dem, was in der Analyse den triebhaften Bereich, das „Es" bildet?

J. Beike: Bei der außenorientierten Patientengruppe haben ihre unter der funktionierenden Oberfläche gestauten Wünsche oft den Charakter von Phantasiekonserven angenommen, von denen sie sich statt des wahren Lebens „ernähren". Die fixierende Wirkung dieser astralen Einschlüsse müssen beachtet und anschaulich gemacht werden. Sie können oft erst losgelassen werden, wenn man zu diesen Wünschen stehen kann oder wenn man sich anderweitig selbst verwirklicht. Das hat zwei Vorbedingungen:

Erstens müssen auch die hemmenden eigenen Leibesempfindungen, etwas für sich einzufordern, konkret erlebt und schrittweise überwunden werden, so daß man den Schmerz der Enttäuschung gewagt und die Verantwortung für sich selbst erlebt hat.

Zweitens muß klar geworden sein, daß es durch manche Personen, z.B. durch die Eltern, keinen Nachschlag von Anerkennung und Beachtung mehr geben wird. Da gilt: Ohne eine entschiedene Akzeptanz der Enttäuschung keine neuen Schritte! Die Harmoniewünsche oder Ängste vor sozialem Ausschluß z.B. müssen genau thematisiert und durchgearbeitet werden. Man arbeitet dabei also sowohl an den bereits erwähnten Lebensregeln und Werten als auch am Leib.

K.-D.N.: Wie reagieren die Patienten auf Ihre Art, sinnlich und konkret zu arbeiten?

J. Beike: Die Patienten wollen vor allem wissen, was sie für ihre neuen Entwicklungsschritte „bezahlen" müssen. Bleibt das Ausmaß von körperlichen oder sozialen Folgen neuer Entwicklungsschritte unklar, fühlen sie sich zu unüberschaubaren Schritten gedrängt.

Manchmal stelle ich mich auch konkret als Rollenspielpartner auf, so daß der Patient ausprobieren und leiblich konkreter reagieren kann, als wenn er sich die Situation bloß vorstellt. Das ist dann ein bißchen wie Familienstellen. Man spürt, wohin man will und wohin nicht, diesmal übt man aber, genau wahrzunehmen, warum das so ist. Das richtet sich mehr auf das Diesseits aus.

Konkret kann es z.B. sein, daß jemand sagt, daß er sich in der Begegnung zwar noch gut aufgerichtet und damit von Ideen getragen und orientiert fühlt, daß er aber mehr körperlichen Abstand vom Konfliktpartner braucht und daß er unruhig wird. Ich würde dann je nach Patient an Fragen der Ich-Begegnung oder der verschiedenen Weltanschauungen und Werte arbeiten oder eben eher an der körperlichen Beweglichkeit und dem Grad des körperlichen Anwesendseins. Ich suche z.B. nach Momenten und Tätigkeiten, in denen diese Anwesenheit und Beweglichkeit erfahrbar wird.

K.-D.N.: Halten die „Lerneffekte" aus dieser Arbeit denn an? Wirken sie sich auf den Alltag aus?

J. Beike: Zwischen den Stunden bekommen die Patienten oft die „Hausaufgabe", die bearbeiteten Empfindungen der oberen und der unteren Sinne zu überprüfen. Manche müssen protokollieren, „wie es diesmal war", andere müssen sich in bezug auf Werte zwischen 1 und 10 selbst einschätzen. Also z.B. müssen sie einschätzen, wie beweglich sie sich in der Nähe des Lebenspartners zwischen ganz frei („1") und ganz gelähmt („10") fühlen. Für die oberen Sinne gibt es allerdings kaum quantitative Zuordnungen, da ist alles qualitativ-inhaltlich, und wir benötigen eher eine intellektuelle Auffassung und Beurteilung.

Die Macher möchten die Symptome schnell loswerden

K.-D.N.: Können Sie andeuten, wie Sie mit dem anderen Typus, dem die Umwelt prägenden Menschen, umgehen?

J. Beike: Hier mache ich es gerade umgekehrt. Wenn die Patienten im Leben eher von sich ausgehen, sind sie von anderen Menschen scheinbar weniger hypnotisierbar oder abhängig. Sie identifizieren sich häufig ausschließlich mit ihren Projekten und prägen der Umwelt *ihren* Stempel auf. Um diese Unabhängigkeit und Wirksamkeit wiederzuerlangen, wollen sie die Symptome, die sie dabei behindern, meist schnell loswerden.

Ich gehe diesen egoistischen Weg oft erst mit und zeige z.B. Wege und Methoden auf, die die Symptome verständlich und beherrschbar werden lassen. Es können z.B. Atemtechniken, Selbstbeobachtungsprotokolle oder systematische Desensibilisierung gegenüber phobischen Objekten sein, wie sie die Verhaltenstherapie als wirksam herausgearbeitet hat. So gewinnt der Patient in seiner Anspannung erst einmal eine gewisse Besonnenheit wieder.

Im Laufe der Arbeit lasse ich mir dann schildern, in welchen Situationen und mit welchen Bewertungen sie Symptome haben. Statt der ausführlichen Beurteilung dieser Außenseite möchte ich hier konkret wissen, wie die Symptome sich in den leiblichen Ebenen des Gleichgewichts, der Beweglichkeit, der Lebendigkeit und des Tastsinnes anfühlen. Das Leibliche können diese mit dem Leib gut verbundenen Menschen meist leicht schildern, das interessiert sie natürlicherweise mehr als das Soziale. Die Bewertungen und ihre dahinterstehenden Absichten erleben sie aber nicht, oder sie setzen sie absolut. Das muß in einer späteren Therapiephase wiederum thematisiert werden.

K.-D.N.: Wie arbeiten Sie konkret mit diesen Menschen? Gibt es hier auch die tiefenpsychologischen Zusammenhänge mit unseren Wünschen?

J. Beike: Nicht sofort. Für die meisten ist erst – wie gesagt – eine gewisse Orientierung am verunsicherten Körper und ein erstes Angstmanagement vonnöten, damit sie wissen, daß es überhaupt Hilfe gibt, daß es sie nicht gleich längerfristig ohnmächtig und unfähig macht, wenn sie das noch etwas aushalten.

Dann erst kommt anhand der Beobachtung der Leibesempfindungen etwas Neues ins Spiel, was sowohl an die tiefenpsychologische Ebene der Wünsche als auch an die darin erlebten Herausforderungen anknüpft. Wir werden nämlich besonders stark von demjenigen beeinflußt, wonach wir uns unterbewußt tief sehnen. Die Sehnsucht öffnet dem Einfluß der Umwelt auf uns die inneren Pforten besonders weit. Bei jedem Menschen werden durch diese seine Sehnsüchte die Hingabe, das Lernen und die Begegnung individuell vorstrukturiert. Unsere Wahrnehmung ist deshalb immer intentional, sie beinhaltet Absichten, insofern sie bestimmte Bereiche auswählt und als bedeutsam spürbar werden läßt. – Ob die bisher gewohnten Wahrnehmungsintentionen jedoch im Leben weiterführen, das ist dann eine zentrale Frage für diese Menschen.

Leibliche Wahrnehmung und Beziehungswünsche

K.-D.N.: Können Sie den Zusammenhang zwischen der leiblich-sinnlichen Wahrnehmung und den Beziehungswünschen der Tiefenpsychologie veranschaulichen?

J. Beike: Ich nehme einmal unser oben konstruiertes Beispiel und gehe die einzelnen leiblichen Sinne und die in ihnen liegenden Begehrungen durch. Der Leib beinhaltet ja immer einen gewissen Egoismus, also einerseits vitale Wünsche und andererseits Erwartungen aufgrund bisheriger Erfahrungen. Dazwischen entsteht das Fühlen.

Die *Tastempfindung* z.B. des panikkranken, vereinsamten Machers kann – ich karikiere das jetzt einmal bewußt – richtig wie „gepanzert" oder wie „löchrig" sein, weil er sich in einer Krise sozial total abgrenzt oder nicht gehalten fühlt. Er würde ja eigentlich auch niemanden an sich heranlassen. Andererseits kann er aber alleine auch nicht richtig zufrieden bleiben. Also hat er einen tiefen unerfüllbaren Wunsch. Und sein unterster Sinn, der *Tastsinn*, zeigt ihm, wie es mit ihm sozial steht, ob er *Urvertrauen* hat, Nähe zulassen kann, ob er überhaupt noch an seinen Wert im Kreis der Menschen glaubt und ob er seinerseits überhaupt noch an die Menschen glaubt.

Steiner hat darauf hingewiesen, daß der Tastsinn diese seelische Erfahrung des *Gottgefühls* – und meines Erachtens auch des Gottvertrauens – beinhaltet. Man kann die verschiedenen Grade dieser Grundempfindung bei sich selbst daran ablesen, wie liebevoll man in verschiedenen Stimmungen seine Kleidung, sein Geschirr oder andere Menschen anfaßt. Das hat immer auch eine moralische, persönliche Qualität. Es muß nicht konfessionell bekennend sein, es ist für viele eher sinnlich spürbar.

Das Verschwinden z.B. von Angstsymptomen, wenn der Angstpatient von seiner Partnerin angefaßt wird, macht klar, daß hier ein wesentlicher Punkt liegt. Der Betreffende muß hier nur genau hinschauen und der Frage nicht ausweichen, ob er sich seiner Einsamkeit und dem Mißtrauen, das er – unter seinem Macherzugriff – in sich trägt, erkennend zuwenden will, ob das für ihn ein Faktor für die Therapie ist oder nicht. Auf diese körperlichen Wahrnehmungen wird übrigens in der tiefenpsychologischen Körperdiagnostik und bei der übenden Sinnestherapie der Lievegoed-Klinik in Holland bereits sehr genau geachtet.

Desweiteren kann sein *Lebensgefühl* müde und erschöpft sein, und seine Lebenstriebe können zwischen Abstumpfung oder Gier schwanken. Beide Bereiche betreffen den *Lebenssinn*, unser inneres Streben nach *Wohlgefühl*. Einerseits ist hier oft das rechte Maß zwischen Überarbeitung und Erschöpfung verloren, andererseits treten dann verschiedene Ausgleichsbestrebungen auf, wie z.B. Freßattacken oder eine abendliche Verwahrlosung vor dem Fernseher.

Über die bloße Regulierung solcher Exzesse geht es aber beim *Lebenssinn* noch hinaus. Die Bereitschaft, etwas Neues zu lernen, neue Gedanken aufzunehmen, wie es das gesunde Schulkind in der Regel auf vielen Gebieten versucht, diese „Nahrung" für den geistigen Teil des Lebens ist für das Wohlgefühl wichtig, damit das Leben Sinn erhält. Das Wort Lebenssinn hat ja auch zwei Bedeutungen, eine wahrnehmende und eine tätige.

Sein *Bewegungssinn*, der Sinn, der unser *Freiheitsgefühl* reguliert, der könnte ihm wiederum – wenn er darauf achtet! – eine gewisse Lähmung signalisieren, weil er soviel Handlungsdruck spürt, ohne daß er gefragt oder willkommen wäre. Da ist er zwischen Innen und Außen wie eingekeilt. Ihm fehlt also entweder ein Loslassen der alten inneren Impulse oder ein aktives Ergreifen angemessener Aktivitäten. Mit diesem Freiheitsgefühl – wenn es denn wiederkehrt – entsteht auch das natürliche Bedürfnis nach mehr Begegnung. Bis in die Vorpubertät hinein ist das eine ohne das andere selten zu finden. Bewegungsunsicherheit ist da immer auch Begegnungsunsicherheit.

Sein *Gleichgewichtssinn* schließlich – unser „Steuermann" –, kann ihm den „Schwindel der Freiheit" offenbaren, alles tun zu können, aber keinen Sinn, keine echte Befriedigung mehr darin zu sehen. Ihm fehlt also eine Idee, eine Vision, auf die muß er lauschen lernen. Das Sich-Fühlen als Geist, als ideenbegabtes Wesen, das ist es, was uns der Gleichgewichtssinn laut Steiner geistig vermittelt. Überspitzt gesagt: In der unwürdigen Froschperspektive bloß funktionaler oder konsumierender Bezüge muß es den Menschen irgendwann schwindelig werden, weil die Orientierung fehlt. Sie fallen vom Fahrrad herunter, weil sie nicht wählen, wohin sie fahren, oder weil sie zu lange fremdgesteuert gefahren worden sind und sich innerlich etwas wehrt.

K.-D.N.: Sie sprechen also über die geistig-soziale Seite des Leibes und bei den höheren Sinnen über die leibliche Wirkung des Sozialen. Wird das in der Therapie dann nicht zu speziell, so daß für die Arbeit am Lebenslauf wenig Zeit übrig bleibt?

J. Beike: Mit den Sinnen wird dann gearbeitet, wenn eine konkrete Problemsituation bewältigt oder wenn etwas Chronisches besser verstanden werden soll. Es ist also eine Ergänzung der biographischen oder übenden Arbeit. Meist herrschen einzelne der vier Aspekte vor, und jeder erfahrene Therapeut und erst recht der Körpertherapeut spürt ihre biographisch-soziale Bedeutung.

Lernen, sich zu verändern

K.-D.N.: Nehmen wir an, die Erarbeitung der Sinneswahrnehmung des Leibes ist – wie geschildert – vollzogen. Wie arbeiten Sie dann mit dem Patienten? Wie kann er lernen, sich zu verändern?

J. Beike: Der Patient hat sich ja in einzelnen bestimmten Bereichen der vier unteren Sinne in einem gewissen sinnlosen Raum, im Nichts erlebt. Wenn er will, kann man ihn bei seiner Suche nach Veränderung anregen, und diese Anregung kann auf dem Wissen um enge Zusammenhänge der vier oberen mit den vier unteren Sinnen beruhen:

Die Fragen beim positiven Menschen können dann lauten: „Mit wem warst/bist Du vertraulich verbunden, mit wem willst Du Dich verbinden?“ Es steckt im Tasterleben schon die Sehnsucht nach anderen Ichen oder die dramatische Erinnerung an frühere Iche drin, und er muß anfangen, dieses sehnsüchtige Gespür wieder auf seine aktuelle Mitwelt zu beziehen. Das würde seine etwas bollerige Regulierung von Nähe und Distanz verändern können.

Die Fragen zum Lebenssinn: „Wie versorgst Du Dich selbst? Wann gab es ein angemessenes Wohlgefühl und ein Maßhalten zwischen Abstumpfung und Gier?“, können zu der Entdeckung führen, wie erquicklich das Lernen in einigen wenigen Bereichen doch war, als es noch eine weltanschauliche Anregung durch andere gab. Da steckt im Lebenssinn, den ja gemütliche Leute auch pflegen, die Sehnsucht, neue Gedanken anderer aufzufassen, etwas Neues kennenzulernen, zu lesen etc.

Ebenso wird der Bewegungs- und Freiheitssinn, wenn er berücksichtigt wurde und wenn Zeiten des Ausgleichs zwischen Anspannung und Entspannung hervorgebracht wurden, die Sehnsucht offenbaren, in einen gemeinschaftsbildenden Austausch zu gehen. Das steigert die Lebensqualität enorm, wenn es ergriffen wird, regelmäßig mit anderen zu sprechen. Der Bereich ist in Deutschland ziemlich kaputt.

Schließlich kann das ideengetragene, sinnhafte Leben einigermaßen ergriffen worden sein, so daß der „Schwindel" allmählich einer klaren Lebensorientierung weichen kann. Es ist tatsächlich konkret so, daß der nicht organische Schwindel weggeht, sobald eine klare Idee ergriffen wird, was ich jetzt moralisch persönlich verantworten und tun möchte. Gibt es im späteren Lebensverlauf tragende Ideen, die mir eine Orientierung geben, dann wird das innere Gefühl der Leere und der Orientierungslosigkeit kleiner und kann sich nicht mehr bis in den leiblichen Schwindel hinein geltend machen.

Spezifische Sinnesübungen

K.-D.N.: Gibt es spezifische Sinnesübungen, die Patienten helfen, ohne daß so ein langer systematischer Weg dazugehört?

J. Beike: Ich gehe diese Zusammenhänge immer nur abschnittweise durch, wenn die Indikation dafür erkennbar wird. Manchmal kann es dann auch sofort zu spezifischen Übungen gehen. Es gibt z.B. die sogenannte „Haltübung", die ich aus einem Buch von Paulo Coelho, „Auf dem Jakobsweg", entnommen und modifiziert habe. Jemanden, der sich dauernd unter Druck setzt und eigentlich schon immer bei der nächsten anstehenden Aufgabe ist, kann man bitten, sich in Zeiten des maximalen Stresses zwei Minuten Zeit zu nehmen und zwischen fünf halben Schritten jeweils eine 20-Sekunden-Stehpause zu machen. Dabei soll er zwei- bis dreimal tief ausatmen, die Hände auf die Ohren oder das Gesicht legen oder den Körper wahrnehmen, anfassen oder sich räkeln. All das hilft, zu sich zu kommen. Danach mag er mit nur einem höheren Sinn beginnen, z.B. indem er auf Hintergrundgeräusche lauscht oder etwas Schönes anschaut, bevor er den folgenden Schritt tut. – Der Gehetzte kann bei dieser Übung seinen eigenen inneren Antreiber gut spüren und üben, ihn zurückzuhalten. Gleichzeitig lernt er, die Aufmerksamkeit zwischen Innen und Außen selbst zu wählen.

K.-D.N.: Das könnte er doch einfach zwischen der Arbeit machen; warum dieses Schreiten und Pausieren?

J. Beike: Der Bewegungssinn und der physische Raum sind ein konkretes, den Willen aufrufendes Übungsgebiet; ohne dieses Gebiet kann man nur rein symbolisch, also für die Erkenntnis arbeiten. Konkret üben müssen die meisten in ihrem Lebensraum und mit ihrem Leib, sonst erhält der Wille keine persönliche neue Führung und setzt alte Impulse unterschwellig fort.

Die mittleren Sinne

K.-D.N.: Sie haben über die oberen und die unteren Sinne gesprochen. Können Sie noch etwas zu den mittleren Sinnen, also zum Wärme- und Sehsinn sowie zum Geschmack und Geruch, sagen?

J. Beike: Wichtig ist, daß sie zwischen den Sinnen stehen, die vom ureigenen, körperlichen Wollen tingiert sind, und denen, die uns eher eine denkende Orientierung in der sozialen Welt geben. Durch diese Überlagerungen von unteren Kräften mit oberen Inhalten werden sie zu den ausgesprochen seelischen, gefühlsbetonten Sinnen.

Das Sehen kann z.B. vorurteilsbelastet sein, ganz traditionell, dann steht es unter einer gewissen Außenkontrolle. Es kann aber auch selektiv nach Trieben und Wünschen irrlichtelieren. Manchmal greift auch beides ineinander, das ist besonders festlegend oder einengend. Aber natürlich gibt es auch ein freies Sehen und unvoreingenommenes Wahrnehmen, das muß man aber wollen und gegebenenfalls üben. Das zum allgemeinen.

Der Blickkontakt, den jemand wagt, ist ja sehr vielsagend. Man könnte aufgrund des vielsagenden Blickens oft auf Sprache verzichten, wenn sich da nicht gleich eine ungeheure Nähe oder eine hypnotische Überwältigung aufbauen würde. Da nehmen die Kulturmenschen dann schnell wieder Zuflucht zum denkenden Sprechen und gucken weg. Interessant wäre aber wiederum die Kombination.

Therapeutisch geht es mir deshalb beim Sehen-Üben eher nicht um den selbstdurchsetzenden Blickkontakt. Das mag mal nötig sein und wird neue Erfahrungen vermitteln. Ich versuche aber zu vermitteln, bewußt zu denken, was man dabei empfindet. Das ist für viele Menschen sehr viel hilfreicher. Das Sehen wird – anthroposophisch gesprochen – von der Empfindungsseele regiert, und in der Zeit der Ausbildung der Empfindungsseele, also ca. zwischen 21 und 28 Jahren, da sind neue und vor allem bewußte eigene Empfindungen ja zentral. Als Gedankenmensch gehe ich gerne von überschaubaren Dingen aus, und da bietet das Sehen eine gewisse Kontrollierbarkeit, weil das Ansehen das Denken so anregt.

K.-D.N.: Wie setzen Sie das methodisch um?

J. Beike: In Paartherapien, wo es oft verstocktes Schweigen und Spannungen gibt, wird sich durch das bewußte und durchgehaltene Wagnis, sich anzusehen, immer etwas Neues ergeben. Das habe ich mehrfach erlebt. Es kann dabei eine erste, gedanklich strukturierte Nähe zum Partner wiederhergestellt werden. Diese Nähe, diesen Blickkontakt hat man vielleicht vorher – zumindest in emotionalisierten Situationen – nicht mehr gewagt. Das Gegenüber und seine innere Welt *müssen* aber erst gedanklich verstanden werden, damit man sie aufnehmen und verarbeiten mag. Das wird durch das Sich-Ansehen wieder angeregt. – Ich bitte allerdings nur Paare ab einer gewissen Reife und Integrität, so etwas zu tun.

K.-D.N.: Wie verhält es sich mit den anderen mittleren Sinnen?

J. Beike: Die anderen Sinne will ich hier nur in Andeutungen behandeln. So wird das Riechen von der Bewußtseinsseele und das Schmecken von der Verstandes- und Gemütsseele regiert. Anders gesagt begegnen sich also beim Schmecken Gefühle und beim Riechen Willensimpulse zwischen Innen und Außen. Der Volksmund hat dazu entsprechende Aussprüche: Wenn z.B. der Umgang miteinander erpresserisch wird, dann merken wir, daß es uns „nicht schmeckt". Wir „riechen" auch, daß etwas „faul" ist, das bezieht sich aber auf Tieferes, nämlich auf ein Korrumpiertwerden des Willens oder auf einen unerwünschten moralischen Einfluß. Konkret sinnlich riecht man ja auch, ob etwas im Entstehen oder im Verderben begriffen ist. Auch danach kann man bei manchen Problemen fragen.

Der Wärmesinn schließlich hat viel mit Entwicklung oder mit Verhärtung zu tun.

Zu den konventionellen Verfahren der Psychotherapie

K.-D.N.: Von der Krankenkasse werden nur Psychoanalyse, Verhaltenstherapie und Tiefenpsychotherapie bezahlt. Können Sie einmal generell beschreiben, wie diese klassischen Verfahren arbeiten?

J. Beike: Die Verfahren sind für den Laien schnell unterschieden: Verhaltenstherapie ist praktisch und übend ausgerichtet und an den konkreten Problemen, d.h. *an der Bewältigung der Außenwelt,* orientiert. Man möchte den Patienten befähigen, umzulernen und die Aufgaben der Welt wieder zu bewältigen. Dafür gibt es viele erprobte Übungsprogramme in kleinen Schritten, und die Methoden sind relativ offen für kreative Erweiterungen, sofern deren Wirksamkeit nachweisbar ist. Man will den Patienten zukunftsfähig machen.

Tiefenpsychotherapie und Psychoanalyse dagegen suchen zunächst mehr nach Selbsterkenntnis, nach der Einsicht in die Entstehung eines Symptoms. Sie helfen den Patienten dadurch, ihre eigene Sicht der Dinge zu entwickeln, und fördern sie in ihren *tieferliegenden* Persönlichkeitsschichten. Dafür bieten die Therapeuten meist viel Geduld, Erfahrung und Zuhörkräfte auf. Die genauen Unterschiede zwischen Tiefenpsychologie und Psychoanalyse werden hier zugunsten allgemeiner Ähnlichkeiten vernachlässigt.

Stärken und Schwächen der Verhaltenstherapie

K.-D.N.: Was können Sie denn bei der Verhaltenstherapie anerkennen?

J. Beike: Immerhin geht die Verhaltenstherapie auf den werdenden, von der Umwelt herausgeforderten Menschen zu, indem sie verselbständigte Gewohnheiten schrittweise zu überwinden übt und dem Patienten dabei eine gewisse Ohnmacht dosiert zumutet. Das ist viel und kann bei massiven Zwängen und Ängsten oft die einzige Methode sein, die direkt hilft, lange vermiedene Dinge wieder zu versuchen und sich zu verändern.

Man darf heute ja nicht mehr mönchsartig in seiner Therapiezelle bleiben und den konfrontativen Kontakt mit den Mitmenschen oder Problembereichen meiden. Da nutzt die Verhaltenstherapie einen prinzipiell unvermeidlichen Weg, durch Konfrontation und Übung etwas Neues zu entwikkeln.

Bei der Konkretisierung von persönlichen Herausforderungen und bei der Unterteilung der notwendigen Entwicklungsschritte nach Schwierigkeitsgraden hilft die Verhaltenstherapie mir sehr, das ist ihre große Stärke. Sie unterscheidet dabei auch interne oder externe Anlässe und Reize, die auszuhalten oder zu überwinden sind. Die Verhaltenstherapie gibt also eine gute äußere Struktur vor.

K.-D.N.: Von der Verhaltenstherapie heißt es manchmal, sie sei oberflächlich und kuriere nur die Symptome ...

J. Beike: Die meisten Verhaltenstherapeuten sind gar nicht so hemdsärmelig praktisch, wie das immer gesagt wird. Auch beinhaltet die übliche Verhaltensanalyse ja die persönliche Lerngeschichte und fragt nach den Lebenseinstellungen. Insofern wird versucht, nicht nur nach vorne zu gehen, sondern Fehleinstellungen und falsche Gewohnheiten durchaus zu berücksichtigen.

Aber die spezifisch entwickelten Übungswege werden unter Zeit- oder Kostendruck manchmal zu allgemein angewendet. Das stellt eine Gefahr für die Entwicklung des Individuellen und damit für die individuelle Psychotherapie überhaupt dar. Will man die Symptome *zu* schnell oder *zu* direkt „wegmachen“, *muß* die Therapie ja konventionell und schematisch werden. D.h. einige Patienten funktionieren dann zwar wieder symptomfrei, sie bleiben jedoch in alten Beziehungsmustern gefangen. Eigentlich wird ihr Ich dadurch noch mehr verdünnt.

K.-D.N.: Was meinen Sie damit?

J. Beike: Die „Verdünnung des Ich" bezeichnet eine Entwicklung, bei der die biographische Führung mir von großen Kulturströmungen oder anderen Menschen heimlich weggenommen wird. Das kann „die Wirtschaft", „die konventionelle Moral", „die Familien- oder Staatstradition" oder einfach der Ehepartner sein. Wichtig ist, daß ich von etwas geschluckt und unbewußt beherrscht werde. Eigentlich erwarten die Patienten aber mit Recht, daß sie vom Psychotherapeuten auf solche Fehlentwicklungen hingewiesen werden, daß gerade er über diesen Konventionen steht und ihre krankmachende Wirkung kennt. Sie wollen nicht bloß wieder *funktionieren*, sondern sie wollen sich selbst *entwickeln*.

Für die Entstehung von persönlichen Ohnmachten und Symptomen sind immer auch Entwicklungsmotive verantwortlich, die sie noch nicht aus sich heraussetzen konnten und die sie unbewußt beunruhigen. Das kommt in der Therapie nur langsam zu Bewußtsein, und weil das immer auch einen beschämenden Aspekt hat, kommt es nur bei einem sehr guten Vertrauensverhältnis zur Sprache. Solange das nicht besprochen wurde, ist die Therapie noch nicht individuell.

Folgen von zu schematischen Erklärungen der Probleme

K.-D.N.: Und was passiert dann konkret?

J. Beike: Einfache Beispiele wären Patienten, die lange schon eine andere Berufslaufbahn oder eine neue Partnerschaft suchten, die sich das aber noch nicht eingestanden haben. Sie lebten daher unter Umständen ein sehr eingefahrenes Leben, in dem die nötige Hingabe und Begeisterung für Neues zunehmend fehlt. Gleichzeitig nehmen sie die Signale ihres Leibes, z.B. Erschöpfung und Müdigkeit, angesichts von sozialen Konflikten kaum noch wahr.

Und in bestimmten, vor allem in neuen unüberschaubaren Situationen außerhalb ihrer bekannten Lebensräume entwickeln sie dann z.B. leibliche Unruhe und Ängste, die sie nicht mehr einordnen können. Vor allem auf Brücken, von denen man *viel* Neues sehen und erkennen müßte, fühlen sie sich unwohl, weil sie diese sinnlichen Abgründe nicht mit Hingabe und Interesse anschauen können.

Sagt man ihnen – ich karikiere das jetzt –, daß ihre Ängste *nur* eine Folge von einmaligen Traumata – die man bestimmt finden kann – und von anschließender Vermeidung sind, hat man die Therapie bereits vorbestimmt. Die heißt dann üben, üben, üben, egal woher das Symptom wirklich kommt.

In diesen genannten Fällen wäre die Konfrontationstherapie keine Hilfe, sondern eine Verführung aufgrund mangelnder biographischer Analyse. Die Betroffenen würden lernen, die Ängste nur besser auszuhalten oder auszublenden. Überwunden wären die Ängste aber nicht, weil sie eine andere Quelle haben. Wenn man so verführt wird, einfach weiter zu funktionieren, dann wird die Verhaltenstherapie zur Vermeidungshilfe für die eigentlich notwendigen Veränderungen. Das ist auch nicht besser, als wenn man jemandem *nur* Pillen gibt.

K.-D.N.: Das klingt, als ob es häufige Fehlbehandlungen gäbe. Ist das so?

J. Beike: Nein, so eine offensichtliche Falschbehandlung wäre nur bei hemdsärmeligen Puristen oder bei abgebrühter Routinebehandlung möglich. Die meisten Therapien helfen zunächst und geben einige Erleichterung und viele Entwicklungsanstöße. Die meisten Verhaltenstherapeuten suchen auch nach tieferliegenden Gründen der Erkrankung. Die Grenzen zwischen Förderung und Scheinerfolgen sind allerdings fließend. Effektivität und Schematisierung einer Arbeit steht der individuellen Behandlung ja *immer* entgegen, vor allem wenn es um die Seele geht, und deren individuelle Ausprägung ist ja heute jedem offensichtlich.

Auch die ursprünglich materialistischen, hinter der Verhaltenstherapie stehenden Menschenbilder wirken immer noch, und wenn man nicht aufpaßt, entwickelt sich die Praxis der Verhaltenstherapie zu einem Instrument der Funktionalisierung im Dienst der allgemeinen Dekadenz. Stellen Sie sich nur vor, daß es in zehn Jahren 250 verschiedene Manuale, d.h. Behandlungsprogramme für bestimmte Fehlverhaltensweisen gibt, was ja eigentlich zu begrüßen ist. Ohne eine tiefere Sicht auf die Entwicklung der Patienten entsteht dadurch dasselbe Problem, das wir in der Medizin bereits öfter erleben: Sie gehen mit einer nicht gleich durchschaubaren Beschwerde zum Facharzt A, und er wird fachspezifische Erklärungen aus dem Bereich A finden. Gehen sie dann zum anderen Facharzt B, findet der etwas, was seinen Bereich B betrifft.

Umfassende sinnliche Wahrnehmung als Erweiterung

K.-D.N.: Können Sie zusammenfassen, was Sie über die Verhaltenstherapie hinaus anstreben?

J. Beike: Wenn man die sich wiederholenden Herausforderungen und Ängste des Patienten über einen längeren Zeitraum zu erfassen versucht, fühlt er sich gründlicher und individueller wahrgenommen. Darauf strebt die neuere Verhaltenstherapie auch hin. Solche, einer manifesten Angst vorausgehende Fehlentwicklungen können dann entdeckt und in den konkreten Problemsituationen der Patienten wiedererkannt werden. Wenn das gelingt, dann sammelt der persönlich betroffene Mensch innerlich schon seine Kräfte. Darauf können Sie sich verlassen. Auf die Arbeit an diesen Defiziten freut er sich sogar, sofern sie in verdauliche, konkrete Entwicklungsschritte unterteilt wird. Daß man dennoch unsicher ist und Begleitung braucht, ist normal.

Die Verhaltenstherapie ist meines Erachtens also so zu erweitern, daß man die individuellen Herausforderungen, die das Leben schon länger – wie ein roter Faden – an den Patienten stellt, erkennen und formulieren kann. Durch eine umfassende Sinneswahrnehmung der Problemsituationen ergibt sich eine Anpassung der Übungsaufgaben an die eigentlichen Aufgaben, z.B. im Umgang mit neuen Wahrnehmungen. Angesichts einer Angst z.B. kann man oft erleben, daß der Patient keineswegs nur Brücken vermieden hat, sondern daß er sich sozial und moralisch bereits vorher an vielen „Abgründen" zurückzog und daß er bestimmte leibliche Signale immer schon gerne übersah. Diese Wahrnehmungsdefizite müssen bemerkt, ausgeglichen werden, sonst bleibt die Therapie unvollständig.

Tiefenpsychotherapie und Psychoanalyse

K.-D.N.: Was können Sie an der Tiefenpsychotherapie und der Psychoanalyse anerkennen?

J. Beike: Die betreffenden Therapeuten haben oft sehr viel Geduld und ein großes Herz für das Leiden des Patienten. Sie haben gelernt, richtig zuzuhören und das eigene, ausgesprochene Urteil zunächst zurückzuhalten. Dazu kommt, daß die innere Welt der Wünsche und Begehrungen durch diese Schulen erst richtig salonfähig wurden, daß man sozusagen über Sex z.B. sprechen durfte. Das hatte eine riesige kulturelle Bedeutung. Beide Therapieformen helfen den Patienten in der Regel, sich selbst viel besser zu verstehen und anzunehmen.

K.-D.N.: Gibt es auch zur Tiefenpsychologie und der Psychoanalyse eine spezifisch anthroposophische Kritik?

J. Beike: Es gibt bestimmt viele Kritikpunkte, ich kann nur einige wesentliche herausgreifen. Die Tiefenpsychologie und die Analyse sollen ja hier nur ihrer praktischen Seite nach besprochen werden. Beide werden oft als zu theoretisch angesehen, als zu rückwärtsgewandt und nicht praktisch genug. Diese „Lücke" war früher, bei den wesentlich handfesteren, meist weniger intellektuellen Menschen und unter härteren Bedingungen allerdings sehr viel weniger vorhanden! Da war die individuelle Inkarnation ja meist fester und die äußerliche Not und die Handlungsvorgaben größer.

Mehr zu reflektieren war deshalb damals ein viel größerer Gewinn als heute, wo das Reflektieren manchmal übertrieben ist. Diese erst in den 70er Jahren manifest gewordene Handlungs- und Übungslücke versucht ja die Verhaltenstherapie auch zu schließen.

Aus anthroposophischer Sicht möchte ich eine Kritik Karl Königs an der Tiefenpsychologie aufgreifen. Er hat dargestellt, daß man in der tiefenpsychologischen Selbsterkenntnis noch viel „tiefer" gehen müsse als bisher.

Die Tiefenpsychotherapie ist nicht tief genug

K.-D.N.: Was heißt das?

J. Beike: Wir alle tragen in uns den gewordenen, den aus der Vergangenheit ins Heute ragenden Menschen. Auf diesen Gewordenen gehen die Psychoanalyse und die Tiefenpsychotherapie mit ihrer Berücksichtigung der Leidenserinnerungen des Klienten zu. Aber beide erreichen ihn meines Erachtens oft nicht, weil sie unsere vorgeburtlichen Verbindungsabsichten ignorieren und die darin liegenden menschlichen Ziele eines Lebens. Wir sind vielleicht ja bereits schon einige Inkarnationen miteinander unterwegs und ahnen in unserem tiefsten Grund, daß das ohne Leiden aneinander gar nicht gehen kann, daß wir einander einfach brauchen und manchen Schlag deshalb annehmen müssen. Das ist nicht bloß eine Frage der Lebenserfahrung und des Glaubens. Man beginnt, das im einzelnen zu erfassen, wenn man auch die mitfühlenden Empfindungen der Kinderzeit erinnert und wenn man sie durch Geschichtswissen ergänzt.

Wir sind eben nicht *nur* das geprägte Ergebnis von Leiden und Schmerzen, die wir an den Menschen erlebt haben, die uns früh umgaben. Das ist eine zu passive und wenig weise Sichtweise, die heute auch nur von wenigen Tiefenpsychologen vertreten wird. Aber die Erklärung eigener Schwächen aus den Fehlern der Eltern ist dennoch eine gewisse Gewohnheit geblieben.

K.-D.N.: Wie sollte man denn mit dem großen Leiden und den Schmerzen, die viele Patienten einfach in sich tragen, umgehen?

J. Beike: In den Schmerzen z.B., die ich in der Vergangenheit sozial erfahren habe und um die sich viele Therapiestunden der Tiefenpsychologie drehen, da liegt – neben dem Anlaß, endlich zu sich aufzuwachen und sich zu verunabhängigen (was ja manche auch schnell tun) – eine individualisierte Lebensweisheit. Von diesem Schmerz und seiner spezifischen Bedeutung in der Welt weiß nur ich, denn das habe ich tief gelitten. Ich habe dabei aber – weniger bewußt – auch vieles *mit*gelitten. Ich muß nun, wenn ich an den Erinnerungen an mein Leid langsam eigene Standpunkte und Entscheidungen entwickelt habe, auch das *Mit*leid von damals bewußtmachen, denn Zentrum und Umkreis meiner Individualität gehörten schon damals zu mir. Wenn ich nur auf mein Zentrum, auf mein Leid sehe, übersehe ich, was und warum ich das als junger Mensch von den anderen mitgelitten habe. Dann schneide ich mir selbst ganz viel Weisheit sowie den Verdienst ab, andere getragen zu haben. Das schwächt mich unterbewußt, weil ich reale Verbindungen verliere und weil ich jetzt ohne Einsicht in den Sinn des Leidens allein klarkommen und meine Symptome bewältigen muß.

Der Umgang mit Schuld

K.-D.N.: Da sind oft Fragen berührt, wer nun an meiner Störung schuld ist. Wie beurteilen Sie das?

J. Beike: Ja, die Eltern sind heute oft die Sündenböcke, und deren Eltern müssen noch größere Sündenböcke gewesen sein, und nur ich bin unschuldig, denn ich bin ja jung gewesen. Das ist eine Art zwingender logischer Schluß, wenn ich alles aus der bewußten Vergangenheit erkläre. Wenn das so läuft, wird sich das Individuum aber zunehmend von anderen isolieren. Wenn man Schuld allein in die Umgebung projiziert und sich davon lossagt, schwächt man seine Verbindungen. Vorübergehend wird das allerdings notwendig sein, weil man ja Distanz und Alleinsein braucht, um sich zu entwickeln. Gerade die besonders leidenden Menschen haben aber auch oft tiefstes Mitleid gehabt, und man darf ihnen das nicht wegnehmen

K.-D.N.: Kommen wir noch mal zur Therapie des einzelnen. Die Schuldvorwürfe und der Schmerz sind ja meist einfach da. Was machen Sie damit?

J. Beike: Bei Schuldurteilen mahne ich zur Zurückhaltung, weil Schuld an freie Einsicht und an vorhandene Handlungsalternativen der Eltern gebunden wäre und die Verurteilung der Eltern den Patienten selbst nur schadet. Das Leiden der Patienten ist aber bedeutsam. Es soll mich für meine heutigen Bedürfnisse wachmachen und vor neuen schlechten Erfahrungen schützen. Das versuche ich denn auch zu erreichen. Anschließend kann versucht werden, das Herz des Betreffenden und seinen Horizont durch die Berücksichtigung seines Mitleidens wieder zu weiten. Die Patienten wissen dann besser, was genau sie da mitgetragen haben. Das stärkt ihre Identität. Die genaue Beschreibung der Eltern, der Versuch, sie aus ihrer Zeit psychologisch zu beurteilen und Entschuldigungen wie Verurteilungen zu vermeiden, das baut in ihnen zudem eine erste innere Distanz auf, so daß dadurch die frühere Beschämung durch die Eltern aufhört. Wohlgemerkt, es geht dabei genauso wenig um eine Be- wie um eine Entschuldigung der Eltern, es geht um eine Stärkung der eigenen Identität und Urteilskraft!

K.-D.N.: Was passiert, wenn diese Erinnerungen des Mitleidens nicht berücksichtigt werden?

J. Beike: Ich habe viele Patienten gesehen, die ohne ein Wissen um die frühen Lebensbedingungen ihrer Eltern nicht wahrheitsgemäß, also nicht ganzheitlich „zu sich“ kommen konnten. Sie konnten ihre Wünsche an die Eltern erst loslassen, nachdem sie sich in diese – diesmal bewußt – eingefühlt hatten. Das kann bis zur bewußten Geschichtsforschung über die Jugendzeit der Eltern gehen. Diese Art von Wahrheitserforschung macht frei. Vor allem ältere Patienten suchen dieses erlösende Verständnis auch.

Egozentrik und Einsamkeit

K.-D.N.: Gibt es noch andere, spezifisch anthroposophische Ansätze der Kritik an der Tiefenpsychologie?

J. Beike: Eine weitere notwendige Ergänzung der Tiefenpsychotherapie und der Psychoanalyse berücksichtigt, daß bestimmte Bedingtheiten und Fähigkeiten, mit denen wir geboren werden, einfach da waren und daß es individuell war, woran wir persönlich gelitten haben. Unsere Geschwister haben vielleicht an ganz anderen Aspekten der Umwelt gelitten. Dieser in meinen besonderen Sensibilitäten wirkende „gewordene Mensch“ will berücksichtigt werden. Der gehört zu meiner Identität.

Wenn er das nicht wird, werde ich mich nur als unindividuelles Produkt auffassen, und das macht passiv und mißtrauisch. Die Anerkennung eines Wirksamen liegt dann sozusagen zu weit außen, jenseits von mir selbst.

Ich habe einige Menschen kennengelernt, die durch eine Analyse gegangen sind: leistungsstarke, kontrollierte und intelligente Menschen. Aber manchmal habe ich auch diese Verengung des Ich, dieses generelle Mißtrauen gegenüber der Umwelt gespürt und eine gewisse Einsamkeit, die nicht notwendig zur Person gehörte, sondern die auf den langen Prozeß des Analysierens zurückzuführen war. Selbstverständlich gibt es auch Menschen, die genau das zunächst brauchen! Und selbstverständlich gibt es ausgezeichnete Analytiker, die auch die Größe und Weitsicht haben, den Patienten aus seiner Egozentrik wieder herauszuführen.

K.-D.N.: Wie entsteht denn diese Egozentrik eigentlich genau? Es könnte doch auch positiv wirken, daß endlich einmal jemand „nach mir und meinem Leiden fragt“?

J. Beike: Ja, natürlich. Das ist ein Opfer, diesem Leid geduldig zuzuhören, und es erfordert ein „gutes Herz“. Wenn es ein eher wirksamer Mensch ist, der in die Therapie kommt, wird das viele Erinnern des Gelittenen – weil er das bisher vernachlässigt hat – helfen und erlösen können.

Wenn aber ein ohnehin übermäßig reflektiver Mensch – z.B. ein ewiger Student mit Depressionen – noch mehr in freier Art reflektiert, als er es ohnehin schon immer getan hat, dann läuft er Gefahr, seine kopfige Tendenz zu verstärken. Er kann sich veranlaßt sehen, seine Fehler und die der Umgebung in den Vordergrund seiner Sitzungen zu stellen, statt die Umwelt wie ein Beobachter richtig zu beurteilen. Diese negativen Stimmungen können sich dann verselbständigen. Die gesunde Selbstbezogenheit, die unter der Oberfläche des altruistischen Menschen – in seinen Organen – wirken *muß*, die kann dann plötzlich mit dieser seelischen Selbstbezogenheit zusammenfallen und seelisch wirksam werden. Ein Anzeichen dafür ist die Zunahme der mißtrauischen Überspannung. Statt um ein objektives Urteilen geht es dann nur um ein Weitersammeln negativer Aspekte der Entwicklung. Wenn wir z.B. Börsianer sind, wollen wir uns ja auf einem Fest gern *auch* mal über die Wirtschaft unterhalten. Die alten Vorstellungen wollen also neue Nahrung. Das gilt auch für negative Erinnerungen und für die damit verbundenen Körpererinnerungen an Leid oder Ohnmacht.

Diese zunehmende Selbstbezogenheit und vage Depressivität auf dem einseitigen Weg nach innen haben Steiner oder auch Lievegoed mehrfach beschrieben.

Was ist für mich geeignet?

K.-D.N.: Können Sie etwas zu den positiven Wirkungen von Verhaltenstherapie oder Psychoanalyse (Tiefenpsychologie) für bestimmte Krankheiten oder Patiententypen sagen, so daß der Leser eine Hilfe erhält, wen er auf dem kassenbezahlten Markt auswählen oder wie er seinen eigenen Therapieverlauf beurteilen kann?

J. Beike: Für die Beurteilung, was wem besonders nützen oder schaden könnte, braucht man eine *Einordnung seiner selbst nach übergreifenden Kriterien.*

Wissenschaftliche Studien und die Überweisungspraxis erfahrener Fachärzte sprechen für eine Bevorzugung der Verhaltenstherapie für Patienten mit Zwängen, Ängsten und Behinderungen. Meines Erachtens ist das so, weil diese Patienten aktuell meist übermäßig gehemmt, angepaßt und von alten Gewohnheiten kontrolliert sind und weil sie von daher wieder in neue Bewegung gebracht und aktiviert werden müssen. Sie brauchen sozusagen den mutmachenden großen Bruder, der ihnen kontinuierlich hilft, wieder kleine erste Schritte zu tun. Das kann ein Verhaltenstherapeut sein.

Für die Psychoanalyse und Tiefenpsychologie habe ich den Eindruck, daß diese hochreflektiven, viel erinnernden Therapieformen besonders den

Menschen guttun, deren Wille sich eben zu unreflektiert, unkontrolliert und manchmal auch überwältigend in ihre Umwelt ergießt. Diese Menschen brauchen also weniger den aktivierenden Bruder, sondern eher die Hilfe der älteren – aber gutmütigen – Schwester, die die Dinge geduldig mit ihnen durchspricht, so daß sie ihre starken Impulse und Emotionen gedanklich ordnen können. Zum Beispiel waren die ersten Patientinnen Freuds Hysterikerinnen. Das heißt, daß ihre Emotionen und unterbewußten Motive sehr stark und schwankend waren, so daß sie sich selbst nicht frei bestimmen konnten, und die Analyse hat ihnen geholfen.

In eine Psychoanalyse schicke ich Patienten (die nicht *übermäßig* viel reflektieren), wenn ich den Eindruck habe, daß sie eine lange, vielleicht ein- bis zweijährige engmaschige Begleitung ohne jeden Entwicklungsdruck brauchen. – Macher, Manager und Politiker gehören auch zu denen, denen es meist guttäte, wenn sie sich selbst und ihre Bedürfnisse besser kennenlernen und mehr reflektieren würden. Sie tauchen in der Therapie aber meist erst dann auf, wenn es gar nicht mehr anders geht.

Von den psychotherapeutischen Schulen lernen

K.-D.N.: Worauf beruht die Wirksamkeit der konventionellen Schulen, und was können anthroposophische Therapeuten von diesen Verfahren lernen?

J. Beike: Ich gehe mal davon aus, daß in einer Psychotherapie abschnittweise entschieden sein will, ob zunächst etwas erkannt werden soll, so daß man neue Orientierung gewinnt, oder ob neue Fähigkeiten erübt werden sollen. Die erste Aufgabe wird von der Psychoanalyse und der Tiefenpsychotherapie ergriffen, die zweite von der Verhaltenstherapie.

Vor dem echten persönlichen *Erkennen* steht jedenfalls immer das Aufwachen in Bereichen, wo man früher geträumt hat, und es sind in der Regel Leid und Schmerz, die dieses Aufwachen hervorbringen. Deshalb auch die häufige Orientierung der Psychoanalyse und Tiefenpsychologie am eigenen Leid. Ohne Leid würde man sein Leben einfach weiterträumen, oder man würde es durch kluge Erklärungen nivellieren.

Vor dem *Erwerb neuer Fähigkeiten* steht andererseits die Ohnmacht. Jeder neue Fähigkeitserwerb setzt voraus, daß wir zunächst aushalten, es nicht zu können, obwohl wir uns anstrengen. Deshalb erspart die Verhaltenstherapie es ihren Patienten auch zu Recht nicht, eine gewisse Ohnmacht durchmachen zu *müssen*, z.B. wenn sie wieder lernen, einen jahrelang vermiedenen Bereich zurückzuerobern. Ohne Ohnmacht, ohne eine gewisse Ergebenheit und Mühe entsteht nichts wirklich Neues.

Es ist also selbstverständlich, daß wir von diesen Therapieformen viel lernen *müssen*. Vor allem die genaue, äußere Problemanalyse der Verhaltenstherapie und die einfühlsame Beobachtung der inneren Dynamik der Wünsche und Abwehrformen, die die Psychoanalyse und Tiefenpsychologie beschrieben haben, die können wir nur in diesen Ausbildungen und in der dazugehörenden Eigentherapie lernen.

Ohnmacht und Weisheit

K.-D.N.: Worauf zielen die von Ihnen beschriebenen anthroposophischen Erweiterungen geistig?

J. Beike: Auf eine heilsame Weise äußerlich fähiger zu werden, zielt über die bloße Symptombeseitigung hinaus *auf die Bewältigung von Ohnmachten in bewußt gewählten Kontakten.* Da wird der große Zukunftsmensch in uns geboren, da zeigt sich echte Größe, weil man neue Fähigkeiten mit selbstgewählten Bindungspartnern entwickeln *will.* Die zu diesen Bindungen gehörenden Risiken und die individuellen Ängste, die ich im Leben immer schon hatte, können den Weg dazu andeuten. Geübt werden muß dann in wohldosierten, konkreten Schritten.

Heilsam noch innerlicher zu werden, zielt über eine bloße Erfassung meiner frühkindlichen Prägungen hinaus *auf den Erwerb von Weisheit aus bewußtem Leid und Mitleid.* Hier erfolgen notwendige Abgrenzungen innerhalb gewürdigter Bindungen (auch wenn Verurteilung und Haßgefühle manchmal zunächst unausweichlich sind). Dann kann der große, der ursprüngliche Mensch spürbar und wirksam werden. Der Mensch in mir, der vor Urzeiten mit diesen Menschen zusammen angetreten und mit ihnen vielleicht schon durch viele Inkarnationen gegangen ist und der jetzt wieder etwas vom vorhandenen Leid mitgetragen hat. Mitleiden und einfühlsame Beurteilung der Umwelt werden helfen, die früher erlebte Scham zu überwinden.

K.-D.N.: Würden Sie sagen, daß es die Hauptaufgabe der anthroposophischen Psychotherapie ist, nach diesen beiden „großen Menschen“ zu suchen?

J. Beike: Nein, die Hauptaufgabe ist fachkundige Hilfe und freilassende Begegnung. Aber wenn die Patienten selbst mehr suchen, sollte man in der Lage sein, das anzubieten.

Die beiden „großen Menschen“ in uns, die sind für den anthroposophisch Unbelesenen zunächst einmal Schlagwörter. Für mich sind sie aber tief mit unserer christlichen Kultur verbunden, und da ist – wenn man das will – eine religiöse Erfahrung gerade in der Psychotherapie möglich.

Das Religiöse in der Psychotherapie

K.-D.N.: Können Sie dieses Religiöse in der Psychotherapie konkretisieren?

J. Beike: Zumindest andeuten will ich es, obwohl es inhaltlich für das bisher Dargestellte unwesentlich ist. Das steht auch ohne religiöse Motive.

So ist der Christus einmal der Schmerzensmann, der das Leiden trägt. Er scheint eigene Schwächen oder Schmerzen aber nicht zu thematisieren oder gar auf Fehler seiner Eltern zurückzuführen. Vielmehr scheint er aus dem zugelassenen (Mit-)Leiden Weisheit zu nehmen und weiterzugeben. Da spürt man oft unmittelbar: Was er sagt, hat eine höhere Gültigkeit für uns; eben weil es aus einem tiefen Mitleiden mit den Menschen, also für die gemeinsam angetretene Menschheit entspringt. Das spürt man natürlich nur, wenn einem das „konfessionelle Bodenpersonal" den Zugang zu diesen Schätzen nicht vergällt hat.

Zum anderen ist er der Ohnmachtsmensch, der sich trotz zunächst mitgegebener höchster Fähigkeiten – wie sie in den Wundern zutage treten – kreuzigen läßt, dadurch aber bei den Menschen bleibt, sie erlöst und selbst wiederaufersteht. Der Christus, dieses Urbild des Menschen, hat sich allerdings nicht durch irgendwelche Übungen, Kampf- oder Argumentationstechniken vorbereitet, so wie das für viele andere Helden üblich ist. Es scheint, daß er aus der äußeren Herausforderung selbst entwickelt, was zu sagen oder wie zu handeln ist.

Um herauszufinden, wie man handeln soll, gibt es also eine andere, überpersönliche Quelle als funktionale Übungen, und es gibt einen anderen Umgang mit heftigem Leid als das erklärende oder gar anklagende Zurückschauen.

Kindheitskräfte

K.-D.N.: Können Sie noch mal sagen, wo man nach diesen Kräften z.B. innerhalb einer Tiefenpsychotherapie suchen kann?

J. Beike: Einige Erfahrungen von Tiefenpsychologie und Anthroposophie ergänzen einander auch: Bei der Analyse und bei der Tiefenpsychologie können wir gewahrwerden, daß wir in unserer Kindheit viel größer und vor allem mitfühlender waren, als wir es heute sind. Wir haben damals individuelle Prägungen erhalten, *und* wir haben etwas von denen in uns aufgenommen, mit denen wir mitfühlen mußten. Das ist ja bereits gesagt worden.

Diese ungeheuren Hingabekräfte in der noch jungen Wahrnehmung (0–7 Jahre), die später reifenden ungeheuren Lernkräfte für alles, was echte Autoritäten uns interessant machten (ca. 7–14 Jahre), und eine riesige Offenheit für neue Begegnungen in der Pubertät (ca. 14–21 Jahre), die haben uns ja regelrecht „ausgeliefert" und gleichzeitig ungeheuer entwicklungsfähig gemacht. Wenn wir auch erinnern, was uns an Natur im ersten Jahrsiebt umgab, wenn wir versuchen, das, was uns bei irgendeinem Lernen interessiert hat, zu erinnern oder die Freude und Hoffnung, bestimmte andere Jugendliche endlich näher kennenlernen zu dürfen, dann knüpfen wir an die alten drei Kräfte wieder an. Das macht uns Mut. Diese (für mich christlichen) drei Kindheitskräfte (Hingabe, Lernen, Begegnung) bleiben uns Erwachsenen in unterschiedlichem Maße verfügbar – oder sie werden eben gerade von zwei immerzu tätigen Behütern der Menschen zurückgehalten.

Eine Voraussetzung für eine Anknüpfung an diese Kräfte ist, daß ich zu meinen eigenen Fehlern erkennend aufwachen kann. Das heißt, daß ich die Scham überwinde, noch so zu sein, wie ich mich nicht sehen möchte. Die Scham ist da eine Art kleiner Hüter für den Menschen. Die bewahrt ihn davor, etwas von sich zu sehen, was er noch nicht erträgt. Ohne den Willen, sich objektiver zu sehen, wird er aber kaum zu einer größeren Selbständigkeit kommen.

Die andere Entwicklung, hin zu einer moralischen Entwicklung angesichts persönlicher Herausforderungen, setzt die Überwindung der Angst voraus. Die Angst ist oft eine Art großer (weil stärkerer) Hüter unserer Entwicklung. Sie schützt uns, daß wir uns nicht über unsere Kräfte hinaus überfordern. Es kommt also bei der Arbeit mit der Angst auf die Einschätzung an, ob die Motive, die wir in uns tragen, stark genug sind. Manchmal sind sie durch das Besinnen auf das eigene Leiden und Mitleiden erst weisheitsvoll zu erfassen, und zu anderen Zeiten gilt es, dosiert und bescheiden die neuen Kräfte zu messen und dabei zu sehen, wie weit man kommt.

Wie gesagt, dürfen die Herausforderungsmotive oder die früheren, eventuell karmischen Ursachen persönlicher Verbindungen nicht vom Therapeuten gegeben oder vermutet werden. Sie stecken aber beide in den Erinnerungen an die nahen Menschen oder in der Präzisierung der roten Fäden der Herausforderungen meines Lebens drin.

Heilende Gespräche

Interview mit Markus Treichler

von Wolfgang Weirauch

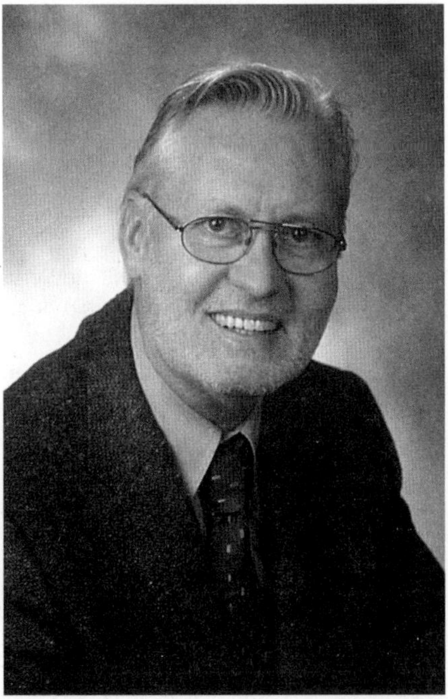

Markus Treichler, *geb. 1947 in Stuttgart; Waldorfschüler, verheiratet, einen Sohn. Studium der Theaterwissenschaft, Philosophie, Psychologie und Medizin. Nach dem Staatsexamen Facharztausbildung und ärztliche Tätigkeit in Psychiatrie, Kinder- und Alterspsychiatrie, Innere Medizin, Neurologie, Psychosomatik und Psychotherapie in verschiedenen Kliniken. Seit dem Studium im Sinne einer anthroposophisch-geisteswissenschaftlichen Erweiterung der Medizin und Psychologie engagiert. Seit 1987 Leitender Arzt der Abteilung für Psychosomatische Medizin, Kunsttherapie und Heileurythmie an der Filderklinik bei Stuttgart.*

Zahlreiche Veröffentlichungen sowie Lehr- und Vortragstätigkeit im Bereich der anthroposophischen Medizin, Psychotherapie und Kunsttherapie.

Buchveröffentlichungen: Sprechstunde Psychotherapie. Krisen – Krankheiten an Leib und Seele. Wege zu ihrer Bewältigung (Stuttgart 1993, 2003); Den Sinn des Todes fassen. Mut zur Begleitung Sterbender (Hg., Stuttgart 1996); Mensch – Kunst – Therapie (Stuttgart 1996); Das Therapieangebot in der anthroposophischen Medizin (Stuttgart 1998); Neue Zeiten, neue Leiden – Zeittendenzen, Krankheitsbilder, Chancen (Stuttgart 1998); Wenn die Seele Trauer trägt (Esslingen 1998); Der überforderte Mensch (Heidenheim 2001).

Die Seele des Menschen ist ein kompliziertes und vielgestaltiges Wesen. Die Seele kann lieben, sie kann hoffen, Glaubenskräfte entfalten, Sehnsucht entwickeln, trauern, sie kann zornig werden, sie kann begehren, aber auch vor Mordlust brennen. Und meist durchzieht die Seele des Menschen nicht nur eine Seelenkraft, sondern viele, oft auch widersprüchliche.

Daß die Seelenkräfte des Menschen nicht klar geordnet funktionieren wie die Organisation des physischen Leibes, liegt auf der Hand. Eine gewisse Unordnung in und eine bestimmte Unvollkommenheit der Seele sind normal und zeichnen den Menschen als Mensch aus. Wir sind weder Maschinen noch Engel, sondern freie Wesen, die es lernen sollen, langsam Herr über die Seele zu werden und sie mehr und mehr zu ordnen.

Aber dieser Weg ist lang, er ist mühsam, dieser Weg ist voller Klippen und Abgründe. Viele Menschen scheitern auf diesem Weg oder zerbrechen gar. Ihr Weg liegt nicht mehr klar vor ihnen, sie bleiben stehen, gehen zurück oder fallen in ein dunkles Loch.

Wer den Weg allein nicht bewältigen kann – gleich aus welchen Gründen –, braucht einen Helfer an seiner Seite, einen Kenner der Seele, einen Diener der Seele – einen Psychotherapeuten.

Markus Treichler, Psychotherapeut und leitender Arzt der Abteilung für Psychosomatische Medizin, Kunsttherapie und Heileurythmie an der Filderklinik bei Stuttgart, spricht in folgendem Interview über seinen persönlichen Weg zur menschlichen Seele und zum anthroposophischen Psychotherapeuten. Er spricht über die Vielfalt und die Disharmonie der Seelenkräfte und welche Wege der Selbsterziehung und professionellen Hilfe es gibt und wie sich eine therapeutische Beziehung entwickeln kann.

Wolfgang Weirauch: Was ist eigentlich Psychotherapie?

Markus Treichler: Psychotherapie ist eine Methode, Menschen, die sich in Krisensituationen befinden, mit seelischen Mitteln zur Bewältigung ihrer Krise oder Krankheit zu verhelfen. Dabei wird auf ihre Gefühle, Gedanken und Erkenntnismöglichkeiten Rücksicht genommen, mit dem

Ziel, dem Menschen dazu zu verhelfen, zu mehr Einsicht über seine Situation zu kommen. Psychotherapie dient dazu, den Menschen dazu zu führen, daß er seine Krise akzeptiert, wenn sie nicht zu verändern ist, oder dazu, daß er sie überwindet. Und letztlich geht es darum, seine Krise bzw. Krankheit in seine eigene Biographie zu integrieren.

Zusätzliche Qualitäten in der anthroposophischen Psychotherapie

W.W.: Was ist anthroposophische Psychotherapie, und wie unterscheidet sie sich von den herkömmlichen Psychotherapie-Richtungen?

M. Treichler: Zunächst einmal durchlaufen die anthroposophischen Psychotherapeuten auch eine normale Psychotherapie-Ausbildung und bilden sich dann in anthroposophischer Psychologie bzw. Psychotherapie weiter. Das ist entsprechend wie bei den anthroposophischen Medizinern, die auch alle eine normale Ausbildung durchlaufen haben.

In der anthroposophischen Psychotherapie gibt es zusätzliche Qualitäten, die anders als bei nichtanthroposophischen Psychotherapeuten sind. Wobei ich erwähnen muß, daß das Nichtanthroposophische eine Fülle von Schulen, Methoden und Techniken umfaßt, die alle sehr unterschiedlich sind. Deshalb kann man die anthroposophische Psychotherapie nicht von einzelnen Schulen abgrenzen, sondern sollte mehr im Positiven darstellen, was die anthroposophische Psychotherapie ausmacht. Und darüber hinaus kann man auch nicht sagen, daß es *die* anthroposophische Psychotherapie gibt. Es ist sicher auch der Sache angemessen, daß es keine einheitliche anthroposophische Psychotherapie gibt, sondern daß es individuelle Unterschiede von Arzt zu Arzt, von Therapeut zu Therapeut gibt.

Die anthroposophische Psychotherapie unterscheidet sich durch ihr Menschenbild, durch ihr Verständnis von der menschlichen Seele, durch die Stellung der Seele zwischen Geist und Leib und durch die Einsichten über die Fähigkeiten der menschlichen Seele. Hinzu kommt das Verständnis der leiblichen, seelischen und geistigen Entwicklung innerhalb der menschlichen Biographie und das Verständnis von der Biographie überhaupt.

Die Biographie als Mosaik

W.W.: Was verstehen Sie unter Biographie?

M. Treichler: Ich vergleiche die Biographie mit einer Gestalt, zu der Vergangenheit, Gegenwart und Zukunft gleichermaßen gehören. Die Biographie ist ein Mosaik, ein Kunstwerk. Erst mit dem Tod ist dieses Kunstwerk fertig. Durch den Lebensstrom werden ständig Mosaiksteinchen herangespült, und diese Steinchen bilden in ihrer Gesamtheit das Gesamtkunstwerk Biographie. Aber nun kommt es darauf an, daß es jemanden gibt, der diese Steinchen ordnet und daraus ein wirkliches Mosaikbild gestaltet. Die Steinchen an sich sind nur ein Haufen, aber der Künstler selbst ist das menschliche Ich. Das Ich sollte in der Lage sein, die herangespülten Steinchen des Lebensstroms einzuordnen.

Darunter sind natürlich immer auch Steinchen, die einem nicht passen. Aber innerhalb der Spielregel des Lebens ist es nicht vorgesehen, solche Steinchen auszusortieren. Die Spielregel besagt, daß jedes Steinchen eingebracht werden muß. Es kann zwar sein, daß mir ein Stein für einen gewissen Zeitraum nicht gefällt und ich nicht weiß, wo und wie ich ihn integrieren soll, aber meist sehe ich dann nach Tagen, Monaten oder Jahren – auch mit Hilfe weiterer Steinchen, die noch hinzukommen –, daß das Mosaik Gestalt annimmt. Und wo die anfangs ungewollten Steine doch noch ihren Platz finden und zum Gesamtbild dazu gehören.

Insofern verstehen wir in der anthroposophischen Psychotherapie die Biographie als ein Ganzes und ringen mit den Patienten um verschiedene Steine, die in ihrem Lebensstrom herangespült worden sind und die zunächst eine unschöne Farbqualität haben oder die spitz und kantig sind. Wir ringen mit den Patienten darum, daß sich auch dieser zunächst harte Stein in eine sinnvolle Gesamtgestalt einbauen läßt, in das Gesamtkunstwerk Biographie. Dieses Verständnis von Biographie ist für die anthroposophische Psychotherapie wichtig.

W.W.: Welche weiteren Merkmale gibt es für die anthroposophische Psychotherapie?

M. Treichler: Wichtig ist auch das Verständnis der Persönlichkeit. Man spricht heute viel von Persönlichkeitsstörungen. Für mein Verständnis ist die Persönlichkeit aber nicht gestört. Es gibt Behinderungen, Schwächen und auch Störungen in bestimmten Bereichen. Aber nicht die Persönlichkeit als solche ist gestört, sondern ihre Erlebnismöglichkeiten, Äußerungsmöglichkeiten oder Gestaltungsmöglichkeiten.

Krankheit ist eine Herausforderung

Weiterhin gehört zur anthroposophischen Psychotherapie ein spezifisches Verständnis von Krankheit überhaupt. In der herkömmlichen Psychiatrie ist der Begriff der Krankheit weitgehend verdrängt und durch den Begriff der Störung ersetzt worden. Das halte ich persönlich für sehr unglücklich, weil der Begriff Störung gleichzeitig zwei andere Begriffe assoziiert, nämlich den des Funktionierens und den der Reparatur. Der Begriff

Störung paßt eher auf technische Geräte, nicht auf psychische Krankheiten. – Ich sehe Krankheit als etwas Sinnvolles in der Biographie an. Krankheit ist keine Störung, sondern eine Herausforderung. Natürlich ist die Krankheit auch eine Herausforderung, an der man scheitern kann, zugleich aber auch eine Herausforderung, die man mit Hilfe bewältigen kann. Auch die psychische Krankheit ist eine Herausforderung innerhalb der Biographie als Gesamtgestalt.

Die anthroposophische Psychotherapie hat auch ein bestimmtes Verständnis von Therapie. Für sie ist Therapie keine Symptombeseitigung. Vielmehr versuchen wir Einsicht in die Situation des Krankseins zu schaffen, das Krankheitsein zu bewältigen, entweder durch Überwindung oder durch Akzeptanz. Akzeptanz aber keinesfalls gemeint als Resignation oder Selbstaufgabe – sondern als Bereitschaft, das Unabänderliche anzuerkennen und in den eigenen Lebenslauf einzuordnen. Ich persönlich bin kein Freund von dem oft beschworenen Kampf gegen die Krankheit. Die Krankheit ist nicht der Feind. Ich halte mehr von dem Kampf für die Gesundheit, für Entwicklung, für den Sinn im Leben. Und wenn eines dieser beiden, Akzeptanz oder Bewältigung, eingetreten ist, dann ist Heilung im Sinne von heil-sein, nämlich ganz-sein möglich.

„Das Geistige ist immer gesund"

Als Letztes wäre noch die Haltung des Therapeuten zu erwähnen. Für mich als anthroposophischen Therapeuten orientiert sich diese Haltung an dem Menschen als ganzem, der aus Leib, Seele und Geist besteht, und daran, daß dieser Mensch nicht vollständig krank oder gestört ist, sondern daß er immer auch gesunde Anteile hat. Und diese gesunden Persönlichkeitsanteile sind im Geistigen zu suchen, während das Leibliche wie das Seelische krank oder gekränkt sein können. Das Geistige ist immer gesund und kann nur in seiner Ausdrucksform behindert werden. Aber es kann beim Patienten immer aufgesucht werden.

Und das entspricht meiner Haltung: Ich orientiere mich nicht nur an dem Pathologischen, sondern ich suche nach dem Gesunden, nach den Stärken der Patienten, die sie eventuell sogar durch ihre Krankheit bekommen oder schon haben, um mit ihrer Krankheit besser fertig werden zu können. Und hier habe ich das Vertrauen in meine Patienten, daß sie dieses Gesunde haben und daß wir die Stärken gemeinsam finden und weiterentwickeln können. Die Krankheit ist also nicht das störende Moment, das man beseitigen muß, sondern dasjenige, was auf etwas anderes aufmerksam macht. Der Patient alleine versteht meist die Krankheit und das, worauf sie hindeutet, nicht, aber mit Hilfe des Therapeuten kann man die Krankheit – wenn es gut geht – verstehen und gemeinsam zu Ursache und Sinn finden. Und dann erkennt man den Zusammenhang der Krankheit mit der eigenen Biographie.

Oft kommt, wenn man vor Kollegen einen Therapieverlauf schildert, die Frage: Was war daran nun das Anthroposophische? Das ist dann schwer zu beantworten. Denn man verschreibt nicht einfach Medikamente, von denen das eine oder andere ein anthroposophisches wäre.

W.W.: Sagen Sie doch einfach: alles!

M. Treichler: Genau das ist es, was durch die Arbeit entsteht. Ich glaube, daß das Anthroposophische das ist, was durch und mit der gesamten Haltung des Therapeuten herüberkommt.

„Meine Leidenschaft galt der menschlichen Seele"

W.W.: Welches ist Ihr persönlicher Heilerimpuls, bzw. aus welchen biographischen Situationen heraus haben Sie Ihren Beruf ergriffen?

M. Treichler: Ich habe, wie jeder gesunde und normale Mensch, auch meine Krisen durchgemacht. Trotzdem wußte ich schon sehr früh – schon während meiner Oberstufen-Schulzeit –, daß ich Psychotherapeut werden will. In dieser Zeit waren die Krisen noch nicht so wesentlich. Deshalb habe ich meinen Berufswunsch nicht aus einer Krisensituation heraus getroffen, sondern ich habe mich seit meiner Schulzeit für die menschliche Seele interessiert. Meine Leidenschaft galt der menschlichen Seele und wie sich diese Seele äußern kann. Während der Schulzeit habe ich mich mit Literatur, mit Dichtung, Theaterstücken beschäftigt und bemerkt, daß es sehr viele und interessante Äußerungsmöglichkeiten der menschlichen Seele gibt, und zwar auch krankhafte. Dann habe ich entdeckt, daß die Dichter den Psychologen und Psychiatern immer um einiges voraus waren, in ihren Möglichkeiten, Seelenäußerungen zu erkennen, zu beschreiben und sie auch zu verstehen.

Erst später habe ich mich mit der Medizin und der Psychologie selbst beschäftigt, um die beiden Seiten der menschlichen Seele – die künstlerische und die pathologische – gemeinsam zu betrachten und verstehen zu können. Und dann wollte ich den Schritt vom Verstehen zum Heilen machen, also den Schritt von der Literatur zur Psychotherapie.

Der Psychotherapeut ist wie ein Gärtner

W.W.: Ein Psychotherapeut ist zum einen ein Mensch, der wahrscheinlich sehr viel weiß, der gleichzeitig ein Agierender und Behandelnder ist sowie einer, der die Führungsstränge in der Hand behalten muß, auf der anderen Seite ist er ein Dienender der Seele des anderen. Wie paßt beides zusammen?

M. Treichler: Dazu gibt es einen Medizinerwitz: Der Chirurg ist einer, der nichts weiß, aber alles kann. Der Internist ist einer, der nichts kann, aber alles weiß. Und der Psychiater ist der, der nichts kann und nichts weiß. Aber natürlich versuchen wir Psychiater, auch ein wenig zu wissen. – Für mich ist der Psychotherapeut wie ein Gärtner. Er braucht einen guten Boden, um säen und pflanzen zu können. Und der Boden, mit dem der Psychotherapeut arbeitet, ist die Motivation des Patienten. In diesen Boden kann der Psychotherapeut das hineinsäen, was er tatsächlich weiß, aus seiner Profession und seiner Erfahrung. Hinzu kommt noch das, was er aus Motivation und Empathie entwickeln kann: die therapeutische Beziehung. Das entspricht der Bearbeitung des Bodens durch den Gärtner. Der Gärtner gräbt um und pflegt den Boden, damit das, was er hineinsetzen will, gedeihen kann.

Und dann muß man natürlich das, was man sät und pflanzt, im weiteren Verlauf ebenfalls pflegen. Man muß die Pflanzen gießen, für Licht sorgen und vieles mehr. Während die Pflanze wächst, braucht es zusätzlich noch die Geduld des Gärtners, um zu schauen, was aus dem Gepflanzten wird. Er muß in Ruhe beobachten, ob etwas wächst und wie die Pflanze weiterhin zu unterstützen ist. Letztlich ist für den Therapeuten wie für den Gärtner wichtig, daß am Ende Früchte geerntet werden und daß dies die Früchte des Patienten sind.

Auch der Gärtner ist wie der Psychotherapeut Agierender und Dienender. Er bemüht sich, daß etwas wächst, aber er hat es nicht in der Hand. Genauso geht es dem Psychotherapeuten und im weitesten Sinne jedem Arzt. Wir haben es letztlich nicht in der Hand, ob unsere Patienten gesund werden, aber wir können einiges dafür tun.

Die Vielfalt der Seele

W.W.: Welche Stellung hat die Seele zwischen Leib und Geist? Wie ist sie mit Leib und Geist verbunden?

M. Treichler: Im anthroposophischen Menschenbild hat die Seele ihre Stellung zwischen Leib und Geist, und sie hat zu beiden eine Beziehung. Die Beziehung der Seele zum Leib wird hauptsächlich über die Instinkte, Triebe, Bedürfnisse, Bewegungen sowie das Wollen und Handeln erlebt. Natürlich gibt es noch weitere Bereiche, wie z.B. Angst und Schmerz, die sich leiblich-seelisch ausdrücken. Auch eine Fähigkeit wie die Kraft kommt aus der Verbindung von Leib und Seele.

Die Seele kann an dem Leib etwas Begrenzendes erleben, z.B. durch die Müdigkeit. Andererseits kann der Leib die Durchsetzungsfähigkeit aus der Seele erleben. Ich kann beispielsweise nach einem anstrengenden Arbeitstag müde nach Hause kommen und vorhaben, ganz schnell ins Bett zu gehen. Aber dann kommt vielleicht ein Anruf von einem Menschen, der mich innerlich begeistert, und plötzlich ist die Müdigkeit weg, und ich möchte mich mit ihm treffen. Es entstehen Freude und Begeisterung in der Seele, und sie vertreibt die Müdigkeit.

Natürlich gibt es hier keine Einbahnstraße. Die Beziehungen zwischen Leib und Seele gehen hin und her. Die Beziehung ist nach beiden Seiten offen, und sie prägen sich wechselseitig.

Die Beziehung zwischen Seele und Geist äußert sich in Fähigkeiten wie dem Denken und Verstehen, dem Urteilen, in Entschlüssen und Motiven und Einsichten, die durch die geistige Beziehung der Seele kommen. Solche Motive, Entschlüsse und Gedanken können im Seelisch-Geistigen des Menschen bleiben. Das wären dann eher kopforientierte Menschen, ihre Seele ist geisterfüllt. Aber die geistigen Motive können auch durch die Seele hindurch bis in den Leib gehen und zur Tatkraft und Entscheidungsfreude werden. Umgekehrt können natürlich die seelischen Triebe und Bedürfnisse so stark werden, daß sie auch im Geistigen nur danach trachten, wie sie befriedigt werden können.

Die Seele lebt aber nicht nur in ihrer Beziehung zum Leib und zum Geist, sondern sie ist eine eigenständige Organisation. Sie hat auch eine Beziehung zu sich selbst. In der Seele leben die Gefühle, Affekte und Emotionen, aber auch die Träume, die Phantasie und die Kreativität. Phantasie und Kreativität können sich jetzt sowohl in die leibliche Realisierung prägen, aber sie können auch vom Geist beeinflußt werden. Die Seele kann in beide Richtungen anregen bzw. sich anregen lassen. Dadurch entsteht eine ungeheure Vielfalt von individuellen und situativ bedingten Möglichkeiten, wie ein Mensch lebt und erlebt und was er aus dieser Vielfalt macht.

Der Dirigent

W.W.: Anthroposophisch betrachtet besteht die Seele aus den drei Grundkräften Denken, Fühlen und Wollen. Welche Stellung hat das Ich zu diesen drei Seelenkräften?

M. Treichler: Das Wollen hängt mit dem Leiblichen zusammen, das Fühlen mit der Seele selbst, das Denken mit dem Geist. Das Ich ist der Gestalter dieser Seelenkräfte, der Dirigent unserer Seelenqualitäten, unserer Seelentöne und Seelenstimmungen. Wenn wir bei diesem Bild bleiben, dann kommt der Dirigent und will mit dem Orchester spielen, und er bemerkt, daß es noch nicht so klingt, wie er es gerne hätte. Ähnlich ist es in der Seele. Dort stimmt es auch oft nicht von Anfang an. Es gibt Dissonanzen, verschiedene Tempi und die unterschiedlichsten Färbungen. Deshalb ist es wichtig, daß der Dirigent die nötige Probenzeit mit der Seele hat. Und durch diese Proben ist es für den Dirigenten wichtig, daß die Töne und Stimmen am Ende der Probenzeit so zusammenstimmen, daß ein schönes Musikstück entsteht, in dem z.B. auch Dissonanzen ihren Platz haben. Und bei dem nächsten Musikstück (psychologisch gesprochen: bei den nächsten Erfahrungen und Erlebnissen, Konflikten und Problemen) beginnt das Proben wieder von vorne. – Aufgabe des Ich ist es also, geduldiger Dirigent zu sein, in einem lebenslangen Wechsel von Proben und gelungenen Auftritten.

Normal ist die Disharmonie

W.W.: Und wenn nun Disharmonien auftreten, wenn die drei Seelenkräfte Denken, Fühlen und Wollen auseinanderdriften bzw. eine oder zwei übergewichtig sind und nicht in Harmonie mit den anderen leben, was geschieht dann?

M. Treichler: Haben Sie schon jemals eine solche Harmonie erlebt?

W.W.: Eigentlich nicht. Höchstens in wenigen kurzen und glücklichen Momenten.

M. Treichler: Ich denke, daß es nicht darauf ankommt, daß wir eine Harmonie erreichen und daß alle Abweichungen von der Harmonie Störungen bzw. Krankheiten sind. Natürlich entsteht diese Harmonie in seltenen Momenten, aber sie ist nicht der Normalzustand der menschlichen Seele. Der heutige Normalzustand der menschlichen Seele ist die Disharmonie. Ich denke dabei aber nicht an Krankheiten, sondern an die Probenphase der Seele. Wir sind nicht immer reif für Aufführungen. Insofern klingt noch vieles durcheinander und disharmonisch. Es kommt auf den Dirigenten an, der die Disharmonien wahrnimmt und mit den unterschiedlichen Tonlagen und Geschwindigkeiten umgehen kann. Und er muß wissen oder spüren, wo jemand höher, tiefer, schneller oder langsamer spielen muß, damit das Musikstück harmonischer wird. Unsere heutige Aufgabe ist es, diesen Dirigenten in uns und bei anderen Menschen zu sehen.

Ein anderes Bild wäre der Artist, der auf dem Seil balanciert und eine große Stange in seinen Händen hält. Und zum Erschrecken der Zuschauer schwankt diese Stange oft sehr stark, aber trotzdem fällt der Seiltänzer nicht herunter. Im Gegenteil, er balanciert ja gerade mit den großen Schwankungen außen seine innere Mitte ins Gleichgewicht. Die großen Unterschiede und Disharmonien in der Seele dürfen alle sein, wenn einer auf dem Seil steht, der sich nicht aus dem Gleichgewicht bringen läßt.

Die weitverbreitete Entscheidungsunfähigkeit

W.W.: Könnten Sie ein Beispiel für eine Disharmonie der Seelenkräfte in der heutigen Zeit nennen?

M. Treichler: Weit verbreitet ist z.B. die heutige Entscheidungsunfähigkeit. Vom Kopf her erkennt man etwas als richtig, aber dann tritt ein mehr oder weniger unbewußtes Gefühl ein, das bei dieser Erkenntnis nicht mitmacht und dann die Umsetzung der Entscheidung bzw. des Entschlusses verwehrt. Das ist eines der beherrschenden Phänomene unserer Zivilisation. Der heutige Mensch denkt und beschließt weit mehr als er tut. Andersherum gesagt: Wir tun viel weniger, als wir eigentlich wollen – wir setzen nur zum kleinen Teil unserer Entschlüsse in die Tat um. Dieses Phänomen deutet darauf hin, daß unsere Seelenkräfte nicht richtig koordiniert sind, daß der Kopf zwar klar denkt und beschließt, aber andere Seelenqualitäten (Fühlen und Wollen) nicht mitmachen.

Wenn das Durcheinander der Seelenkräfte ins Krankhafte geht, haben wir z.B. Krankheitsbilder, die wir in der Psychotherapie und Psychiatrie kennen: Konversionsstörungen oder die häufigen Somatisierungsstörungen. Dabei handelt es sich um Krankheiten, die aus dem Emotionalen kommen und dann in den unbewußt-willensmäßigen motivationalen Bereich gehen. Unter Umständen ist es auch die Dominanz von Vorstellungen, die sich dann aber im Leiblichen abdrücken und dort zu funktionellen Krankheiten führen.

Selbsterziehung

W.W.: Inwiefern hängen Psychotherapie und Selbsterziehung – für den Therapeuten wie für den Patienten – zusammen?

M. Treichler: Selbsterziehung und Psychotherapie sind zwei verschiedene Sachverhalte, die man nicht verwechseln darf, obwohl sie sich berühren. Der Psychotherapeut sollte natürlich unbedingt im Rahmen seiner Ausbildung und Tätigkeit zu einer Selbsterziehung bzw. einer entsprechenden Methode fähig sein. Der Therapeut sollte sich mit seinen eigenen Gefühlen, Erwartungen, Vorstellungen und Haltungen erkennen. Er sollte auch verstehen, was die Beziehung zu Patienten in ihm auslöst, was sie mit ihm machen, um sich nicht davon überwältigen zu lassen, also die Phänomene Übertragung und Gegenübertragung erkennen. Die wechselseitigen Qualitäten der therapeutischen Beziehung muß er erkennen und aufarbeiten können. Das lernt der Psychotherapeut in der Ausbildung und auch später durch Supervision. Diese Art der Selbsterkenntnis und Selbsterziehung ist ein wichtiges methodisches Rüstzeug für jeden Therapeuten.

Vom Patienten können wir diese Selbsterkenntnis natürlich nicht erwarten. Aber der Patient, der zur Therapie kommt, hat Anlaß, Hilfe zu suchen. In der anthroposophischen Psychotherapie ist dies besonders das Gespräch. Und durch das Wort und in Gesprächen entsteht Begegnung und Beziehung.

W.W.: Gilt das nicht auch für jede andere Psychotherapie?

M. Treichler: Nicht für jede, aber für viele Richtungen. Es arbeiten nicht alle Therapien über das Wort, denn es gibt auch nonverbale Therapierichtungen. Darüber hinaus hat das Wort in den verschiedenen Therapierichtungen eine andere und unterschiedliche Bedeutung.

Bei der Bewältigung des Problems des Patienten kommt man im Laufe der Behandlung vielleicht dazu, daß er an seinem Leben etwas ändern könnte oder sollte. Vielleicht hat er die Einsicht bzw. das Bedürfnis, an sich selbst etwas zu ändern. An dieser Stelle sagen wir nicht, daß er etwas ändern muß, sondern er hat die Freiheit zu entscheiden, ob und was er ändern bzw. neu anpacken will. Hier können Übungen zur Selbsterziehung für den Patienten eine Hilfe sein.

W.W.: Geben Sie solche Übungen?

M. Treichler: Ja. Die jeweilige Übung erwächst aus der individuellen Situation, in der sich der Patient befindet.

W.W.: Könnten Sie ein Beispiel geben?

M. Treichler: Es gibt natürlich generelle Übungen, aber ich verlasse mich meist auf meine Intuition, was der Patient in der konkreten Situation, in der er bei mir ist, benötigt. Ich schöpfe dann aus der unmittelbaren Begegnung mit dem Patienten und entwickle daraus eine Übung. Ich nehme mir das meist nicht vorher vor. Das Wichtigste an der anthroposophischen Psychotherapie, wie ich sie verstehe, ist die Begegnung mit dem Patienten im Hier und Jetzt. Die Kenntnis der Biographie ist natürlich wichtig, aber ich brauche sie nicht immer, vor allem nicht, um die Krankheit zu verstehen. Man kann aus der unmittelbaren Begegnung mit dem Patienten erkennen, wie er auch in anderen Lebenssituationen ist. Aus dem Teilaspekt einer Therapiestunde läßt sich viel von seinem übrigen Leben und seinem Verhalten erkennen, in ihm spiegelt sich immer das Ganze. Ich nehme diesen Teil nicht für das Ganze, aber ich erkenne in dem Teil eine Spiegelung des Ganzen.

W.W.: Mit welchen konkreten Fällen haben Sie es heute in Ihrer Praxis zu tun? Welche Fälle treten in den letzten Jahren häufiger auf?

M. Treichler: Es gibt statistische Zunahmen, die sich auch bei uns in der Ambulanz niederschlagen. Alle Formen von depressiven Erkrankungen werden immer häufiger, und vor allem sind jüngere Menschen häufiger betroffen als früher. Dann kommen zu uns in letzter Zeit häufiger – das hängt allerdings auch mit unserem Angebot zusammen – Patientinnen mit Eßstörungen, Anorexie und insbesondere Bulimie, auch Patienten mit dem, was man Persönlichkeitsstörungen nennt, Angstkrankheiten sowie Patientinnen, die Mißbrauchserlebnisse hatten. Gerade die Zahl der Patientinnen mit Mißbrauchserlebnissen nimmt deutlich zu, weil dafür heutzutage das Bewußtsein geschärft ist. Vielleicht gab es früher genauso viele Fälle, aber man hat nicht darüber geredet.

Der Patient spricht sich aus

W.W.: Wie beginnt eine therapeutische Beziehung? Wie ist die Annäherung in der ersten Sitzung?

M. Treichler: Folgendes gilt nur für mich persönlich: Ich lasse den Patienten zuerst ganz frei erzählen und gebe zunächst keine Struktur vor. Natürlich frage ich, wenn Bedarf ist. Aber zunächst möchte ich dem Patienten die Gelegenheit geben, denn er kommt zu mir, frei von seiner Situation und seinen Nöten zu sprechen. Er spricht sich aus, darf alles sagen und loswerden, was er will. Und ich frage nach, wenn ich etwas nicht verstehe bzw. um sicher zu sein, daß ich ihn richtig verstehe. Und ich frage auch, wenn ich erkenne, daß er eine Frage braucht. Aber ich habe nicht das Ziel, in der ersten Sitzung ganz bestimmte Informationen zu erhalten. Ich möchte den Patienten so wahrnehmen, wie er sich mir darstellt. In dieser ersten Sitzung drückt sich ganz viel von dem Patienten und seiner Persönlichkeit aus. Und das möchte ich möglichst unverfälscht wahrnehmen können. Ich versuche dann mitzufühlen, mitzudenken und ihm am Schluß des Gesprächs zu vermitteln, was bei mir angekommen ist.

W.W.: Machen Sie sich dann einen Plan von den nächsten Sitzungen, bzw. wie geht eine solche Therapie weiter?

M. Treichler: Das ist unterschiedlich, je nachdem mit welchen Krankheiten und Problemen die Patienten zu mir kommen. Manche Patienten brauchen einen solchen Plan, andere gerade nicht. Wenn ein solcher Plan sinnvoll ist, mache ich meist noch vier oder fünf weitere Gespräche als Vorlauf, um zu sehen, welche Erwartungen der Patient hat und ob und wie die Therapie weitergehen kann. Wichtig ist mir dabei auch, daß die Patienten sagen, welche Erwartungen und Hoffnungen sie haben und welches therapeutische Ziel sie gerne erreichen möchten. Ich kann auch mal ein oder mehrere Zielmöglichkeiten anbieten, um aus einer Fixierung oder Sackgasse herauszuführen. Schließlich muß ich auch wissen, ob der Patient etwas erwartet, was ich gar nicht bieten kann. Aber das ist je nach Krankheit ganz verschieden. Deshalb kann ich jetzt hier nichts Genaueres zu dem Verlauf von Therapien sagen. – Es findet Entwicklung, Beziehung und Wandlung statt; in individuellen Variationen. Bei Beziehungskonflikten, die auch immer mehr zunehmen, ist es dagegen ziemlich sinnvoll, einen Plan zu machen, z.B. wann der Partner mit einbezogen wird usw.

„Menschenschicksale können einen sehr bewegen"

W.W.: Wie schützen Sie sich vor den Sorgen, Nöten oder Lebenskatastrophen Ihrer Patienten? Ist es möglich, daß Sie sich in die Nöte der Patienten verlieren?

M. Treichler: Das ist eine wichtige Frage für jeden in unserem Beruf. Hier gibt es allgemeine Methoden wie z.B. Selbsterfahrungen, Supervisionen und das allgemeine professionelle Wissen über den Verlauf verschiedener Krankheiten, um sich zu schützen. Unabhängig von diesem allgemeinen professionellen Wissen und Können versuche ich persönlich, dasjenige, was ich von meinen Patienten höre und nacherlebe, zu verarbeiten, indem ich darüber nachdenke und manches in Aufsätzen niederschreibe. Ich mache manchmal Gedichte über Patienten oder Krankheitsbilder (aber nur für mich), in denen ich verarbeite, was ich erlebe. Einerseits verarbeite ich es also wissenschaftlich, andererseits künstlerisch-literarisch, indem ich selbstgestaltend mit dem Erfahrenen und Verstandenen umgehe. Dabei kann ich mit den Problemen so umgehen, daß sie mich nicht übermäßig belasten. Außerdem geben manche Patientenbegegnungen auch Kraft für die Arbeit.

W.W.: Angenommen Sie bewegen mit einem Patienten ein tragisches Schicksal, z.B. Mißbrauch. Wenn Sie anschließend nach Hause gehen, können Sie dieses Problem einfach abhaken, oder belastet es Sie für den Rest des Tages?

M. Treichler: Wenn es etwas Ergreifendes ist, kann es mich den ganzen Tag oder länger bewegen. Es gibt Menschenschicksale, die mich so mitnehmen, daß alle Professionalität und Erfahrung nicht ausreichen. Es ist keine Frage, daß mich einzelne Schicksale länger bewegen. Das lasse ich aber auch zu. Ich gehe nicht nach Hause und betrinke mich, um zu vergessen, sondern sage mir, daß so ein Schicksal mehr mit mir selbst zu tun hat, als daß ich es schon jetzt im Moment bewältigen könnte. Ich habe aber das Vertrauen und auch die Erfahrung, daß bei diesem nachträglichen Bewegen etwas herauskommt. Auch wenn ich mal schlaflose Nächte habe, es kommt immer etwas dabei heraus. Wenn so etwas vorkommt, hat es einen Grund.

Die therapeutische Beziehung

W.W.: Können Sie etwas dazu sagen, wie sich eine therapeutische Beziehung zwischen Patient und Therapeut über eine längere Zeit entwikkelt?

M. Treichler: Allgemeine Regeln, wie sich eine solche Beziehung entwickelt, würde ich nicht beschreiben. Sie hängt einfach von zu vielen verschiedenen Faktoren ab: der Persönlichkeit, dem Alter, der Lebenserfahrung, dem Krankheitsbild, der Aktualität bzw. der Chronizität der Krankheit und dann natürlich von der Qualität der therapeutischen Beziehung. Eine therapeutische Beziehung kann selbstverständlich viele Phasen durchmachen, die man alle benennen könnte. Allerdings bin ich kein Therapeut, der gerne Regeln aufstellt. Ich arbeite mit dem Individuell-Situativen und möchte mit jeder Situation neu umgehen können. Für manche Patienten ist es vielleicht nicht geeignet, wenn man keine genauen Regeln aufstellt, und für diese ist es dann vielleicht besser, wenn sie zu einem anderen Therapeuten gehen. Ich selbst halte mich offen für dasjenige, was der Mensch mir entgegenbringt, und wenn er eine ähnliche Offenheit hat, dann stimmt das Verhältnis.

W.W.: Entwickelt sich nicht auch eine Abhängigkeit vom Therapeuten bzw. kann es sein, daß der Therapeut zu stark auf den Patienten eingeht?

M. Treichler: So etwas kennt man natürlich in der Psychotherapie in zahlreichen Fällen. Die Abhängigkeit des Patienten vom Therapeuten ist nicht selten. Deshalb muß man als Therapeut immer darauf achten, daß das nicht passiert und muß dann sehr großen Wert darauf legen, eine solche Abhängigkeit wieder rückgängig zu machen. Die Therapie soll ja zu Selbständigkeit führen – das Bearbeiten von Abhängigkeit wäre da ein entscheidendes Thema.

W.W.: Bemerkt man das innerhalb der Stunde oder erst durch Reflexion im nachhinein?

M. Treichler: Beides ist möglich. Auf jeden Fall kann man dann Vorsichtsmaßnahmen für die nächste Stunde ergreifen. Es kommt darauf an, wie verdeckt bzw. unverdeckt diese Abhängigkeit auftritt. Zur Professionalität des Therapeuten gehört es, daß er um die Abhängigkeitsneigung des Patienten weiß. Deshalb müssen wir Vorsorge treffen, daß sie entweder nicht entsteht oder bearbeitet wird. Das Ziel unserer anthroposophischen Psychotherapie ist es, den Patienten zu ihrer eigenen Freiheit und Autonomie zu verhelfen, sie dazu zu führen, mit ihren Möglichkeiten die eigene Biographie zu gestalten und die Möglichkeiten zu erweitern und zu entwickeln. Dann kann auch ein Erlebnis von Sinn entstehen – und Vertrauen.

Formen der Krankheit

W.W.: Gibt es verschiedene Formen des Krankseins?

M. Treichler: Das kommt darauf an, was man darunter versteht. Es gibt körperliche Krankheiten, es gibt psychiatrische Krankheiten. Für mich gibt es die Polarität: am Körper erscheinende Krankheiten und in der Seele erscheinende Krankheiten und natürlich auch solche, die in beiden Bereichen gleichzeitig auftreten. Die am Körper erscheinenden Krankheiten sind die organischen bzw. somatischen Krankheiten, die in der Seele auftretenden sind die psychiatrischen. Und hier kommt im strengen Sinne die Frage auf, was die psychosomatischen Krankheiten sind. Sie können nämlich am Leib erscheinen, aber auch als Ängste oder Stimmungen in der Seele.

Das bisher Gesagte entspricht der phänomenologischen Ebene, nach der sich die gesamte Medizin richtet. Eine viel schwierigere Frage ist es, wo die Ursachen der Krankheiten liegen. Hier hat die anthroposophische Medizin eine überraschend moderne Antwort, weil sie bereits 1920 von Rudolf Steiner gegeben wurde. Er hat gesagt, daß die am Leib erscheinenden Krankheiten aus der Seele kommen, wobei die Seele als etwas mit dem Leib Verbundenes vorgestellt werden muß.

Unfallkrankheiten

W.W.: Gilt das wirklich für alle Krankheiten? Wie steht es beispielsweise mit dem Beinbruch?

M. Treichler: Wenn man will, kann man methodisch die Verletzungen von außen ausklammern. Wenn man aber etwas tiefer denkt, kommt man vielleicht zu einem Zusammenhang zwischen Mensch und Verletzungsursache. Aber das darf man nicht überstrapazieren.

W.W.: Sie denken also an karmische Ursachen bzw. Wirkungen in diesem Leben?

M. Treichler: Nein. Ich denke z.B. an den in der Psychosomatik bekannten Begriff der „Unfallkrankheit". Wenn ich in einen Autounfall verwickelt bin, habe ich vielleicht momentan nicht genügend aufgepaßt. Es gibt beispielsweise Patienten, die nicht nur einen, sondern mehrere Unfälle nacheinander haben. Und so kann es sein, daß ein Mensch, der den dritten oder vierten Unfall in einem Jahr hat, einen Therapeuten aufsucht und ihn fragt, was eigentlich mit ihm selbst los sei. Auf diese bezieht sich der Begriff „Unfallkrankheit“. Also nicht auf jeden Unfall.

W.W.: Das ist natürlich eine gefährliche These. Wenn Sie das auf Mord ausdehnen oder wenn man in Afghanistan auf eine Mine tritt oder in Bagdad angeschossen wird ...

M. Treichler: Das stimmt natürlich, das ist etwas anderes. Wenn einem der bekannte Dachziegel auf den Kopf fällt, so hat das zwar mit meinem Schicksal zu tun, ist aber nicht von uns mitverursacht. Es gibt Situationen, wie die von Ihnen angedeutete, bei denen man keinen inneren Zusammenhang – soweit man das beurteilen kann – mit dem eigenen Leben finden kann. Es gibt die von außen kommenden Krankheits- und Zerstörungsursachen, für die man keine seelische Beziehung anführen kann. Das ist vollkommen klar.

Multifaktorielle Krankheitsbilder

Umgekehrt sagt Rudolf Steiner, daß alle in der Seele erscheinenden Krankheiten einen Ursprung im Organischen haben.

W.W.: Wirklich alle?

M. Treichler: Auf jeden Fall die Psychosen. Es gibt aber auch einen Bereich, besonders in der Psychotherapie, wo man sagen kann, daß hier nicht nur organische, sondern auch seelische Ursachen wirken. Bei sehr vielen Krankheiten erkennen wir heute eine multifaktorielle Krankheitsgenese, also es gibt nicht nur eine Ursache. Allgemein läßt sich aber sagen, daß für die meisten körperlichen Krankheiten die Ursachen eher im seelischen Bereich liegen, für die seelischen Krankheiten auf jeden Fall auch im leiblichen Bereich, wenn man – wie in der anthroposophischen Menschenkunde – den Leib insgesamt als beseelt erkennt und eine lebendige Wechselbeziehung zwischen Leib und Seele berücksichtigt, mit wechselseitiger Beeinflussung.

W.W.: Wie steht es mit schlechten Eigenschaften der Seele wie Lügenhaftigkeit, Boshaftigkeit, Mordgier und weiteren üblen Charaktereigenschaften? Die sind sicherlich ursächlich in der menschlichen Seele, aber keineswegs im Organischen. Oder sind das für Sie keine Krankheiten?

M. Treichler: Genau, das würde ich nicht zu den Krankheiten zählen. Dagegen sind die seelischen Krankheiten Depressionen, Ängste, Phobien, Zwangskrankheiten und Schizophrenie. Sie haben nicht ihre einzige Ursache, aber einen mitverursachenden Faktor, im Organischen. Das gilt aber, wie gesagt, nur im Sinne der anthroposophischen Menschenkunde. Die naturwissenschaftliche Medizin sieht das nicht so.

Ich meine allerdings nicht, daß durch ein krankes Organ eine Phobie entsteht, sondern daß sich aus einem Organbereich Qualitäten in das seelische Erleben hineinprojizieren, und zwar aus demjenigen Organ, mit dem der jeweilige seelische Bereich verbunden ist. Es liegt dann zwar nicht die Ursache im Organischen, aber die Symptome werden von diesem organischen Zusammenhang bestimmt. Die wirklichen Ursachen von Phobien und anderen seelischen Erkrankungen liegen natürlich in der Biographie, in der seelischen Entwicklung, in der Persönlichkeit.

Bewußtseinsveränderungen durch Krankheit

W.W.: Wie verändert sich das Bewußtsein eines Menschen, wenn seine physischen Organe erkranken?

M. Treichler: Zunächst einmal wird das Bewußtsein mehr an den Leib gebunden. Und dadurch, daß es an den Leib gebunden ist, wird es weniger weltoffen, weniger frei. Durch dieses leibgebundene Bewußtsein kommt der Mensch zum Schmerzerleben, und er kann darüber hinaus auch zu einer Beschäftigung mit sich selbst kommen. Das wäre die positive Wende von einem weltabgewandten Bewußtsein, von einem auf den Leib gerichteten Bewußtsein zu einem Bewußtsein, das auf mich selbst gerichtet ist. Dadurch kann der Mensch zu einer Einsicht und zu einer Erkenntnis über sich kommen. Und dadurch wird der Mensch wieder frei. Das wäre also der Weg des Bewußtseins vom Normalzustand durch die Krankheit zurück zum Weltbewußtsein.

W.W.: Und umgekehrt: Wie verändert sich das Bewußtsein eines Menschen, wenn seine Seele erkrankt?

M. Treichler: Ein solcher Mensch ist auch von der Welt abgelenkt und auf das eigene Problem zentriert, auf das eigene Erleben. Mit Hilfe der Therapie kann auch hier das Bewußtsein wieder über die Erkenntnis von Zusammenhängen geweitet und freigemacht werden, wieder weltoffen.

Beides ist ein Weg vom Leben in das Bewußtsein. Der Patient erlebt seine Krankheit im Leben, und sein Bewußtsein ist an das Leben und an den Leib gebunden. In der Therapie versuchen wir, dieses Bewußtsein durch verschiedene Phasen und Metamorphosen wieder zu befreien.

Die menschliche Seelenentwicklung

W.W.: Könnten Sie kurz die Empfindungsseele, die Verstandesseele und die Bewußtseinsseele skizzieren und wie man Krankheit in diesen drei Seelenbereichen erlebt?

M. Treichler: Die von Ihnen genannten Begriffe sind Beschreibungen von psychischen Entwicklungen, wie sie für die anthroposophische Psychologie und Psychotherapie wichtig sind. Die Empfindungsseele ist eine Seelenentwicklungsstufe des vierten Lebensjahrsiebts. Es sind die 20er Jahre des menschlichen Lebens, die man in einer ganz bestimmten Weise seelisch erlebt und in denen man sehr von sich aus auf die Welt orientiert ist. Man fällt seine Entscheidungen und Urteile in der Regel nach dem, was man selbst erlebt, empfindet und fühlt. Emotionalität und Spontanität gehören hierher.

Dann gibt es mit Beginn des fünften Lebensjahrsiebts (28.–35. Lebensjahr) eine Zäsur, eine radikale Umwertung der bisherigen seelischen Werte, wenn die Qualitäten der Verstandesseele auftreten. Die Qualitäten der Empfindungsseele verschwinden nicht, sondern bleiben bestehen, aber es treten die Qualitäten der Verstandesseele hinzu und dominieren. Deswegen ist es für einen Menschen im fünften Lebensjahrsiebt nicht mehr so wichtig, was er fühlt, sondern was er versteht und was er in Gesetzmäßigkeiten einordnen kann. Als Therapeut merkt man, daß die Seelenentwicklung in unserer Zeit langsamer voranschreitet, während die körperliche Entwicklung schneller geht.

Bei dem Wechsel des Empfindungslebens zum rationalen Leben treten die Beziehungskrisen auf. Es ist statistisch gut nachweisbar, wie diese Beziehungskrisen in der Zeit des 28. bis 30. Lebensjahres in einer enormen Fülle auftreten. Es können in dieser Zeit natürlich auch klassische psychosomatische Krankheiten oder neurotische Krisen auftreten. Krisenmomente sind immer der Übergang von der einen zur anderen Seelenqualität, wenn also die eine Seelenqualität nicht mehr für die Aufgaben des Lebens tragfähig ist und eine andere noch nicht eingeübt ist.

Die nächste Seelenstufe ist dann die des sechsten Lebensjahrsiebts (35.–42. Lebensjahr), die Bewußtseinsseelenentwicklung. Die Bewußtseinsseele ist eine Steigerung dessen, was Empfindungs- und Verstandesseele gemeinsam ausmachen. Die Empfindungsseele geht nach dem Gefühl, nach Sympathie und Antipathie, die Verstandesseele nach der Richtigkeit bzw. Falschheit, und die Bewußtseinsseele versucht tatsächlich, gegenüber der Verstandesseele noch ein Mehr in der Seele zu etablieren. Denn je älter man wird, desto mehr macht man die Erfahrung, daß es nicht nur um Entweder-Oder bzw. das Richtige oder Falsche geht, sondern um ein Sowohl-als-Auch. Und das ist die Fähigkeit der Bewußtseinsseele.

Indem man erkennt, daß es immer mehrere Seiten einer Angelegenheit gibt, die oft miteinander im Widerspruch stehen, und diese verschiedenen Aspekte zu berücksichtigen in der Lage ist, kann man zu einem abgewogenen, angemessenen Urteil kommen – das wäre eine Fähigkeit der Bewußtseinsseele. Mir sagen also sowohl die Gefühle als auch der Verstand etwas, und nun bin ich in der einmaligen Situation, beides berücksichtigen zu können und eine daraus situativ einmalige Synthese zu finden. Sowohl-als-Auch bedeutet allerdings nicht, daß man auf zwei Hochzeiten gleichzeitig tanzt, sondern daß man verschiedene Gesichtspunkte berücksichtigt. Man kann verschiedene Aspekte in ihrer Einseitigkeit und in ihrer sich ergänzenden Totalität verstehen, ohne daß weder das eine noch das andere die Lösung ist. So eine Bewußtseinsblickrichtung fördert den Umgang mit Problemen, die einem in der heutigen Zeit immer mehr gegenübertreten. Das Suchen von neuen Lösungen ist eine Fähigkeit der Bewußtseinsseele.

Mit Fragen an den Patienten herantreten

W.W.: Setzt die anthroposophische Psychotherapie als therapeutischer Weg an der Bewußtseinsseele an?

M. Treichler: Ja, aber beim Therapeuten, in der Therapie, nicht beim Patienten. Der Patient braucht nicht die Fähigkeit der Bewußtseinsseele, der Therapeut aber sollte sie haben bzw. entwickeln.

W.W.: Das hatte ich vorausgesetzt.

M. Treichler: Es gibt ja auch jüngere Therapeutinnen und Therapeuten, die diese Seelenentwicklung biographisch noch nicht haben können. Hier kann man mit Supervision beratend unterstützen. Aber zumindest der Ansatz der Bewußtseinsseelenqualität sollte zur therapeutischen Fähigkeit dazugehören. Der Patient aber braucht sie nicht. Der Patient kommt in unterschiedlichen biographischen Phasen mit seiner Krankheit in die Praxis, und wir Therapeuten müssen erkennen, in welcher Seelenentwicklungsstufe er sich befindet. Es kann auch ein 60jähriger aus einer Empfindungsseelenqualität heraus krank werden oder ein 26jähriger aus einer Verstandesseelenqualität. So etwas läßt sich nicht in die Jahrsiebte einordnen. Wir müssen die Seelenstufe, aus der die Patienten krank geworden sind, erkennen, um dann zu sehen, was der biographischen Möglichkeit entspricht.

Ich hatte vor kurzem eine Patientin, die deutlich über das Empfindungsseelenzeitalter hinaus war, aber trotzdem ganz stark in der Empfindungsseele gelebt und gelitten hat. Durch die Therapie hat sie jetzt den Schritt zu einer biographisch ihr angemessenen Seelenhaltung vollzogen. Und nun sieht sie ihre Probleme mit ganz anderen Augen.

Das wäre ein Weg, den man in der anthroposophischen Psychotherapie beschreiten kann. Wobei ich aber darauf hinweisen möchte, daß man ihn nicht in einer bestimmten ideologischen Weise beschreiten darf. Man sollte den Patienten nicht auffordern, etwas zu tun, sondern man kann ihn durch Fragen anregen. Wenn die Patienten auf die Fragen eingehen, mit ihnen umgehen können und zu diesen Fragen neue Gesichtspunkte entwickeln, dann kommen sie selbst weiter. Wenn aber ein Patient auf die Fragen des Therapeuten überhaupt nicht eingeht, was auch vorkommt, dann muß man das respektieren und einen anderen Weg suchen. Vielleicht hatte man dann die falschen Fragen gestellt oder den falschen Zeitpunkt gewählt.

Sich selbst besser verstehen

W.W.: Gibt es ein Ziel der Psychotherapie; wenn ja, welches ist es?

M. Treichler: Nehmen Sie die Geschichte eines jungen Mannes, der unter Kopfschmerzen leidet, bei verschiedenen Ärzten war und seine Kopfschmerzen nicht losgeworden ist. Seinen Leidensweg hat er einem Freund erzählt, der Student der Philosophie war und dieses Problem seinem Lehrer erzählte. Daraufhin sagte der Lehrer: „Wenn man die Augen behandeln will, muß man den Kopf mitbehandeln, wenn man den Kopf oder ein anderes Organ behandeln muß, muß man den gesamten Leib behandeln, und wenn man den gesamten Leib behandeln will, muß man die Seele mitbehandeln. Durch die Behandlung der Seele kann diese sich dem Geistigen öffnen." Da antwortete der Schüler: „Dann wäre es ja ein wahres Glück für meinen Freund mit seinen Kopfschmerzen, wenn er dadurch in die Lage käme, in seinem Geistesleben weiterzukommen." – so weit Sokrates. – Darin drückt sich ein altes, immer noch erstrebenswertes Ideal einer Psychotherapie aus.

Der Patient kommt in einer Not, mit einer Krankheit oder in einer Krisensituation zu uns. Wir helfen ihm durch Einsicht, durch Akzeptanz, durch Integration, durch Verstehen, indem wir ihm die Möglichkeit geben, sich selbst besser zu verstehen. Es geht nicht darum, daß ich den Patienten besser verstehe, sondern daß er sich selbst besser versteht. Und aus diesem besseren Selbstverständnis kann er zu einer neuen Haltung sich selbst und seiner Situation gegenüber kommen und aus dieser neuen Haltung dann zu einer neuen Lebensgestaltung finden.

Kunsttherapie bringt Leib und Seele zusammen

W.W.: Welche Aufgabe kann die Kunsttherapie in der Psychotherapie haben?

M. Treichler: Manche verstehen die Kunsttherapie bereits als eine Art Psychotherapie. Ich neige dazu, der Kunsttherapie eine eigene therapeutische Qualität zuzugestehen. Die Kunsttherapie arbeitet mit dem Erleben, aber auch mit dem Handeln und Gestalten. Die Kunsttherapie bringt Leib und Seele zusammen. Sie ist eine therapeutische Qualität, die Seelisches und Leibliches umfaßt, wobei man entweder auf das Leibliche oder auf das Seelische mehr Wert legen kann, je nach Krankheit. Deshalb nenne ich die Kunsttherapie eine klassische psychosomatische Therapie, die Leib und Seele zusammenbringt. Und insofern ist sie eine eigene therapeutische Qualität innerhalb der anthroposophischen Medizin.

Sie hat ihre Indikationen bei vielen Krankheiten. Sie hat ihre Indikationen zur Linderung und begleitenden Behandlung von körperlich-organischen Krankheiten, ohne daß dabei eine Psychotherapie stattfinden muß. Kunsttherapie hat ihre Indikationen natürlich bei allen psychiatrischen und psychosomatischen Krankheiten als ergänzende Therapie zur Psychotherapie. Sie spielt innerhalb der Psychiatrie/Psychosomatik/Psychotherapie eine ganz große Rolle, weil sie den Bereich des unmittelbaren Erlebens beim Patienten anspricht.

Wenn ein Patient im Bereich der kunsttherapeutischen Übung – Musik, Malerei, Plastizieren oder Sprache, Heileurythmie hat eine Sonderstellung – an ein Problem kommt, dann lernt der Patient mit Hilfe der Kunsttherapeutin, mit dieser Aufgabe und dem Problem künstlerisch kreativ umzugehen. Und an dieser Stelle machen die Patienten ganz wichtige Selbsterfahrungen, denn die Übungen finden auf einer Ebene statt, die ganz unbelastet von ihren Problemen ist, wo sie dann aber im nachhinein doch den Zusammenhang mit sich und ihrem Problem oder ihrer Krankheit erkennen.

Wenn es so ist wie bei uns in der Filderklinik, dann können sich Kunsttherapeuten und Psychotherapeuten miteinander über den Patienten unterhalten. Wir führen beides dann zu einer Ganzheit, zu einer Gestalt zusammen, die sich für den Patienten sehr positiv auswirkt. Denn er kann durch verbal vermittelte Einsicht wie auch durch künstlerisches Erleben, mit seiner Situation besser umzugehen, zu einer besseren Bewältigung gelangen. Ich würde im Rahmen der psychosomatisch-psychotherapeutisch-psychiatrischen Behandlung niemals auf Kunsttherapie verzichten wollen, weil sie für den Patienten als therapeutischer Faktor elementar wichtig ist. Viele Menschen sind heute besonders intellektuell-kopfbetont; und gerade diesen tut das künstlerische Element in der Therapie unglaublich gut.

W.W.: Welche Chancen für die Psychotherapie birgt ein religiöses Leben des Patienten?

M. Treichler: Wenn ein Patient ein religiöses Leben führt, wird davon seine Lebensgestaltung bestimmt. In der Regel ist das positiv. Auf die Psychotherapie wirkt sich das auch positiv aus, wobei es nicht auf die jeweilige Religion ankommt. Im religiösen Leben drückt sich in jedem Fall eine Motivation und eine Hinwendung zum Übermateriellen, zum Geistigen aus, und es liegt eine Bereitschaft vor, etwas zu tun.

W.W.: Beziehen Sie auch Schicksals- und Karmafragen sowie die Beziehung des Menschen zu seinem Engel in die Therapie mit ein, ohne sie auch verbal zu äußern?

M. Treichler: Es ist natürlich zweierlei, ob ich es in meine Gedanken und innere Haltung miteinbeziehe – das tue ich in jedem Fall, gar keine Frage – oder ob ich das in der Therapie verbalisiere. Letzteres kommt nur in den seltensten Fällen vor. In der Regel kommt es dann vor, wenn der Patient diese Fragen hat. Dann ist der Patient der Initiator dieses Gesprächs, aber hin und wieder biete ich das auch einem Patienten von mir aus an. Wenn ich überhaupt den karmischen Gesichtspunkt miteinbeziehe, dann nur so, daß mindestens drei Erdenleben in Betracht kommen, nämlich das vergangene, das jetzige sowie das zukünftige. Aber das ist ein sehr hoher Anspruch, dem man nur ganz anfänglich im Sinne einer Bemühung genügen kann. Davon wird aber der Therapiebedarf für den Patienten nicht beeinflußt.

Durch den Zeitgeist bedingte Krankheiten

W.W.: Nehmen die seelischen Erkrankungen in den letzten Jahren bzw. Jahrzehnten erheblich zu?

M. Treichler: Nach der Lebenswirklichkeit und der Erfahrung, die wir machen, nehmen die Krankheiten zu. Ob es statistisch standfest ist, kann ich nicht beurteilen, denn früher kamen die Menschen mit psychischen Krankheiten nicht zu Therapeuten. Aber die Erfahrungen, die wir machen, sind die, daß immer mehr Menschen mit seelischen und psychosomatischen Problemen zu uns kommen.

W.W.: Besteht eine Beziehung zwischen den häufiger auftretenden seelischen und psychosomatischen Erkrankungen der Menschen und der derzeitigen weltpolitischen Lage bzw. der Situation der Menschheit überhaupt? Ist das eine ein Spiegelbild des anderen?

M. Treichler: Das ist schwierig zu beantworten. Die weltpolitische Lage spielt wahrscheinlich relativ wenig in die seelischen Nöte der Menschen hinein, wohl aber die Situation unserer Zivilisation. Wie geht eine Zivilisation mit den Fragen von Gesundheit und Krankheit um, wie geht sie mit Störungen, mit Leistung, mit Beziehungsqualität, mit Entwicklung, mit Leben und Tod usw. um? Wie eine Gesellschaft mit solchen Fragen, auch mit Fragen von Schuld, Versagen, Verzeihen und Vergessen, umgeht, wie wir selbst mit solchen Fragen umgehen – und das ist in größtem Ausmaß ein unbewußtes Umgehen –, dieser zivilisatorische Zeitgeist spiegelt sich in den Krankheiten wider.

W.W.: Mit Weltpolitik meinte ich allerdings nicht Parteipolitik im eigenen Land, sondern beispielsweise die Situation der Jugendlichen, die aufgrund der vielen Kriege, dem ungleichen Verhältnis von Arm und Reich, Kinderarbeit, einseitiger Ausbeutung der Ressourcen resignieren und daraus folgend z.B. in Verzweiflung oder Krisen gestürzt werden.

M. Treichler: Ich wäre mir nicht so sicher, ob es diese Zusammenhänge tatsächlich gibt, also weltpolitische Zusammenhänge als Auslöser für Lethargie, Langeweile, mangelndes Engagement oder gar Drogenkonsum und Alkoholmißbrauch. Eher sehe ich den von mir geschilderten Zeitgeist, der zu diesen Erscheinungen führen kann. Das Phänomen des sogenannten multiplen Persönlichkeitssyndroms, die vielen Erschöpfungs-, Müdigkeits- und Burnout-Zustände sowie die Somatisierungserscheinungen sind Ausdruck eines bestimmten Zeitgeistes, den man heute gerne „postmodern" nennt.

W.W.: Sind die Menschen heute für ihr Schicksal offener, oder erleben Sie es häufiger, daß die Menschen ihre Biographie verfehlen, daß sie ihre vor der Geburt oder auch in der Jugend gefaßten Ideale und Lebensziele nicht verwirklichen können?

M. Treichler: Das kann ich aus meiner Erfahrung nicht umfassend beantworten. Die Patienten, die zu mir kommen, sind allerdings offener. Das sind sehr viel mehr Frauen als Männer, und Frauen sind generell offener als Männer. Aber die Männer holen nach. Aber ich kann das nicht generalisieren, denn zu einem Psychotherapeuten kommen nur bestimmte Menschen, das ist eine Auswahl.

Kraftquellen

W.W.: Sind sich alle anthroposophischen Psychotherapeuten einig, oder gibt es zwischen ihnen auch vehemente Konfliktfelder?

M. Treichler: Ich denke, die anthroposophischen Psychotherapeuten sind sich im Großen einig, im Detail oft nicht. Es gibt unterschiedliche Ansichten, Methoden und Vorstellungen, mit denen man sich gegenseitig auseinandersetzt – oder auch nicht. Hier sind die anthroposophischen Psychotherapeuten keinen Deut besser als andere Professionen.

W.W.: Ich kann mir vorstellen, daß man, wenn man immer mit den Schattenseiten der Menschen umgeht, auch selbst irgendwann einmal in eine persönliche Krise gestürzt wird bzw. an den Nullpunkt kommt. Ist Ihnen auch so etwas geschehen, und wie sind Sie damit umgegangen?

M. Treichler: Ich empfinde Krisen und Krankheiten nicht als Schattenseite des Menschen – eher Schattenseiten des Lebens. Im Schatten kommt man eher zu sich, in der Sonne kann man sich „verlieren". Aber Sie haben es anders gemeint. Psychische Probleme sind nicht ansteckend. Natürlich prägt uns unsere Arbeit. Daß wir im Laufe unserer Berufstätigkeit anders werden als andere Berufskollegen, ist ganz sicher. Aber natürlich wird ein Chirurg auch anders dadurch, daß er 20 Jahre Chirurg ist. Man läßt sich von seiner Berufstätigkeit prägen. Das bedeutet aber nicht, daß man dadurch krank wird.

Trotzdem brauchen wir, braucht jeder für sich selbst einen gesunden Lebensbereich, aus dem man wieder seine Kräfte schöpft und sich regeneriert. Diesen gesunden Lebensbereich brauche ich und pflege ich selbstverständlich.

W.W.: Wo liegen die persönlichen Kraftquellen Ihrer Arbeit?

M. Treichler: Das sind zum einen meine Familie und gute kollegiale Beziehungen, zum anderen die wissenschaftliche und literarische kreative Arbeit. Die Beschäftigung mit Kunst – und die neuen Aufgaben, die das Leben mir zutraut.

Adresse:
Filderklinik
Im Haberschlai 7
D-70794 Filderstadt
Tel.: 0711 / 7707–0

Abteilung für Psychosomatische Medizin
Ltd. Arzt: M. Treichler, Facharzt für Psychiatrie
Sekretariat: Frau Gayer, Frau Kühn
Tel.: 0711/ 7703–1071 Fax: 0711/ 7703–1075
E-Mail: psychosomatik@filderklinik.de

Anthroposophische Psychotherapie

Wolfgang Drescher*

Eine anthroposophische Psychotherapie, die sich mit Recht so nennen will, wird sich immer auf drei Säulen stützen:

Sie wird davon ausgehen, daß sich eine Seele innerhalb ihrer Biographie immer nur so weit entwickeln und entfalten kann, wie ihr der Körper/Leib dafür eine genügende Grundlage bildet. Allein schon körperliche Müdigkeit, Fieber, zuviel oder ungenügendes Essen, Drogen usw. wirken auf die Seele ein, aber auch andere, verborgenere körperliche Gegebenheiten beeinträchtigen oder beschränken sie in ihrem Lebenslauf.

Ein anthroposophischer Psychotherapeut wird deshalb als Arzt den Körper des Patienten mitbehandeln bzw. als nichtärztlicher Psychotherapeut die Zusammenarbeit mit Ärzten suchen, die eine entsprechende Behandlung durchführen können. Außerdem wird er mit dem Patienten daran arbeiten, daß dieser seine äußere Lebensgestaltung so verändern kann, daß er körperlich und deshalb auch seelisch gesünder leben kann.

Sie wird zum anderen davon ausgehen, daß die Biographie eines Menschen „nur" die äußere Seite bzw. der Niederschlag dessen ist, daß sich in diesem Menschen ein geistiges Wesen – ein Ich – inkarniert hat, weil es als Mensch etwas an sich und der Welt tun, gestalten oder verändern will. Die anthroposophische Psychotherapie wird deshalb danach suchen, nicht nur dem Körper oder der Seele, sondern vor allem diesem geistigen Wesen zu helfen, sich selbst, diesen eigentlichen Lebenswillen zu finden, d.h. ein Bewußtsein, vielleicht auch nur eine Ahnung davon zu entwickeln, daß dieses einzelne Leben einen ganz persönlichen, aber damit auch gleichzeitig einen ganz objektiven Sinn hat und daß der einzelne Mensch nur gesund und im Frieden mit sich und der Welt leben kann, wenn er wenigstens etwas von diesem Sinn, von diesem eigenen Willen gefunden hat und in seiner Biographie auch ausdrücken und verwirklichen kann.

Die anthroposophische Psychotherapie wird aber vor allem davon ausgehen, daß die Seele des Menschen der Schauplatz und der Begegnungsort dieser beiden gegensätzlichen Pole der menschlichen Wesenheit ist und daß

---

* **Wolfgang Drescher,** Dipl.-Sozialpädagoge, Ausbildung in Beziehungstherapie. Mitarbeit am Institut für anthroposophisch orientierte Psychotherapie. Ehe- und Lebensberater in freier Praxis: Michael-Therapeutikum, Buchschlag.

E-Mail: institut-sekretariat@anthroposophische-psychotherapie.de

sich hier die Kämpfe zwischen eigentlichem, inneren Willen (Ideal) und äußerer, auch körperlicher Möglichkeit abspielen. Sie weiß, daß ein Leben ohne diese inneren Konflikte nicht möglich ist, und wird so einerseits die Seele befähigen wollen, diesen Konflikten nicht auszuweichen, sondern sie verstehend zu ergreifen, und wird sich andererseits als mitmenschliche, mitfühlende Begleitung wissen, wenn es bei diesen inneren Kämpfen zu Krisen kommt, denen der Mensch allein nicht gewachsen ist. Sie weiß um das Geheimnis des Ich, das nur im „Stirb und Werde" sich finden kann, und wird so doch noch weiterwissen, auch wenn „man nichts mehr machen kann". Sie kann das deshalb, weil sie durch die Gewißheit des geistigen Seins den äußeren Tod und den Seelentod überwunden weiß und so dem Menschen helfen kann, ein freies und doch verantwortliches Leben zu führen.

Das Verstehen des Menschen öffnet Welten

Interview mit Henriette und Ad Dekkers

von Wolfgang Weirauch

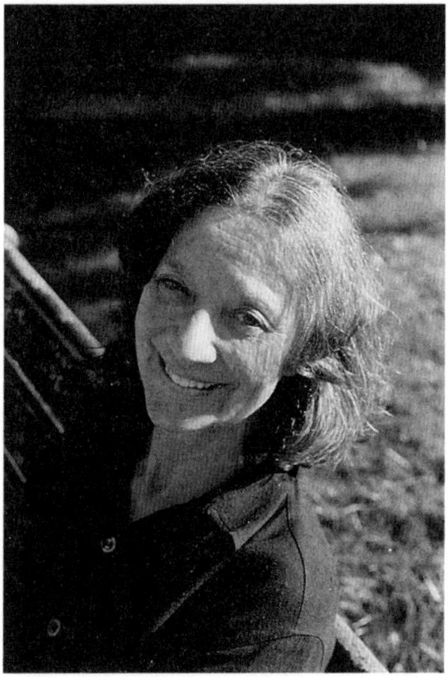

Henriette Dekkers-Appel, *geb. 1941. Klinische Dipl.-Psychologin. Praxis an einem anthroposophischen Therapeutikum. Erfahrung in der psychiatrischen Tagesbehandlung. In der holländischen Ausbildung für anthroposophisch fundierte Psychotherapie tätig. Ausbildungsaktivitäten im In- und Ausland. Ehemalige Juristin beim Justizministerium und in niederländischen Gefängnissen im Rahmen der Resozialisierung.*

Anthroposophisch-psychotherapeutische Fachliteratur (deutsche Sprache): D. Beck, H. Dekkers, U.S. Langerhorst: Borderline-Erkrankungen. (Stuttgart 1999). H. Dekkers-Appel, A. Dekkers, A.R. Meuss (Hg.): Psychotherapie und der Kampf um das Menschsein. Ansätze zu einer anthroposophischen Psychotherapie. (Dornach 2001)

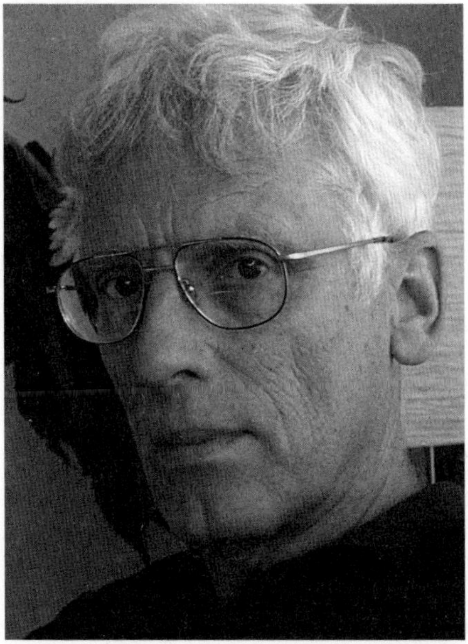

Ad Dekkers, *geb. 1942. Psychologe, Psychotherapeut. Privatpraxis; internationale Ausbildungsaktivitäten auf dem Gebiet der anthroposophischen Psychotherapie. Koordinator der niederländischen Ausbildung für anthroposophisch fundierte Psychotherapie. In der Psychiatrie tätig seit 1969. 1990–2003 Mitarbeiter der Bernard Lievegoed Klinik, Holland. Besonderes Interesse an psychotherapeutisch-methodischen Fragestellungen. Behandlungsspezialgebiet: Sektenopfer.*

In Deutsch erschienene Publikationen: Ad Dekkers: Ich bin, der ich war (Stuttgart 1999). H. Dekkers-Appel, A. Dekkers, A.R. Meuss (Hg.): Psychotherapie und der Kampf um das Menschsein. Ansätze zu einer anthroposophischen Psychotherapie (Dornach 2001).

E-Mail: dekkers.appel@planet.nl

Dort, wo es Menschen gibt, entstehen Konflikte. Konflikte entstehen zwischen den Menschen und in der jeweiligen Seele. Urgrund aller Konflikte ist die Unvollkommenheit der Seele.

Die menschliche Seele ist nicht per se gut, sie ist auch nicht als Ganzes böse, sondern in der menschlichen Seele leben gute und böse Kräfte, Schönheiten und Häßlichkeiten, Sternstunden der Menschheit und unvorstellbare Grausamkeiten.

Der Garten der menschlichen Seele ist vielgestaltig. Meist äußert sich diese Seele nicht in ihren extremen Ausschlägen, sondern ist vielleicht sogar eher stumpf, unbeeindruckt und passiv. Gerade in der heutigen Zeit durchlebt die menschliche Seele eine vehemente Krisensituation. Die Verantwortung, in der der Mensch heute gemeinhin steht – im Privatleben, im Beruf, im Zeitgeschehen –, ist enorm und für viele Menschen nur noch teilweise bewältigbar.

Deshalb nehmen die seelischen Krankheiten mehr und mehr zu. Seien es nun die Borderline-Störung, die multiple Persönlichkeitsstörung, Hyperaktivität, Angst- und Depressionserkrankungen als Zeitphänomen oder eine allgemeine Willensschwäche – alle diese Krankheiten zeigen uns, daß es nicht leicht ist, als Mensch seine Biographie zu bewältigen.

Henriette und Ad Dekkers kennen die menschliche Seele und ihre Krankheiten durch lebenslange Erfahrung und jahrzehntelange therapeutische Begleitung. Sie schildern in folgendem Interview ihre Erkenntnisse, die sie als anthroposophische Psychotherapeuten im Umgang mit der menschlichen Seele gemacht haben.

Wolfgang Weirauch: Worum geht es eigentlich bei der Psychotherapie?

Ad Dekkers: Wenn man die Psychotherapie verstehen will, muß man sich ihre Geschichte anschauen, denn hier hat sich in den letzten 100 Jahren viel verändert. Freud z.B. zeigte zu seiner Zeit noch einen gewissen Optimismus, daß man einen Menschen heilen kann, wenn man seine Störungen und Blockaden aufhebt, und daß im Grunde des Menschen eine gesunde Persönlichkeit lebt. Und die Psychotherapie galt als die Befreiung von diesen Blockaden. In der Zeit um den Zweiten Weltkrieg herum stellte sich aber heraus, daß die von Freud angenommene gesunde Struktur des Menschen eigentlich nicht mehr von vornherein vorhanden ist. Ungefähr ab dem Jahr 1937 – und nach dem Zweiten Weltkrieg hat sich dies noch verstärkt – hat man beim Menschen Ich-Störungen festgestellt. Das bedeutet, daß die Struktur des Menschen immer weniger dazu geeignet ist, seine Probleme zu lösen. Das ist eine neue Anforderung, der sich die Psychotherapie stellen muß.

W.W.: Was ist der Unterschied der anthroposophischen Psychotherapie gegenüber anderen Verfahren?

A. Dekkers: Die Grundlage der anthroposophischen Psychotherapie ist die Überzeugung, daß der Mensch aus Leib, Seele und Geist besteht und daß das Leben des Menschen u.a. dazu da ist, diese drei Bereiche in ein richtiges Verhältnis zueinander zu bringen. Man geht davon aus, daß sich der Mensch in verschiedenen Phasen entwickelt. Zunächst entwickelt sich der Leib, und auf diesen kann sich dann die sich entwickelnde Seele stützen. Im dritten Abschnitt seines Lebens hat der Mensch die Möglichkeit, sich mit seiner Seele bewußt dem Geist zu öffnen. Der Ausgangspunkt der anthroposophischen Psychotherapie ist also – allgemein gesprochen –, daß sich die Seele auf einen gesunden Leib stützt und sich aufgrund dieser Basis dem Lebensinteresse voll widmen kann und in dieser Aufgabe seine Erfüllung findet.

W.W.: Bezieht sich denn die Psychotherapie allein auf die menschliche Seele?

A. Dekkers: Nein, die Psychotherapie bezieht sich nicht ausschließlich auf die Seele. Denn die Seele ist eine Zugangspforte für den Leib und auch gegenüber dem Geist.

Krisen durch ungenügende Ich-Ausbildung

W.W.: Gibt es Ordnungsprinzipien für das vielfältige Seelenleben? Können Sie Empfindungsseele, Verstandesseele, Bewußtseinsseele kurz charakterisieren?

A. Dekkers: In der anthroposophischen Menschenkunde bezeichnet man das vierte Lebensjahrsiebt (21–28 Jahre) als die Zeit, in der sich die Empfindungsseele des Menschen entwickelt. Das ist eine Zeit, in der der Mensch hauptsächlich Erfahrungen sammelt. Es ist die Zeit, in der man eine tiefere Bekanntschaft mit den Vielfältigkeiten des Lebens macht und daraus seine Erfahrungen zieht. Noch während dieses Lebensjahrsiebts werden diese Erfahrungen gemüthaft beurteilt, und es kulminiert dann in einer gewissen Verantwortung für die Gestaltung des eigenen Lebens. Das ist etwa der Zeitpunkt des 28. Lebensjahres.

Im fünften Lebensjahrsiebt entwickelt sich die Verstandesseele, im sechsten Lebensjahrsiebt die Bewußtseinsseele. Die Bewußtseinsseele ist der Seelenbereich, in dem der Mensch die Erfahrung machen kann, daß er aus sich selbst heraus als Schöpfer tätig sein kann. Man tritt auch in eine tiefere Verantwortung gegenüber seinen eigenen inneren Erfahrungen und der Welt ein.

W.W.: In welchen Seelenbereichen treten die verschiedenen Komplikationen der heutigen Zeit vorwiegend auf?

Henriette Dekkers: Das Ich des Menschen meldet sich etwa mit dem 21. Lebensjahr und hat dann bestimmte Aspekte der eigenen Seele zur Verfügung. In der Empfindungsseele möchte das Ich eine Art Weltensucht entfalten. Die ersten Störungen treten auf, weil das Ich die Kräfte der Empfindungsseele oft nicht beherrschen kann. Denn die Seelenlage eines

Menschen, dessen Empfindungsseele ausufert, ist noch nicht genügend ausgebildet, damit sich ein Ich richtig entfalten kann. Ein weiteres Phänomen dieser Entwicklungsphase des Menschen ist die Weltflucht. Sie zeigt sich in vielen Problemen der heutigen Jugend, z.B. in allen Angsterscheinungen. Es wird auch immer schwerer, in der heutigen Zeit noch Ich-Erfahrungen zu machen. Es gibt kaum noch eine Möglichkeit, ein Abenteuer zu bestehen, allenfalls auf einer Gruppenfahrt in fremde Länder. Es ist für den heutigen Jugendlichen schwer, sich in der Welt gesundzustoßen und sein Ich auszubilden, seine eigene Aufgabe zu finden. Menschen, die bis zum 28. Lebensjahr keine genügenden Ich-Erfahrungen machen, geraten danach oft in eine Krise. Sie haben oft Schwierigkeiten, in die Welt einzusteigen und Verantwortung zu übernehmen.

Man muß dabei in Betracht ziehen, daß die Empfindungsseele sich auf den Astralleib und die Seelengeburt stützt, deren In-Erscheinung-Treten, etwa ab dem 13. Jahr, heutzutage überhaupt nicht unproblematisch ist. Die Seelengeburt findet aufgrund moderner oder mißbräuchlicher Verführungen oft verfrüht statt, sie kann aber auch gespalten in Erscheinung treten, einhergehend z.B. mit Intellektualisierung oder intensiver Sportleistung, sie kann sich destruktiv gegenüber der Kultur zeigen oder sich in Rückzugsgesten der Rauschszene zuwenden.

Die Moral als Grenze der Freiheit

W.W.: Kann sich das Ich überhaupt in der Empfindungsseele und in der Verstandesseele frei fühlen, oder ist dies nur in der Bewußtseinsseele möglich?

A. Dekkers: Es kann sich in der Empfindungsseele und der Verstandesseele frei fühlen, aber das ist eine andere Freiheit als die der Bewußtseinsseele. In der Empfindungsseele ist man frei in der eigenen Entfaltung. Aber wenn sich die Verstandesseele einschaltet, beginnt die Beschränkung der Empfindungsseele damit, daß man diese Freiheit der Entfaltung denkend bewertet. In der Entfaltung ist man also frei, in der Bewertung nicht, denn man muß sich der Wahrheit beugen. Man kann zwar auch in der Verstandesseele denkerisch frei gestalten, trotzdem kann man sich nicht alles erlauben, denn die Wahrheit ist immer der Gradmesser, mit dem die freie Gestaltung bewertet werden muß.

Die Freiheit der Bewußtseinsseele liegt in der Möglichkeit, alles selbstverantwortet tun zu können. Andererseits wird diese Freiheit dadurch beschränkt, daß das eigene Handeln unmenschlich wird, wenn man seine eigene Freiheit ohne Rücksicht auf andere auslebt. Die Grenze dieser Freiheit ist die Moral. Der Mensch, der die Freiheit in seiner Bewußtseinsseele entwickelt, erlebt also einen Zwiespalt zwischen den eigenen Entfaltungskräften und den selbstgesetzten Grenzen der eigenen Moral.

Erinnerungen werden leibbildend

W.W.: Welche Rolle spielen die Erinnerungen in der Denkart eines Menschen?

A. Dekkers: Zunächst muß man feststellen, daß die Erinnerungen erheblich vielfältiger sind, als man gewöhnlich meint. Zu einem Teil hat man sehr klar umrissene Erinnerungen, je mehr man aber in die Zeit der Jugend zurückgeht, desto unkonturierter werden die Erinnerungen. Oftmals sind es gar keine Erinnerungen mehr, da sie in die Gewohnheiten übergegangen sind. Insofern muß man nicht mehr auf seine Erinnerungen, sondern auf die eigenen Gewohnheiten schauen. Je weiter man in dem eigenen Leben zurückgeht, desto mehr kann man sagen, daß die Wahrnehmungen und Erlebnisse der frühen Jahre leibbildend geworden sind. Die Ausbildung der Leiblichkeit ist sozusagen eine erweiterte Erinnerung.

H. Dekkers: Darüber hinaus ist die Art und Weise, wie man denkt, auch karmisch zu betrachten. Die Art, wie man denkt und wie man sich erinnert, ist eine Angelegenheit des Temperaments, der Persönlichkeit und des Geistes. Die Möglichkeit jedoch, in diesem Leben die Denkfähigkeit ergreifen zu können, beruht zumindest auf der richtigen Ausbildung des Großhirns. Und hier treten heute viele Störungen auf, denn die Entwicklung des Großhirns ist entscheidend davon abhängig, ob die Fürsorge dem Kindesalter angemessen ist und welche Eindrücke man in den ersten fünf Jahren des Lebens aufnimmt.

W.W.: Wie kann man mit seinen Erinnerungen umgehen, um dadurch Aufschluß über die eigene Persönlichkeit zu bekommen?

A. Dekkers: Als erstes muß man seine Erinnerungen richtig verwalten. Man muß seine Erinnerungen strukturieren und in der Lage sein, sie in dem Moment aufzurufen, in dem man sie benötigt. Außerdem muß man zwischen wichtigen und unwichtigen Erinnerungen unterscheiden lernen. Die unwichtigen müssen beiseite geschoben, die wichtigen hervorgehoben werden.

Dann ist es wichtig, den Erinnerungen Leben einzuflößen, so daß man die wichtigen Erinnerungen so in sich aufwachen läßt, daß sie immer weniger Erinnerungen werden und immer mehr gegenwärtige Bedeutung erlangen. Dazu gehört, daß man wissen sollte, was man aus einer gewissen Periode erinnern sollte.

W.W.: Können Sie dazu mal ein Beispiel geben?

A. Dekkers: Etwa die ersten sieben Lebensjahre sind das Nachahmungsalter des Menschen, und man muß einfach wissen, daß man in dieser Zeit seine Umwelt nachgeahmt hat. Das gilt z.B. besonders für die Bewegungen der eigenen Eltern. Dabei geht es nicht um einmalige Bewegungen der Eltern, sondern um die Art ihrer Bewegung: z.B. wie sie Gegenstände angefaßt haben, wie sie einen selbst berührt, wie sie miteinander umgegangen oder wie sie sich durch die Landschaft bewegt haben. Wenn man das alles näher untersucht, stellt sich heraus, daß die Bewegungen der Eltern tief in einen selbst hineingegangen sind. Wenn man sich dessen bewußt wird, kann in einem ein Gefühl der Liebe dafür erwachen, was die Eltern für einen getan haben. Wenn man dagegen seine Erinnerungen nur faktisch in sich trägt, wird dieses Gefühl der Liebe den Eltern gegenüber kaum erwachen.

Das war ein Beispiel dafür, wie man ganz tiefe Erinnerungen hervorholen kann. Ähnlich kann man es mit anderen Erinnerungen tun, jedoch muß man immer wissen, zu welcher Periode des Lebens diese Erinnerungen gehören. Genauso muß man die Methode lernen, wie man diese Erinnerungen wieder ans Tageslicht befördert. Weiterhin muß man die Erinnerungen auf ihre Ichhaftigkeit hin untersuchen. Die eigentliche Frage dabei ist: Wie habe ich mich in die Welt begeben? Das ist einerseits eine Frage, die man anhand der Geschehnisse der Außenwelt beantworten kann, auf der anderen Seite ist es eine Frage der inneren Aktivität. Das bedeutet, daß man bei den eigenen Erinnerungen auch vor allem die ichhafte Seite suchen muß. Und an diesen ichhaften Erinnerungen kann man Freude haben, denn mit ihnen eröffnet sich ein Lebensschatz.

Das Eigenleben unbewältigter Erlebnisse

W.W.: Erleben Sie in Ihrer Therapie auch Menschen, deren Erinnerungen ein Eigenleben führen, deren Erinnerungen sie bedrängen?

H. Dekkers: Die Erinnerungen gehen in die Körperlichkeit, in das Gewohnheitsleben und in die Seele hinein. Sie bauen uns in allen Schichten unseres sinnlichen und übersinnlichen Leibes auf, und am Ende unseres Lebens ist dadurch die Welt zu unserem Selbst geworden. Aber Erinnerungen, die nicht von mir bewältigt worden sind, führen ein Eigenleben. Und sie können in jedem Moment, z.B. mitten auf der Straße, ausgelöst werden und das eigene Seelenleben belasten. Diese quasi unverdauten, fachlich gesprochen: unbewältigten Erinnerungen stellen neben der eigentlichen Biographie eine Art zweite Biographie dar. Das sind z.B. Erlebnisse, die ich nicht verstanden habe, oder Erlebnisse, die ich nicht ertragen habe. Diese unbewältigten Erlebnisse erzeugen bei dem betreffenden Menschen eine fortwährende Unruhe, erzeugen ein Vermeidungs- oder ein Fluchtverhalten. Durch das Fluchtverhalten entsteht beispielsweise eine ständige, aber ungesunde Wachheit bis zur Überalertheit, ein Lenken der Aufmerksamkeitskräfte auf die Umwelt oder auf bestimmte Gefühle, die man nicht hochkommen lassen möchte. Dadurch werden verschiedenste Ängste ausgelöst. In einer solchen Situation kommen die Menschen dann zu uns in die Therapie.

Lebenserfahrungen, die verdaut werden können, werden innerhalb dieser genannten Schichten integriert. Wie gesundmachende Kräfte wirken sie sowieso auf uns ein, und am Ende des Lebens bin ich zur Welt geworden, und die Welt ist zu mir geworden. Wenn ich aber etwas erlebe, was ich nicht verstehe, treibt es mich um. Es kann z.B. eine Beziehung zerbrechen, und ich verstehe nicht, warum. Das ist dann eine treibende und desorientierende Erinnerung. Es gibt auch andere Erinnerungen, die so kräftig in mich hineinschlagen, daß sie in mir fortwährende Unruhe erzeugen. Und das kann bis zu einem paranoiden Verhalten führen.

W.W.: Kann es so weit gehen, daß diese nicht aufgearbeiteten Erinnerungen das gesunde Seelenleben blockieren?

H. Dekkers: Ja. Ein ganz einfaches Beispiel: Stellen Sie sich vor, ein Mensch wurde in seiner Kindheit und im Jugendalter jeden Sonntag strengstens gezwungen, in die Kirche zu gehen. Vielleicht ist er im Erwachsenenalter aus der Kirche ausgetreten, aber trotzdem ist er jeden Sonntagmorgen zwanghaft bemüht, etwas anderes zu tun, z.B. zu wandern. Und immer, wenn er eine Kirche sieht, ist er irritiert.

Ein ernsteres Beispiel: Ein Mensch ist in seiner Jugend bei jeglichem Zeichen einer Schwäche oder fehlerhaftem Verhalten erniedrigt und bestraft worden. Diese negativen Erfahrungen bezüglich seiner Schwächen sind in den Gewohnheitsleib und in seine Seele eingedrungen, und die hat er komplett verdrängt. Wenn nun seine Frau oder seine Kinder Schwächen zeigen, dann wird er intolerant, aggressiv, wütend. Dann zeigt sich, wie tiefgreifend gestört sein Seelenleben in diesem Bereich funktioniert, während das Umfeld vielleicht oberflächlich urteilt, daß dieser Mensch kein Verständnis für Schwächen hat.

Ein ähnliches Beispiel: Ein ansonsten liebevoller Mensch erstarrt jedes Mal in abwertendem Spott und Zynismus, wenn seine Familienmitglieder kleinere oder ernstere körperliche Beschwerden zeigen. Über Jahre herrschte im Hause Angst vor Körperbeschwerden. Schließlich zeigte die wunde Seele des Menschen, wie er einst traumatische Erlebnisse in einem Krankenhaus gehabt hat. Er war Krankenpfleger für Kriegsverwundete und hat diese belastende Tätigkeit nie verarbeiten können.

Solche Verdrängungen muß man in der Therapie aufarbeiten, oft nachdem andere therapeutisch angemessene Wege die körperlich-ätherische Grundlage harmonisiert haben, so daß ein Mensch wieder gesunde Beziehungen zum Leben aufnehmen kann. Tatsächlich: Erinnerungen können das Seelenleben eines Menschen blockieren.

Schwache Erinnerungen – schwache Individualität

W.W.: Inwiefern hängen die Erinnerungen und die Fähigkeit zur Erinnerung mit der Identität, mit dem Ich des Menschen zusammen?

A. Dekkers: Es stellt sich immer wieder heraus, daß Menschen, die eine schwache Individualität haben, auch nur schwache Erinnerungen haben. Es besteht ein direktes Verhältnis zwischen der Anzahl und der Lebendigkeit der Erinnerungen und der Individualität. Es gibt Menschen, bei denen ganze Jahre wie ausgelöscht sind, von denen sie fast nichts mehr wissen. Und das geht immer mit einer Schwächung des Erlebens der eigenen Persönlichkeit einher.

W.W.: Wie hängen Erinnerungen mit dem aktuellen Seelenleben zusammen?

H. Dekkers: Das gegenwärtige Seelenleben fällt nicht immer mit den Erinnerungen zusammen. Wenn man ein Leben führt, das nicht mit dem übereinstimmt, was man eigentlich in seiner Biographie machen möchte, dann bringen die Erinnerungen eine Stimmung in das eigene Leben, das einem Unwohlsein gleicht.

A. Dekkers: In bezug auf die Erinnerungen sollte man noch auf etwas anderes achten: Zum einen hat man das Gefühl, nur dann richtig im Leben zu stehen, wenn man seine eigenen Erinnerungen hat, zum anderen gibt es Erinnerungen, die man nur durch andere Menschen hat. Das sind z.B. die Erinnerungen der Eltern, die mit ihren herangewachsenen Kindern über die Erlebnisse sprechen, die sie mit ihnen hatten, als diese noch klein waren. Dadurch bekommen auch die Kinder Erinnerungen an ihre Kindheit.

Wenn Erinnerungen die Wahrnehmung vernebeln

W.W.: Gibt es besondere Lebenssituationen, in denen Erinnerungen verstärkt in das Bewußtsein des Menschen treten?

A. Dekkers: Hierfür gibt es drei verschiedene Lebenssituationen. Erstens kann man auf ähnliche Lebenssituationen stoßen, so daß die Erinnerung durch die Ähnlichkeit des Erlebnisses hervorgerufen wird. Das können einerseits einmalige Erlebnisse sein, andererseits dauernd wiederkehrende: Beispielsweise werde ich jeden Samstag oder jedes Frühjahr an dies oder das erinnert. Zweitens kann die Erinnerung durch einen Schock tableauartig erscheinen. Wenn man z.B. mit dem Tod eines Freundes konfrontiert wird, kann man plötzlich alles das sehen, was man zusammen mit ihm erlebt hat. Eine dritte Form ist der Kontrollverlust, z.B. nachts. Wenn man nicht mit vollem Wachbewußtsein anwesend ist, können auch verschiedenste Erinnerungen in das Bewußtsein des Menschen treten.

H. Dekkers: Das geschieht nicht im Traum, sondern schon, wenn man sich in das Bett legt. Wenn man sich dann etwas gehen läßt, können Erinnerungen hochsteigen, die man eigentlich nicht haben möchte. Manchmal sind diese Erinnerungen so stark, daß man nicht mehr durch sie hindurchkommt und die Welt in ihrer Realität nicht mehr wahrnehmen kann. Die Welt- und Selbstwahrnehmungen sind dann getrübt. An so einem Punkt müssen wir in der Therapie ansetzen, damit man wieder sich selbst und die Welt realistisch wahrnehmen kann.

W.W.: Wie geht die Bewußtseinsseele mit den Erinnerungen um?

H. Dekkers: Sie pflegt die Erinnerungen ganz bewußt. Die Bewußtseinsseele bestätigt die Biographie und die Erinnerungen, indem sie sagt: Das ist mein Leben! Ich will diese Erlebnisse annehmen und mich nicht mit Beschuldigungsfragen aufhalten, nicht die Schuld bei anderen suchen. Wenn man das Schicksal annimmt, auch wenn es eine Zeitenschicksalslage ist, es bejaht, Erlebnisse und Erinnerungen zu seinem eigenen Leben macht, dann ist das eine Aktivität der Bewußtseinsseele.

Für die eigenen Taten einstehen

W.W.: Inwiefern beziehen Sie die Tatsache der wiederholten Erdenleben in Ihre Therapie mit ein? Oder ist dies überhaupt kein Thema?

H. Dekkers: Doch, aber die wiederholten Erdenleben sind nicht das erste Anliegen. In der Anthroposophie sind wir davon überzeugt, daß wir demjenigen, was wir in diesem Leben vollbringen, auch in der Zeit zwischen Tod und neuer Geburt begegnen, daß uns unsere Taten wieder von außen entgegenkommen. Deswegen ist eine Grundlage unserer Therapie, daß man auch für seine Taten einstehen muß. Man ist nicht nur Opfer, sondern auch Täter.

Die Menschen kommen nicht als unbeschriebenes Blatt zu uns, sondern bringen die Ergebnisse vieler Erlebnisse und auch viele Erinnerungen mit. Und unsere Aufgabe ist es, mit ihnen daraus etwas zu machen. Wir fragen dann z.B. die Menschen, welche Aufgabe sie selbst in ihrem Leben, ihren Erlebnissen und in ihren Erinnerungen sehen. Und wir fragen weiter, wie eine Umwandlung in die Zukunft möglich ist. Das ist unsere meistgepflegte Strategie.

Das Nachtodliche während des Lebens erüben

A. Dekkers: Wenn man die Reinkarnation ernst nimmt, bedeutet das, daß man eine tiefe und ernste Verpflichtung gegenüber dem jetzigen Leben hat. Dieses Leben muß man in allen Einzelheiten äußerst seriös nehmen. Weiterhin muß man dieses Leben als Vorbereitung für die nachtodliche Existenz und das nächste Leben nehmen. Und die Vorbereitung auf das Nachtodliche kann man in diesem Leben zielbewußt angehen. Gleich nach dem Tod gibt es etwa in den ersten drei Tagen den spontanen Lebensrückblick in einer Art Tableau, in welchem man jede Einzelheit seines Lebens schaut. Eine Vorbereitung auf dieses Lebenstableau übt man z.B., wenn man täglich einen Rückblick übt.

Eine weitere Phase im Nachtodlichen ist es, daß man sich in sein Gegenüber, in seinen Mitmenschen hineinlebt und in ihm dasjenige erlebt und erfährt, wofür man selbst im Leben die Ursachen gelegt hat. Auch diesen Zustand kann man bereits im Leben erüben, wenn man lernt, sich in seine Mitmenschen so hineinzuversetzen, daß man sich selbst mit ihren Augen sieht und erlebt. Hierfür gibt es auch in einem therapeutischen Rahmen verschiedene Möglichkeiten.

W.W.: Kann man denn bereits auch in diesem Leben durch solche Übungen anfängliche Erinnerungen an wiederholte Erdenleben bilden?

A. Dekkers: Mit diesem Thema kommt man in sehr heiße Diskussionen hinein. Es geht weniger darum zu wissen, wer man im letzten Leben war. Vielmehr sollte man erst einmal wissen, wer man in diesem Leben ist. Denn wenn man dieses nicht weiß, sind alle Spekulationen über die Identität im letzten Leben wenig produktiv.

Der Zeitgeist ändert auch die Psychotherapie

W.W.: Inwieweit ist die Psychotherapie vom Zeitgeist geprägt, bzw. wird sie auch durch den Zeitgeist verändert?

H. Dekkers: Sie ist absolut vom Zeitgeist geprägt und wird durch ihn verändert. Der Mensch möchte wissen, wer er ist, warum er hier auf der Erde ist und warum er leidet, und er will sein Leben in die Hand nehmen und möchte sich ändern. Daß der Mensch sich kennenlernen und verändern möchte, ist die bereits angesprochene Bewußtseinsseelen-Frage. Wie man diese Frage aufgreift, ist noch eine andere Sache. Auf jeden Fall wirkt die Beschäftigung damit bis hinein in die modernen psychoanalytischen Verfahren. Die heutigen Menschen erleben eine immer tiefere Verbundenheit mit Sinngebungsfragen, und man möchte wissen, was man mit den anderen Menschen zu tun hat.

Die Psychotherapie wird auf fünffache Weise vom Zeitgeist geprägt. Man erlebt heute eine breite therapeutische Hingabe – bis hin in wissenschaftliche Kreise der Trauma- und Streßforschung –, die sich mit der Wesensveranlagung des Menschen, mit seiner Individualität, dem Ursprung des Leidens und den daraus erwachsenden Schädigungen und Lebensaufgaben beschäftigt: durch die mittlerweile geläufige und spürbare therapeutische Achtung für Sinngebungsfragen des Patienten; durch die aktuelle therapeutische Aufgabe, die menschliche Problematik verschiedenster Völker und ihrer Glaubensbekenntnisse ernst zu nehmen; durch eine bewußt geführte menschen- und problemergreifende Grundhaltung dem Klienten bzw. Patienten gegenüber; und aus anthroposophischer Sicht kommt noch ein Wissen um die Christusfrage sowie das Auseinandersetzen mit der Schwellenproblematik hinzu.

W.W.: Können Sie diesen Zeitgeist darstellen? Was ist das Charakteristische des heutigen Zeitgeistes, und wie schlägt sich dieses in den verschiedenen Psychotherapieverfahren nieder?

H. Dekkers: Der Zeitgeist zeigt sich heute darin, daß der Mensch bis zum Geist vorstoßen möchte, daß er sich im Höchsten, aber auch im Tiefsten, in seinen Abgründen kennenlernen möchte. Der Mensch ist zum Höchsten, aber auch zum Abgründigsten imstande. Er hat beides, Gutes und Schlechtes, Kreatives und Destruktives, in sich. Noch vor einiger Zeit führte man die schlechten Eigenschaften auf die Außenwelt und die Erziehung zurück und glaubte, daß den Menschen selbst keine Schuld träfe. Die Verantwortung des Menschen für alle seine Taten schlägt sich auch in der Psychotherapie nieder.

Dann kommt heute hinzu, daß der Mensch seine Beziehung zum Engel, zum Erzengel und zum Zeitgeist erfahren möchte. Oft sind es Ground Zero-Krisen, oft sind es die kleinen Kinder, die einen dazu erwecken.

W.W.: Freud und Jung galten früher noch als die absoluten Autoritäten. Wie steht es heute um die Autorität des Psychotherapeuten? Hat man immer noch das Urvertrauen zu ihm wie vor einigen Jahrzehnten?

A. Dekkers: Nein. Das liegt daran, daß wir Menschen immer mehr in der Bewußtseinsseele leben. Und die Bewußtseinsseele möchte nur aus sich heraus, unabhängig von der Außenwelt und anderen Menschen, handeln.

Sie möchte aus sich heraus ihre Position in der Welt markieren. Man definiert sich unabhängig von der eigenen Vergangenheit, unabhängig von der eigenen Natur, unabhängig von seinen Mitmenschen. Man kann die anderen Menschen zwar nutzen, aber man nimmt nicht mehr selbstverständlich das von ihnen Gegebene entgegen. Deshalb schwindet die Autorität, denn man will alles selbst tun.

Und dieses Verhältnis der heutigen Menschen spiegelt sich auch in der Psychotherapie wider. Das bedeutet, daß man in einer Therapie nur schaut, ob sie einem nützt oder ob sie in den eigenen Lebensplan paßt. Die Autorität gilt so gut wie nichts mehr. Man lebt dann natürlich sehr selbstbezogen. Und wenn es nicht in den eigenen Lebensplan paßt, was einem ein Therapeut erzählt, dann wechselt man ihn und geht zu einem anderen. Man ordnet sich also nicht mehr einer Autorität unter, sondern sucht sich die Autorität nach dem, was man selbst will. Als Psychotherapeut kann man dabei manchmal das Gefühl bekommen, daß man überflüssig ist.

H. Dekkers: Wenn es gut läuft, dann geht man zu einem Therapeuten, weil man möchte, daß einem jemand zuhört. Und in diesem Hören kann man sich selbst wiedererkennen. In dem nachfolgenden Prozeß kann man im Gespräch gemeinsame Lösungen finden. Die Menschen warten heute geradezu darauf, daß sich „zwei in seinem Namen" im Gespräch wiederfinden. Deshalb ist es unsere Aufgabe, daß in einem solchen Gespräch etwas einleuchtet. Das ist die Aufgabe der Psychotherapie im allgemeinen und der anthroposophischen Psychotherapie im besonderen. Der Psychotherapeut muß lernen zu erkennen, was der Mensch eigentlich fragen möchte und wo seine Probleme stecken. Wenn man etwas nicht versteht, muß man nachfragen, um sich so langsam an das Wesen des Menschen und seine Probleme heranzutasten. Dadurch erwacht man für das Wesen des Menschen.

Von den eigenen Eltern abheben

W.W.: Wie stark spielt bei den heutigen Problemen die Generationenfrage mit hinein? Haben die jetzt lebenden Generationen das von den vorangegangenen Generationen bekommen, was sie brauchen?

A. Dekkers: Um diese Frage beantworten zu können, muß man sich die menschliche Entwicklung anschauen. In den ersten 14 Jahren eines menschlichen Lebens steht der Mensch noch in dem Erbstrom seiner Eltern drinnen. Mit 14 Jahren wird der Astralleib frei, und man entwickelt sich langsam zu seinem Ich. Astralleib und Ich sind rein persönlich und unabhängig von den Eltern. Eine Urerfahrung in der Pubertät ist: Meine Eltern sind nicht meine Eltern! Diese oft auch unbewußt erlebte Abgrenzung von den

Eltern drückt das Wesen der Pubertät und des Astralleibes aus. Das bedeutet, daß man sich als neuer Mensch von dem abhebt, was die Eltern einem bieten können. Das ist eine neue Entwicklung, die vor einigen 100 Jahren noch nicht in der Weise aufgetreten ist. In früheren Zeiten lebte man auch noch nach der Pubertät im Erbstrom der Eltern mit bzw. in den Verbänden der Familie. Die Jugendlichen von heute haben immer mehr das Gefühl, daß ihnen die Eltern nicht mehr alles das geben können, was sie brauchen.

W.W.: Welche Defizite entstehen bei den Jugendlichen dadurch, daß die Eltern ihnen nicht mehr alles mitgeben können oder wollen?

H. Dekkers: Ein offenkundiges Beispiel ist, daß die Eltern nicht ansatzweise so schnell mit einer neuen Technik umgehen können wie die Jugendlichen. Das können die Kinder und Jugendlichen viel besser. Darüber hinaus sind die Eltern oft keine Ansprechpartner in den Beziehungsfragen der Jugendlichen: Ob man mit jemandem länger zusammenbleiben soll oder sich wieder trennt, ob man Kinder in die Welt setzen möchte oder nicht usw. In diesen Fragen gibt die ältere Generation der Jugend oft keine zufriedenstellenden Antworten. Auch in Fragen der Selbsterziehung und mit den Problemen der Globalisierung stehen die Jugendlichen oft allein ohne elterlichen Ansprechpartner da.

A. Dekkers: Zumindest geben die Erwachsenen oftmals keine gelebten Antworten.

H. Dekkers: Auch die Beziehungen zwischen den Menschen, bis hin zu jeglicher Form der Partnerschaft, werden quasi globalisierter und immer internationaler. Das gab es noch vor Jahrzehnten nur sehr selten.

Auch das Böse ist im Menschen

W.W.: Mit welchen konkreten Fällen haben Sie zu tun, mit welchen konkreten Problemen kommen die Menschen zu Ihnen in die Praxis?

H. Dekkers: Es sind vor allem Identitätsprobleme. – Um etwa das Jahr 1933 ist in Europa die Angst eingezogen, und das menschliche Feindbild ist europaweit vorgestoßen und nicht wieder gelöscht worden. Es walteten seelenüberwältigende Geschehnisse, Geheimnisse, Lügen, und jegliches gesunde Urteilen wurde beeinträchtigt. Kurzgefaßt kann man sagen: Seelisch wurde Europa kollektiv traumatisiert, und eine Fülle von u.a. psychologischen Folgen traten ein. Wie bei Traumata haben die Menschen dies an ihre Kinder weitergegeben, und das hat bei den Kindern manchmal eine Scheinpersönlichkeitstendenz hervorgerufen, eine Spaltung von Gut und Böse im Äußeren und in ihrem Inneren. Diese zweite Generation durfte oftmals keine Fragen stellen und mußte sich zwangsweise mit dem sogenannten Guten identifizieren, obwohl sie spürten, daß auch das Böse irgendwo, vielleicht in ihnen sich befindet. Später, ab etwa der dritten Generation, trat eine grundlegende innere Spaltungstendenz hervor. Und wo diese Tendenz die Persönlichkeit durchzieht und pathologisch wird, entsteht vor allem auch das Borderline-Syndrom.

W.W.: Meinten Sie mit dem Jahr 1933 das politische System, vor allem durch die deutschen Nazis, oder dachten Sie dabei an etwas anderes?

H. Dekkers: Es wird einerseits in der politischen Situation sichtbar, andererseits meldet sich meines Erachtens eine allgemeine Menschheitssituation. – Und wenn man das Ganze unter dem Blickwinkel der Schwellenproblematik betrachtet, mitsamt dem damals bevorstehenden Anfang der Auseinandersetzung mit den Hütern der Schwelle, mit den Widersachern, kann man bei den heute lebenden Menschen oft Symptome größter Angst feststellen, Angst zu versagen, oder aber die vollkommen niederschmetternde Empfindung, daß man wertlos, häßlich oder gar ekelhaft sei. Menschen, die zu uns kommen, haben oft jeglichen inneren Halt verloren, erleben sich innerlich als unwahr, erleben ihre Spaltung bis zur Bodenlosigkeit, fühlen sich zunehmend anfällig für die verschiedensten Einflüsse der Umwelt und sehen sich ihnen nicht gewachsen. Wenn man dieses Leiden nicht nur unter dem Aspekt der Erziehung beurteilt, sondern unter dem Aspekt der Selbstbegegnung mit dem eigenen Inneren, auch mit dem Bösen, also mit dem kleinen Hüter der Schwelle, dann geht es hierbei nicht nur um eine bloße Vergangenheitsbewältigung, sondern vielmehr um Fragen der Selbsterziehung.

W.W.: Können Sie noch weitere Symptome nennen, mit denen die Menschen zu Ihnen kommen?

H. Dekkers: Wie schon angesprochen, sind es oft Fragen der Bewußtseinsseele, also der eigenen bewußten Lebensführung, die man nicht mehr bewältigt. Dabei geht es bei Erwachsenen z.B. nicht nur um Fragen der Kindererziehung, sondern ganz existentiell, ob man eine Abtreibung vornehmen soll, ob man bei Krebs eine Chemotherapie durchführen soll, bis hin zu Fragen nach Leben oder Sterben und nach dem eigenen Selbst: Wer bin ich? Gibt es eine übersinnliche Welt oder nicht? Wie betreibe ich Selbsterziehung? Und weil die Menschen mit diesen Fragen erst anfangen umzugehen, leiden sie an ihrer Einsamkeit, haben Angst vor sich selbst, vor ihren Mitmenschen, haben Angst vor der Umwelt, haben Angst, nicht verstanden zu werden bzw. andere nicht verstehen zu können, und wissen nicht, wie sie mit ihren eigenen Unzulänglichkeiten umgehen können.

Man kann die Symptomatik der heutigen Menschen, speziell der Jugendlichen, auch unter dem Blickwinkel der Erziehungsfolgen einer Übergangsphase zwischen einer Verstandesseelen-Lebensführung und einer Bewußtseinsseelen-Lebensführung betrachten. Das Alte wirkt nicht mehr, das Neue ist noch ungenügend fruchtbar vorhanden. Die Jugendlichen leiden daran, daß die Eltern sie nicht verstanden haben und daß man ihnen keine Ideale vermittelt hat, keine Wege ihrer Durchführung gezeigt hat. Sie fühlen sich letztendlich „vaterlos" erzogen, sowohl physisch wie auch seelisch-geistig. Oder es kommt vor, daß die Eltern ihre Lebensführung in eine emotional komplizierte Patchwork-Familie hineinorganisiert haben, in der die Kinder und Jugendlichen keine Wurzeln finden und sich ständig verlaufen. Und schließlich meldet sich unter diesem Blickwinkel die Kernproblematik: Menschen zeigen Ängste bis hin zu Panikattacken, weil sie unter Bezugsverlust oder Bindungsangst leiden – mit sich selbst, mit den Mitmenschen und in bezug auf eine geistige Orientierung.

Fremden das Intimste erzählen

Letztlich und allgemein kann man sagen, daß die Psychotherapie eine Angelegenheit der Bewußtseinsseelen-Phase ist. Denn wer würde sich freiwillig aus seinem Stammverband loslösen, wenn dort alles in Ordnung wäre, um sich total fremden Leuten ganz hinzugeben, ihnen das Intimste und alle Krisenmomente zu offenbaren, und sich darüber hinaus noch auf sie verlassen?

Desweiteren erleben wir – gerade bei den heutigen Jugendlichen – eine fulminante Willensdesorientierung bis zur Willensschwäche. Und diese Willensschwäche entsteht durch das schon Angesprochene: daß man etwas anderes als die Eltern oder die Gesellschaft will, daß keine Wege erprobt oder geübt werden konnten und können, daraus folgend, daß man einen inneren Kampf austrägt und letztendlich mit dieser Diskrepanz nicht fertig wird. Die Defizite in der Erziehung – im weitesten gesellschaftlichen Sinne –, die sich letztendlich in Willensschwächen äußern, sind unglaublich groß.

Am Abgrund, bevor man zu leben beginnt

A. Dekkers: Zusammenfassend kann man sagen, daß die Menschen heute im Grunde mit nur einer Frage leben: Wie kann ich überhaupt leben, wie kann ich überhaupt mit dem Leben zurechtkommen? Und sie spüren, daß sie schon aufhören zu leben, bevor sie überhaupt angefangen haben. Sie haben das Empfinden, überhaupt nicht mit einer Selbstentwicklung begonnen zu haben, und stehen damit innerlich bereits vor einem Abgrund.

W.W.: Woraus resultiert diese besondere Willensschwäche?

H. Dekkers: Man wird erzogen – eintrainiert, sagt Steiner – in die Zielsetzungen der Erwachsenen, der Schule und der gesamten Umwelt und erlebt die Notwendigkeit, diese Zielsetzungen bzw. Lebensorientierungen zu übernehmen. Man findet eine vorprogrammierte Ausbildung, ein vorprogrammiertes Berufs- und Lebensziel vor. Aber in diesen vorprogrammierten Strukturen finden sich die Jugendlichen von heute nicht mehr. Daraus entstehen Enttäuschungen und letztendlich die Willensdesorientierung und die Schwäche, sein eigenes Leben zu ergreifen bzw. etwas Neues in die Welt zu stellen.

Im Elternhaus, in der Schule oder in den Medien wird den Jugendlichen oft klar gesagt, was für sie gut sei. Ihnen werden Lebensziele vorgegeben. Aber die Jugendlichen empfinden, daß diese vorprogrammierten Ziele für sie manchmal in die Irre führen.

„Ich schlage meine Kinder"

W.W.: War das nicht immer so zwischen den verschiedenen Generationen?

H. Dekkers: Vielleicht innerhalb der letzten 100 Jahre. Aber es wird immer bewußter erlebt.

Häufig erlebe ich auch jüngere Menschen, die eigentlich starke Persönlichkeiten haben, aber einen schwachen physischen Leib und einen schwachen Ätherleib aus ihrem Erbstrom mitbekommen haben. Die Persönlichkeit erweist sich als stark, der Gewohnheitsleib jedoch treibt die alte Sache weiter, indem sie verzweifelt darstellen: „Ich schlage meine Kinder. Ich schreie sie an. Bitte, bitte, ich will mich ändern, aber ich weiß nicht wie." Oft wiederholen sie damit genau das, was sie in ihrem eigenen Elternhaus erlebt haben. Und sie wollen es nicht wiederholen, können es aber nicht anders.

W.W.: Was drückt sich in den Beziehungsproblemen der Menschen heute aus?

H. Dekkers: Daß man nicht mehr weiß, wer der andere Mensch ist. Man weiß nach einiger Zeit nicht mehr, wer derjenige ist, mit dem man verheiratet ist, und man weiß nicht, was ihn oder sie innerlich bewegt. Und diese Anstrengung, den Partner zu verstehen, muß man lernen zu erbringen. Nur wenn eine Beziehungsarbeit auf dieser Basis steht, wird sie fruchtbar. Es muß der Wille da sein, den anderen Menschen zu verstehen, sonst rutscht man ab.

W.W.: Können Sie anhand eines Beispiels erklären, wie Sie in Ihrer Psychotherapie vorgehen, wenn ein Patient neu zu Ihnen kommt?

H. Dekkers: Ich denke jetzt an eine 33jährige Frau, sie ist Altenpflegerin und Tochter eines Gasthof-Besitzers. Sie sprach darüber, daß sie unruhig ist, unzufrieden und sich selbst ablehnte, bis hin zum Wunsch der Selbstvernichtung. Sie hatte in der Therapie entdeckt, wie sie im Gasthaus ihrer Eltern immer äußerlich tipptopp in Ordnung sein mußte, daß sie spätestens ab dem dritten Lebensjahr ein makelloses Kind sein mußte. Sie war eigentlich da, um die Eltern zu vergegenwärtigen. Tiefste Abscheu sich selbst gegenüber empfand sie als Erwachsene, wenn sie mangelhaftes Verhalten an sich erfuhr. Als sie sich im späteren Leben dieser Problematik bewußt wurde, war sie tieftraurig darüber, daß sie sich selbst ganz neu kennenlernen mußte und – bildlich gesprochen – in einen neuen ruhigen Leib einziehen mußte. Dann bekam sie zwei Kinder.

Jahre später war sie wieder bei uns in der Praxis und sagte: „Ich schreie meine Kinder an, ich schlage sie. Dann weine ich und bin in voller Verwirrung und sage zu meinen Kindern, daß ich alles falsch gemacht habe und eine schreckliche Mutter bin. Ich bin eine gewalttätige Mutter. Genauso bin ich erzogen worden. Aber ich will nicht so sein, kann es aber nicht unter Kontrolle halten."

Wir sind dieses Problem ganz leise und anfänglich angegangen und haben als allererstes die Schuldfrage beiseite geschoben. Wir haben konstatiert, daß ein – aus den Kräften des Gewohnheitsleibes hervorgehendes – zwanghaftes Wiederholen der Situation aus dem Elternhaus bei ihr vorliegt, sind dieses Problem didaktisch-methodisch angegangen und haben schließlich auch noch ihren Mann miteinbezogen. Er selbst erzählte, wie er fast gelähmt war, wenn seine Frau die eigenen Kinder anschrie und schlug. Aber durch unsere gemeinsame Arbeit haben wir es erreicht, daß beide in eine neue Phase ihres Lebens eingetreten sind.

W.W.: Gibt es bei den Erkrankungen der Menschen signifikante Veränderungen in den letzten Jahrzehnten?

H. Dekkers: Vor allem gibt es eine Zunahme von Angststörungen und Depressionen, auch eine erhebliche Zunahme von Selbstverletzungen. Und die Identitätsstörungen werden immer größer.

Die Borderline-Störung

W.W.: Was ist eigentlich die Borderline-Störung?

H. Dekkers: Die Borderline-Störung wird auch gerade bei denjenigen Menschen festgestellt, die sich selbst verletzen. Zum einen können diese Menschen nicht aus sich heraus, sind in sich gefangen. Auf der anderen Seite leben sie außer sich, streben Idealen nach und erleben, daß die Welt eigentlich ganz anders sein müßte. Die Welt und die Mitmenschen, schließlich auch sie selbst, sind enttäuschend und hätten aus ihrer Sicht besser sein müssen. Eigentlich sind sie mit ihrer Seele und ihrem Geist nicht in ihre eigene Körperlichkeit eingezogen, haben sie vernachlässigt, mitunter sogar verletzt. Ihre Leiblichkeit ist nicht zu einer Wohnung ihrer Geistseele geworden. Solche Menschen verneinen also ihren eigenen Körper und auch die Welt, und auf der anderen Seite verlangen und erwarten sie, daß die Welt anders sein müßte. Grundsätzlich leben sie also in einer großen Enttäuschung.

W.W.: Stimmt es eigentlich, daß diese Menschen in ihrer Kindheit zuerst sprechen und dann gehen gelernt haben?

H. Dekkers: Wenn Erinnerungen vorliegen: oft ja. Eigentlich ist das Sprechen eine Fähigkeit, die erst nach dem Gehen erworben werden soll. Zuerst wird die gesamte Bewegungsmotorik ausgebildet, und dann erst wird die feinere Motorik des Sprechens entwickelt. Das Sprechen ist eine auf die Erde gekommene seelische Tätigkeit. Das Sprechen dringt in die Außenwelt. Wenn das Kind aber vor der Ausbildung der Fähigkeit des Gehens schon spricht, lebt es noch in der Ideenwelt der Menschheit bzw. der geistigen Welt. Diejenigen, die ein solches Kind wahrnehmen, glauben dann, daß es ungeheuer weise spreche. Aber das sind keine eigenen Gedanken, sondern ausformulierte allgemeine Gedankengebäude. Der Ätherleib solcher Menschen bleibt auch im späteren Lebensalter oft außerleiblich tätig. Die Fähigkeit des Gehens wird nicht richtig durch-icht, und es entwikkeln sich – bildlich gesprochen – schwankende Menschen.

Traumata

W.W.: Was ist ein Trauma, eine traumatische Verletzung?

H. Dekkers: Ein Trauma ist eine Verwundung. Ein Trauma ist ein Ereignis bzw. ein existentiell notwendiges, aber ausbleibendes Ereignis, wie z.B. bei der Verwahrlosung, wodurch die gesunde Entwicklung eines Menschen befristet oder auf längere Dauer gestört, geschädigt oder gar gehemmt wird und wobei sich die menschlichen Wesensglieder auf unregelmäßige Art bis hin zur Erkrankung zueinander verhalten. Traumata können durch chronische Gewalt, durch Vernachlässigung, akute Schocks, durch das Sterben von wichtigen Bezugspersonen und Angehörigen oder durch Kriegsereignisse ausgelöst werden. Ausschlaggebend ist, in welchem Jahrsiebt ein akutes oder ein chronisches Trauma erlitten worden ist. Traumatische Erlebnisse im ersten Lebensjahrsiebt, dem leibbildenden Jahrsiebt, untergraben das Grundvertrauen zu sich selbst und zu den Mitmenschen, und dieses mangelnde Vertrauen, namentlich zu den nächsten Bezugspartnern, macht sich etwa ab dem 35. Lebensjahr erschütternd bemerkbar, d.h. wenn man sich als Bewußtseinsseelenmensch auf den eigenen Boden stellen soll und Angst bekommt, daß man in eine bodenlose Tiefe stürzt. Obwohl diese Tiefe allgemein auch ein Grunderlebnis der Zeit der Bewußtseinsseele sein kann, taucht bei früh Traumatisierten die Frage des Muts nicht sofort als Thema auf, sondern das Erlebnis wird von existenzbedrohender Panik begleitet und überdeckt.

Traumatisierende Ereignisse im zweiten Lebensjahrsiebt prägen den Ätherleib, der dann oft zu früh astralisiert wird. Das astralische Bewußtsein wacht bei diesen Kindern zu früh auf und wächst sich bis zur Überwachsamkeit aus, und diese überbewußte Lebensführung wird ihnen zur Gewohnheit. – Im dritten Lebensjahrsiebt erlittene Traumatisierungen schüchtern die karmische Freude ein.

Die Psychotherapie trägt diesen unterschiedlichen Wesensgliedern bei der Traumabehandlung Rechnung, die oft mit anderen anthroposophisch-medizinischen Maßnahmen einhergeht.

A. Dekkers: Die neuesten Auffassungen über Traumata sehen ein Trauma nicht nur als ein einmaliges punktuales Geschehen, sondern daß es auch chronische, unauffällige, im Alltagsleben eingebettete Ursachen dafür gibt.

W.W.: Wie geht man vor, wenn man eine traumatische Erinnerung bewußt aufarbeiten will?

H. Dekkers: Man schätzt immer ab, ob dafür eine genügende Tragkraft vorhanden ist. Wenn diese nicht vorhanden ist, arbeiten wir zuerst so, daß wir feststellen, daß etwas geschehen ist, und bringen dieses Ereignis auf die Ebene des Denkens. Die Denkebene hat die Fähigkeit des Erleuchtens. Mit dem Licht können die Geschehnisse angeschaut werden. In einem weiteren Schritt arbeitet man nicht mehr an der Vergangenheit, sondern fragt, wie das Trauma jetzt noch wirkt. Meist können die Patienten das selbst spüren, indem sie z.B. unfähig sind, eine Beziehung aufrechtzuerhalten, oder sie haben immer noch Ängste, wenn sie den eigenen Eltern begegnen, oder sie haben Ängste, Kinder zu bekommen oder berührt zu werden. Gegen diese aktuellen Ängste kann man etwas tun. Aber das braucht Zeit, Übung und Liebe zum eigenen Hier und Jetzt. Darüber hinaus gibt es aus der Anthroposophie hervorgehende Therapieformen, die die ätherisch-leibliche Grundlage stärken und ins Fließen bringen, wie Medikationen, Einreibungen, Aufbaumassage, Heileurythmie, Sprach- und Kunsttherapieformen.

Wenn man auf diese Weise genügend Kraft und Sicherheit erworben hat, kommen die Stimmungs-, Gefühls- und oft Bild-Erinnerungen an das traumatische Geschehen von alleine hoch. Man sieht, wie einen die Traumata im gegenwärtigen Sein belastet haben, und kann nun in einem nächsten Schritt beschließen, eine Verhaltensänderung durchzuführen. Durch diesen Schritt wird man sich innerlich so kräftigen, daß man die traumatische Störung als Wunde verinnerlicht und damit deren störende Eigentätigkeit paralysiert.

Wenn Opfer zu Täter werden

W.W.: Wie stellt man sich beim Trauma – z.B. durch Mißbrauch ausgelöst – zu der Schuld des anderen? Soll das mißbrauchte Opfer, das unter diesem Trauma leidet, vergeben?

H. Dekkers: Wenn ich in der Therapie über diese Bereiche spreche, beginne ich, über die Mission des Zorns zu sprechen. Der Zorn hat die Aufgabe, das Ich in der Empfindungsseele aufzurufen. Zweitens ist der Zorn dafür da, daß man zu dem, was nicht hätte geschehen sollen, einen Standpunkt findet. Und dieser Standpunkt besagt, daß das entsprechende Ereignis nie hätte geschehen sollen, gleich wer es gemacht hat. Dadurch objektiviert man das Ereignis. Denn bei Mißbrauchsfällen haben die Menschen immer ein ängstlich beklemmendes Schuldgefühl, die Täter oder die eigenen Eltern anzuklagen.

A. Dekkers: Die Schuldfrage ist eine sehr komplizierte Angelegenheit. Es gibt Opfer und Täter, und beide haben ihre eigenen Aufgaben. Das Opfer muß in irgendeiner Weise überwinden, was ihm angetan worden ist. Nur dann gibt es eine Möglichkeit der Vergebung. Für das Opfer bedeutet das eine große Überwindung. Für den Täter ist es dagegen eine moralische Frage, er muß das eigene Tun hinterfragen. Jeder von beiden macht seine eigenen Prozesse durch, die aber keineswegs immer miteinander harmonieren oder aufeinander zukommen. Wenn Täter und Opfer aufeinander zugehen, ist das sehr fruchtbar, aber meistens wird das nicht der Fall sein. Ist man z.B. das Opfer einer Vergewaltigung und kennt den Täter nicht, muß das Opfer diese Tat innerlich überwinden, während der Täter an einem anderen Ort seine eigenen Prozesse durchmacht. Beide haben also ihre individuellen Aufgaben.

Leider ist das ganze Geschehen oft noch viel komplizierter. Denn das Opfer ist oft nicht nur Opfer, sondern zeigt leider auch nicht selten die Neigung, selbst zum Täter zu werden, also das, was ihm selbst angetan worden ist, wiederum anderen zuzufügen. Dabei sieht man lediglich die eigene Opferseite, nicht aber, daß man längst zum Täter geworden ist. Die Einsicht, daß man nun selbst zum Täter geworden ist, ist meist tief erschütternd. Wenn man aber erkennt, daß man selbst zum Täter geworden ist, setzt oft Einsicht und Änderung ein.

H. Dekkers: Wenn man sich vergegenwärtigt, daß einem etwas angetan worden ist und man selbst zum Täter geworden ist, kann man zwar subjektiv diese Schuld verarbeiten, aber gleichzeitig erkennen, daß die objektive Weltenschuld bestehen bleibt. Subjektive und objektive Schuld sind zwei verschiedene Bereiche.

Wenn das Opfer alles das aufarbeitet, was ihm angetan worden ist, dann kann es in das Stadium des Verzeihens eintreten und sich mit dem Täter beschäftigen. Manchmal entsteht dann so etwas wie Mitleid mit dem Täter, wenn das Opfer erkennt, daß auch der Täter einst Opfer war und viel gelitten hat. Dadurch wird dem Täter etwas von seiner Täterschaft genommen.

Depression als Herausforderung der Moderne

W.W.: Sind die immer stärker auftretenden Depressionen ein Zeitphänomen?

H. Dekkers: Ja. Rudolf Steiner macht darauf aufmerksam, daß eine bloß materialistische Lebensführung, die nur an das Haben, Genießen und Gelingen denkt, keine geistigen Spuren auf der Erde hinterläßt, so daß man sich bei einer weiteren Inkarnation nicht mehr erkennen kann. Man kann sozusagen seine durch den Tod unterbrochene Aufgabe nicht mehr weiterentwickeln. Steiner spricht auch darüber, daß sich die Depressionen in der Zukunft epidemisch ausbreiten werden. – Für die Psychotherapie ist dies eine Ermutigung, sogar eine moralische Aufgabe, die Depression als eine Herausforderung an den menschlichen Geist und den Willen zu behandeln. Gerade im fortgeschrittenen Lebensalter sollte der Mensch bzw. der Patient ein Wissen darüber bekommen, daß er seine individuellen Spuren in die Erde schreibt.

Hyperaktivität

W.W.: Woraus resultiert das Phänomen der Hyperaktivität vieler Kinder?

H. Dekkers: Was ist Ruhe? Ist Ruhe nicht das Pendelnkönnen zwischen Aufwachen und Einschlafen, das Pendelnkönnen zwischen Welt und leiblicher Grundlage? Ist das nicht ein Grundprinzip eines gesunden Äther- oder Lebensleibes? Das bringt uns sofort in die neue Zeit, in der sich diesbezüglich zwei Tendenzen bemerkbar machen. Eine Tendenz ist eine geistige Entwicklung, indem der Ätherleib sich allmählich loslöst vom physischen Leib. Das bewirkt, daß der Mensch einen Denkraum hat, aber auch mitfühlen kann und überhaupt empfindsamer wird. Die andere Tendenz ist die allgegenwärtige Überreizung in der modernen Zeit, die ein Kind daran hindert, sich regelmäßig zu inkarnieren. Die Hyperaktivität der Kinder entsteht dann dadurch, daß sie nicht richtig in ihre Inkarnation einsteigen können. Bei allen Betreffenden besteht darüber eine große Unruhe. Die Eltern sind unruhig und wissen nicht, was sie in der Erziehung mit den Kindern anfangen sollen, und sie fühlen sich oft schuldig, ihnen zu wenig gegeben zu haben. Die Kinder dagegen sind nicht imstande, sich mit ihrer Körperlichkeit voll und ganz zu verbinden, in sich zu ruhen bzw. sich ein ruhiges Umfeld zu schaffen. Mit dem unruhigen Umfeld spreche ich keineswegs nur die Medien an, sondern die allgemeine Unruhe der heutigen Seelenmenschen, die mit dazu beiträgt, daß diese Kinder nicht in Ruhe in ihren Körper einsteigen können.

Multiple Persönlichkeitsstörung

W.W.: Was ist die multiple Persönlichkeitsstörung? Woraus resultiert sie?

H. Dekkers: Wenn es in den körperbildenden frühen Jahren einschneidende traumatische Erlebnisse gibt, dann kann die sich entwickelnde, noch zarte Seele dieses Ereignis nicht verkraften. Daraus entstehen separate Erlebnisbilder. Im Körperlichen und im Seelischen entstehen dann mehrfache Spaltungen zwischen gutem und schlechtem Vater, zwischen guten und schlechten Eltern usw. Und diese Spaltungen können sich gerade aufgrund der Tätigkeit des Ätherleibes vervielfältigen. Daraus entstehen Seelenteile, die man nicht kennt, und es entstehen Teile, von denen man nicht einmal wissen will, daß es sie gibt. Das alles sind keine bewußten ichgeführten Seelenbereiche. Solche Zustände können jahrelang anhalten. Therapie über den Gefühlsbereich steigert oft diese Vervielfältigung, Therapie über die Denktätigkeit kann die Vervielfältigung manchmal verringern.

Einsamkeit

W.W.: Sind die vielen Einsamkeitserlebnisse heutiger Menschen auch ein Zeitphänomen?

H. Dekkers: Absolut. Viele Menschen, die sich heute nicht seelisch anstrengen, sind in ihrer Körperlichkeit isoliert. Nur das aktive Interesse an den Menschen und der Welt ermöglicht es dem einzelnen, seine Einsamkeit zu überwinden. Eine soziale Schattenseite der Bewußtseinsseele ist die einseitige Betonung der Selbstentwicklung, der Selbstverantwortung, der Selbstbezogenheit, und der Verlust einer bewußten Bezogenheit auf andere.

Es gehört auch unbedingt dazu, daß sich der Wille verwandeln muß, und zwar von einem angepaßten zu einem aktiv geführten Willen. Viele Menschen leben mit einem Pseudowillen und führen in ihren Zusammenhängen nicht das Leben, das sie geistig eigentlich hatten führen wollen. Und das kann zu Depressionen und auch zu Einsamkeitserlebnissen führen.

Das Böse ist in den Menschen eingezogen

W.W.: Hat der Mensch eine schöne bzw. gute oder eine böse Seele?

A. Dekkers: Dazu muß man sich die Geschichte anschauen, denn in den letzten Jahrhunderten hat sich hier einiges verändert. Früher gab es Menschen, die selbst das Gefühl hatten, gut zu sein. Sie waren davon überzeugt, fundamental gut zu sein, und daß alles das, was man als das Böse bezeichnen kann, außerhalb von ihnen stattfand. Sie selbst empfanden sich als gut, den anderen Menschen – je weiter weg, desto mehr – als böse. Diese Einstellung hat sich im letzten halben Jahrhundert verändert. Und nun – so könnte man es formulieren – ist das Böse in den Menschen selbst eingezogen. Die Menschen heute – vor allem die Jugend – erleben das Böse als einen ständigen Begleiter. Und sie müssen lernen, damit umzugehen. Die Jugendlichen wissen, daß sie zeitweilig eine Begegnung mit dem Bösen haben. Sie leben in dem Bewußtsein, sich mit dem Bösen auseinanderzusetzen, und sie wollen es.

W.W.: Wie gehen Sie mit diesen sogenannten bösen Kräften in der menschlichen Seele um, wenn die Menschen zu Ihnen in die Therapie kommen?

H. Dekkers: Ich kann Ihnen dazu ein sehr schönes Beispiel aus der holländischen Drogenklinik „Stichting Arta" (Zeist) erzählen: Die Drogenabhängigen sagen immer wieder, daß sie keine Schuld an ihrem Zustand hätten, es sei Schuld der Eltern bzw. der Welt. Dem entgegnen die Therapeuten dann, daß das nicht ihr Thema sein könne, denn um dieses zu bewältigen, bräuchten sie mehr als ein ganzes Leben. Statt dessen machen sie den Drogensüchtigen klar, wie viele Fahrräder oder Geld sie gestohlen haben, wie viele Autos sie geknackt haben und wie vielen Menschen sie Angst gemacht haben. Sie stellen eine Liste derjenigen Menschen zusammen, die von den Drogensüchtigen im letzten halben Jahr geschädigt worden sind und regen an, sie alle aufzusuchen. Sie regen an, mit diesen Menschen zu sprechen und eine Entschädigung anzubieten.

A. Dekkers: Ob sie es dann wirklich durchführen, weiß ich nicht, aber man muß das Bewußtsein dafür schaffen, daß nicht nur die Welt, sondern man selbst genauso schuldig ist. Diese Auseinandersetzung mit sich selbst und seinem eigenen Schuldanteil ist das Entscheidende.

H. Dekkers: Dann ist es wichtig, daß das Ich waltet. Nur wenn das Ich waltet, kann es als Kraft dem Bösen gegenüber bestehen. Wenn das Ich nicht waltet, können aus einem selbst böse Kräfte entspringen, die z.B. dazu führen, andere Menschen zu schädigen. Und an dieser Stelle mache ich die Patienten darauf aufmerksam, wie sie selbst für diese Kräfte verantwortlich sein können.

Der Egoist im Menschen

Ich kann noch ein weiteres Beispiel nennen: Ein etwa 60jähriger Mann wollte sich am Ende seines erfolgreichen Geschäftslebens mehr dem Spirituellen widmen und meldete sich bei einer Organisation an, bei der man sonntags meditieren konnte. Und dort weitete man durch meditatives Singen das Herz, mit dem mächtigen Ziel, die gesamte Welt in Liebe zu umfassen. Damit war dieser Mann sehr glücklich. Dann aber kam er in meine Praxis, weil er plötzlich in sich drängende Gefühle verspürte, jemanden umzubringen. Er ging ins Kino, und anschließend stieg in ihm eine ungeheure Kraft auf, die ihn dazu drängte, seine Nachbarin umzubringen; in einem anderen Fall fühlte er sich gedrängt, im Konzert die Sängerin auf der Bühne umzubringen.

Dieser Mann ist zu mir in die Praxis gekommen und hat mir diese Antriebe verzweifelt erzählt: Er wollte das Gute, er findet das Destruktive. Daraufhin habe ich mit ihm über das Herz gesprochen, das sich einerseits mit Interesse für die Welt öffnet, andererseits auf einen selbst gerichtet ist, und daß es im Wesensgliedergefüge des Menschen auch den unteren Menschen gibt, der Egoist sein muß. Der Mensch muß essen, schlafen und in gewissen Bereichen nur an sich denken. Solange man von diesem egoistischen Bereich seines Selbst nichts weiß, kann man niemals ein Vollblut-Altruist werden. Weitet man durch diese Methoden das Selbstlose, dann weitet sich auch das Egoistisch-Destruktive. Darüber war dieser Mann äußerst erstaunt, denn er wußte tatsächlich nicht, daß er selbst einen Egoisten in sich hat.

Das Destruktive wird sich steigern

W.W.: Gibt es destruktive Kräfte in der menschlichen Seele, die man auch in der besten und längsten Psychotherapie nicht heilen kann?

A. Dekkers: Das ist eine schwierige Frage. Denn diejenigen Menschen, die stark von destruktiven Kräften durchzogen sind, kommen meist nicht in die Therapie. Zum anderen ist es nicht nur eine Frage der Individualität, sondern der gesamten Gesellschaft. Wenn diejenigen Menschen mit starken destruktiven Kräften einen geeigneten Platz sowie Halt in der Gesellschaft fänden, würde sich manches von selbst auflösen.

H. Dekkers: Zum anderen spricht Rudolf Steiner darüber, daß sich die Menschen der heutigen Zeit durch Massenhypnose, durch die Geschwindigkeit der Welt und durch emotionalen Druck mit ihrer Geistseele aus dem Leiblichen herausziehen können, so daß die Geistseele nur noch mit dem ätherischen Leib verbunden bleibt. Und diese aus der leiblichen Hülle herausgetretenen Wesensglieder sind für luziferische und ahrimanische Mächte anfällig. Wenn man dagegen die übersinnlichen Wesensglieder durch meditative Schulung aus der Leibeshülle befreit, dann hat man es selbst in der Hand, sich mit den Gegenkräften des Menschen auseinanderzusetzen. Aber die Anfälligkeit durch destruktive Kräfte, derer der Mensch nicht mehr Herr werden kann und die z.B. durch Drogenkonsum, aber auch durch Machtrausch ausgelöst werden, nimmt in der heutigen Zeit rapide zu.

W.W.: Werden sich diese destruktiven Kräfte in der Zukunft noch verstärken?

H. Dekkers: Auf jeden Fall. Das Destruktive wird sich allein deswegen schon steigern, weil die gesamte Welt immer mehr die Tendenz der Schnellebigkeit bekommt, wodurch das überlegende Denken und das gewissenhafte oder moralische Fühlen immer mehr beeinträchtigt und sogar verhindert werden. Das Ganze wird durch verschiedene Kraftbereiche der Globalisierung verstärkt, auch durch kriegerische Auseinandersetzungen. Die Zeit der Kriege ist vorbei – so Steiner –, wir müssen zwischenmenschlich die Gegensätze angehen und miteinander umgehen. Leider ist davon momentan in der Politik nicht viel zu spüren, denn die Gegenkräfte melden sich sehr intensiv. Aber der Mensch hat jede Chance. Und wenn der Mensch seine Chancen ergreift und in Gemeinschaft erübt, kommt ihm auch die geistige Welt zu Hilfe.

Biographische Trauerarbeit

W.W.: Erleben Sie es häufiger, daß ältere Menschen auf ihre Jugend oder gar auf vorgeburtliche Impulse zurückblicken und bemerken, daß sie die Aufgaben, die sie sich eigentlich vorgenommen haben, nicht eingelöst haben?

H. Dekkers: Normalerweise ist das ein Geschehnis um das 50. Lebensjahr herum. In dem Bereich des 50. Lebensjahres kommt man in eine Phase, in der der Ätherleib nicht mehr so kräftig und lebendig ist. Äußerlich gesehen wird man trockner, versteift oder wird kurzatmig, grundsätzlich geht das einher mit einer gewissen Lockerung des Ätherleibes und einer Freiwerdung der Lebensbilder. Das führt dazu, daß die Menschen über ihre Vergangenheit reflektieren und bemerken, was sie alles versäumt haben oder was hätte geschehen können, wenn ... Daraus entsteht eine biographische Trauerarbeit, eine Trauerarbeit über alles das, was nicht geschehen ist. Das ist bei Frauen, aber in meiner Praxis besonders bei Männern der Fall.

Ich spreche dann mit den Menschen darüber, daß das 50. Lebensjahr das Abrahams-Alter ist und daß den Menschen alle geistigen Kräfte verlassen, so daß er jetzt ganz auf sich selbst gestellt ist. Die Keime für eine neue Zukunft legt der Mensch von nun an ganz allein, zu verlieren hat er nichts mehr. Zu verlieren wäre allerhöchstens die eigene Menschlichkeit. Das klingt jetzt vielleicht pathetisch, aber diese Zusammenhänge erlebe ich immer wieder gerade in diesem Lebensalter bei Männern.

W.W.: Wie gehen Sie mit diesen Menschen um, damit sie ihre Ideale bzw. Aufgaben wiederfinden?

H. Dekkers: Wir schauen auf die Verluste und auf die Ziele, die man eigentlich angestrebt hat. Daraus entsteht oft ein Extrakt der wichtigsten Versäumnisse. Ich sage dann meinen Patienten: Angenommen, es käme jetzt eine Meldung aus dem Himmel, daß Sie in einigen Monaten sterben müßten. Welche Dinge möchten Sie dann auf gar keinen Fall unerledigt lassen? – In dieser Stimmung entstehen bei den Patienten dann innere Bewegungen, und sie überdenken, was ihnen wichtig und was unwichtig ist. Gerade bei älteren Menschen nimmt dieses Abwägen zu. Immer wieder kommt es vor, daß mich ältere Menschen fragen, was sie tun können, um ihren bereits verstorbenen Eltern zu verzeihen. „Mein Vater war für mich ein Monstrum, ich habe ihm zeitlebens nicht verzeihen können. Was muß ich tun, um ihm verzeihen zu können, bevor ich selbst sterbe?“

Der Blick über die Schwelle

W.W.: Gibt es Menschen, die übersinnliche Erfahrungen haben und mangels ausreichenden Begriffen dadurch in chaotische Zustände geraten?

H. Dekkers: Ja, die gibt es. Vor allem bei kleinen Kindern erscheinen sie immer öfter. Das sind oft karmische Erinnerungen. Sie erzählen dann ihren Eltern von diesen karmischen Erinnerungen, und mitunter geraten die Eltern in tiefe Verwirrung. Dann rede ich mit den Eltern und eröffne ihnen die Möglichkeit, daß ihre Kinder ihnen allgemeine, objektiv oder subjektiv wahre Begebenheiten schildern. Gleichzeitig beruhige ich die Eltern über ihre Kinder und spreche mit ihnen darüber, welche Aufgabe daraus für das jetzige Leben resultieren könnte.

Außerdem gibt es Erwachsene, die Wahrnehmungen von geistigen Wesen – Elementarwesen, Engeln oder Dämonen – haben, oder sie erzählen mir von verstorbenen Menschen. Auch in diesen Fällen versuche ich, praktisch vorzugehen, indem ich die Menschen darauf anspreche, daß auch sie einen übersinnlichen Anteil in sich haben, und spreche mit ihnen über die Bedeutung solcher Begegnungen. Dabei ist festzustellen, daß je schwächer das Ich der Menschen ist, desto ängstlicher sie in bezug auf diese übersinnlichen Begegnungen sind. Und solche Menschen können meist sehr schlecht mit übersinnlichen Erscheinungen umgehen und fühlen sich davon gefangengenommen. Andererseits kenne ich eine Frau, die nach einer solchen Begegnung spontan Mitglied der Anthroposophischen Gesellschaft geworden ist und seitdem regelmaßig einen anthroposophischen Zweig besucht, weil dort mit Kenntnis über übersinnliche Dinge gesprochen wird.

Menschen, die unwillentlich übersinnliche Erscheinungen haben, schauen über die Schwelle, kommen also an den Hüter der Schwelle heran. Die Verweigerung, sich mit diesen Kräften auseinanderzusetzen und sich auf die materielle Identität zu beschränken, führt einen in die Irre. Rudolf Steiner schildert, wie die geistigen Kräfte sich in ihr Gegenteil verwandeln, bis zur Perversität (wortwörtlich übersetzt: Verstellung[1]), und es ist oft eine therapeutische Erfahrung, daß viele solcher Menschen vorübergehend ziemlich hart, zynisch oder rücksichtslos werden können.

W.W.: Wie meinen Sie das genau?

H. Dekkers: Sie werden aggressiver, beginnen zu lügen oder neigen zu sexuellen Perversionen. Wenn ein Mensch sich im Geist findet, dann ist er lebendig und zufrieden. Ist dieser Weg dagegen abgeblockt, wandeln sich diese Kräfte bis hin zur extremsten Verzerrung um. Mit diesem Wissen kann man aber dem Menschen helfen.

Die Menschen schauen jetzt auch vermehrt Elementarwesen, allerdings nicht mit physischen Augen. Wenn sie ungeschult sind, schauen sie sie in den Kräften der Ätherwelt und sind dann nicht gerüstet, die Kräfte dieser Elementarwelt auszuhalten. Deshalb ist es die Aufgabe derjenigen, die über die Zusammenhänge Bescheid wissen, diesen Menschen zu erzählen, was Elementarwesen sind und welche Aufgaben sie haben. Solche Darstellungen werden von diesen als Erleichterung aufgenommen. Anderenfalls fühlen sie sich von den Kräften der elementarischen Welt und den Elementarwesen gefangengenommen und bedrängt. Deshalb bedarf es einer inneren Entwicklung der Menschen, um mit Elementarwesen umgehen zu können.

1. Pervertere numine: gegen den göttlichen Willen aufbäumen; unter der Führung einer bösen Gottheit stehen.

W.W.: Sind die Menschen heute allgemein für ihr Schicksal, karmische Schauungen und die Wahrnehmung von geistigen Wesen offener als vor einigen Jahrzehnten?

H. Dekkers: Auf jeden Fall. Das hängt mit der Lockerung des Ätherleibes zusammen. Denkerisch haben sich die Menschen seit längerer Zeit mit dem Übersinnlichen beschäftigt. Jetzt geht es in die Gefühls- und Erlebnisebene. Fast ist es schon so, daß sich die Menschen gegenseitig hüllenlos gegenüberstehen, so daß man ahnt, mit seinem Gegenüber in einem letzten Leben schon etwas erlebt zu haben. Wir erleben derzeit also eine Konstitutionsveränderung der Menschen.

W.W.: Gibt es bei allen Krisen und Katastrophen, durch die die meisten Menschen gehen müssen, nicht auch immer wieder Chancen, Momente des Neuen, die ein waches Ich aufgreifen könnte, um aus dem Tal des Leids herauszukommen?

H. Dekkers: Die gibt es selbstverständlich. In jeder Biographie gibt es einschneidende Momente, offene Stellen, in denen man sich vergegenwärtigt, daß das Alte vorüber ist und etwas Neues kommen muß. Das können Krisen sein, die eigentlich Geschenke sind, wenn der Mensch sie fruchtbar umsetzt.

Sich selbst aus der Mitte heraus schaffen

Darüber hinaus gibt es ein Sondergeschenk an die heutige Menschheit, und das hängt mit dem 33. Lebensjahr des Menschen zusammen. Als Therapeut kann man Freude daran haben, wenn die Menschen zwischen dem 30. und dem 33. Lebensjahr zu einem kommen. In diesem Lebenszeitraum fragt das geistige, ja, christliche Ich des Menschen: Wie kann ich mich zu meiner Aufgabe stellen, wie kann ich mich zu meiner gegebenen karmischen Umgebung stellen? Oft ist das eine Inkarnations- und eine Leidensfrage. Oft geht diese Zeit mit sehr vielen Schmerzen einher, aber man bekommt das Gefühl, daß der Mensch sich in dieser Zeit aus seiner Mitte heraus schaffen will. Besonders deutlich wird es, wenn Menschen in diesem Lebensalter zu uns kommen, um über ihre Situation zu sprechen. – Menschen spüren in dieser Zeit oft Zweifel an sich und ihrem Weg, die sie überwinden wollen. Das hängt damit zusammen, daß man in diesem Lebensalter Kräfte hat, die man in anderen Lebensaltern nicht spürt.

Eine weitere Krise ist im 42. Lebensjahr, denn in dieser Zeit senkt sich die körperliche Leistungsfähigkeit. Man spürt, daß man irgendwann sterben wird, und deshalb muß man neue, innere Kräfte ergreifen, um ein neues Kapitel des Lebens zu schreiben. Man spürt in dieser Zeit, daß es etwas gibt, was man noch nicht weiß. Und wenn man Mut und Kraft hat, ergreift man sein neues Lebenskapitel und wird stärker als zuvor.

W.W.: Was ist Ihr persönlicher Heilerimpuls?

A. Dekkers: Für mich geht es darum, wie man in der heutigen Zeitlage überhaupt bleibend und durchgehend als Mensch in Entwicklung bestehen kann. Die Symptomatik des heutigen Menschen ist keine Schwäche, zeigt nicht seine Minderwertigkeit, sondern ist Zeichen seines modernen Menschseins und der Zeitlage, mit der er sich auseinandersetzen muß.

H. Dekkers: Bei mir begann es, als ich im Gefängnis als Juristin gearbeitet habe. Dort habe ich gesehen, wie Menschen zu Tätern geworden sind. Das war für mich ungeheuer erschütternd, vor allem, weil die Allgemeinheit nicht wahrhaben wollte, daß es solche Menschen überhaupt gibt, oder sie ausklammern will. Und daraus folgend habe ich mir zur Aufgabe gemacht, diese Menschen verstehen zu lernen. Damit begann mein psychotherapeutischer Weg. Auf diesem Weg habe ich gelernt, daß das Verstehenlernen von anderen Menschen und ihren Problemen Welten öffnet.

Adressen:

NVAP
Nederlandse Vereniging ter bevordering van de Antroposofische Psychotherapie (Niederländischer Verein zur Förderung der anthroposophischen Psychotherapie)
Sekretariat:
Frau E. van Beek
Haringkade 151 A
NL-2584 ED Den Haag
E-Mail: els.van.beek@hetnet.nl

Niederländische Ausbildung für anthroposophische Psychotherapie:
Koordinator Januar 2004 – Juni 2006:
Ad Dekkers
Gezichtslaan 52
NL-3723 GG Bilthoven
E-Mail: dekkers.appel@planet.nl

Grundlagen spiritueller Psychologie und Seelentherapie

Die Fallbesprechung als Möglichkeit meditativer Diagnostik

Andreas Meyer*

Um eine auf spiritueller Erkenntnis gegründete Psychologie und Psychotherapie tatsächlich entwickeln und praktisch verwirklichen zu können, müssen die Ausgangspunkte und Grundlagen klar und durchsichtig gefaßt werden. Gegenstand der Psychologie ist allgemein der Mensch, speziell der Bereich der Psyche, was aus dem Griechischen übersetzt die *Seele* heißt. Daher auch der Begriff *Seelentherapie*, der zugleich ein Bekenntnis zur Existenz der Seele als Wesensglied darstellt. Als Ausgangspunkte und menschenkundliche Grundlegung stellen sich vor allem drei Grundfragen:

Was ist ein Mensch? *Wie* kann der Mensch in seiner Wesenheit erkannt werden? *Wer* erkennt und handelt?

In bezug auf das therapeutische Handeln könnten diese drei Fragen lauten: Was heilt? Wie wird geheilt? Wer heilt?

In diesen drei Grundfragen liegt zugleich ein Erkenntnisweg, der eine tatsächlich spirituelle oder „anthroposophische" Psychologie und Psychotherapie von anderen Ansätzen unterscheiden könnte. Im folgenden sollen daher zunächst diese Fragen etwas beleuchtet werden.

Im Mittelpunkt steht der Mensch

Im Mittelpunkt jeglicher Psychologie, Medizin und Pädagogik steht der Mensch. Er ist das Erkenntnisobjekt und – eben als Besonderheit – auch Subjekt zugleich. Was aber ist ein Mensch? Die Frage entbehrt nicht einer

---

* **Andreas Meyer,** geb. 1963. Studium der Pädagogik, Psychologie und Theologie; Berufsabschlüsse als Maschinenbauer, Diplompsychologe, Heilerziehungspfleger und Sozialtherapeut; Ausbildung als Psychotherapeut (verschiedene Ausbildungen) und diverse Fortbildungen in unterschiedlichen Bereichen. Gründer und seit 14 Jahren Leiter/Geschäftsführer des Kaspar Hauser-Therapeutikums und -Forums in Berlin; seit 15 Jahren tätig als Psychotherapeut in eigener Praxis; pädagogisch-psychologischer Berater im Waldorfschulbereich und Dozent in verschiedenen Ausbildungen. Seit 1990 Dozent und Leiter der Ausbildung „Spirituelle Psychologie und Seelentherapie" im Logos-Institut Berlin. Herausgeber des Buches „Seele und Geist" im Flensburger Hefte Verlag.

gewissen Komik, denn wir – als Menschen – fragen, was ein Mensch sei. In bezug auf unser Seelenleben bietet sich dabei folgendes Bild. Wir denken z.B. vorsätzlich, bewußt und folgerichtig einen Gedanken und stellen zugleich die Frage: Wie funktioniert eigentlich das Denken? Man stelle sich vor, ein Tischler würde einen Schrank bauen und sich anschließend davorstellen und staunend fragen: Wie entsteht so ein Schrank? Dies zeigt uns, daß wir uns zunächst in der Lage befinden, von dem Wie und Woher unseres Innenlebens nicht zeugen zu können. Gleiches gilt selbstverständlich auch für die Bildegesetzmäßigkeiten unseres physischen Leibes, für unser gesamtes Seelenleben, für unser Ich und unsere geistigen Wesensglieder.

Damit stellt sich die nächste Frage: Wie kann dieser – aus Leib, Seele und Geist gebildete – ganze Mensch erkannt werden? Kann er erkannt werden – oder gibt es nur Modelle, Theorien und Wahrscheinlichkeiten, die einen gewissen Erklärungswert haben? Und genau hier beginnt der Scheideweg zwischen naturwissenschaftlich begründeter Psychologie und einer – wie ich es nenne – Erkenntnis-Psychologie. Denn es müssen nun die Erkenntnismittel, die zur Erkenntnis des Menschen in Betracht kommen, untersucht werden. Dabei zeigt sich schnell, daß weder unsere gewöhnlichen Sinneswerkzeuge noch unsere gewöhnlichen Begriffe geeignet sind, den Menschen und das Lebendige wirklichkeitsgemäß erfassen zu können. Der eigentliche innere Mensch ist für unsere gewöhnlichen Sinne unsichtbar. Daran ändern auch Apparate und verfeinerte Technik nichts, da diese nur eine Fortsetzung unserer Sinneswerkzeuge sind und deren Meßergebnisse wiederum mit unseren Verstandesbegriffen interpretiert werden, was meistens sehr abenteuerlich ausfällt. Genau das war auch Steiners fundamentale Kritik an der Psychoanalyse:

„So kann man sagen: Psychoanalyse ist in unserer Zeit eine Erscheinung, welche die Menschen nötigt, aufmerksam zu werden auf gewisse Seelenvorgänge; auf der anderen Seite aber veranlaßt sie die Menschen, solche Seelenerscheinungen mit, ich möchte sagen, unzulänglichen Erkenntnismitteln zu betrachten. Und das ist ganz besonders bedeutsam, weil diese Betrachtung mit unzulänglichen Erkenntnismitteln einer Sache, die ganz augenscheinlich da ist und die menschliche Erkenntnis in der Gegenwart herausfordert, zu den mannigfaltigsten schweren Verirrungen führt und nicht ungefährlich ist für das soziale Leben, für die Fortentwicklung der Erkenntnis und den sozialen Einfluß dieser Fortentwicklung der Erkenntnis auf das soziale Leben.“[1]

---

1. Rudolf Steiner: Individuelle Geistwesen und ihr Wirken in der Seele des Menschen. GA 178, Vortrag vom 10.11.1917 in Dornach, S.124.

Lediglich die physische Erscheinung ist konkret greifbar und wahrnehmbar. Doch auch bei dieser stellt sich die Frage, welches ihre Lebensprinzipien sind und warum beispielsweise das Herz schlägt.

Entsprechend müßte man sich auf dieser Bewußtseinsebene eingestehen, daß der eigentliche Mensch nicht erkennbar ist. Es können lediglich aufgrund von Verhaltensbeobachtungen Rückschlüsse auf das Innenleben und die Funktionsprinzipien vermittels unseres gewöhnlichen Denkvermögens gezogen werden. Immerhin waren die Begründer der Verhaltenstherapie (der Behaviorismus als eine der klassischen drei großen Schulen der Psychologie) an dieser Stelle konsequent. Das Problem läßt sich auch nicht durch spirituelle Lehren oder Menschenbilder lösen, denn auch die müssen verstanden werden und konkrete individualisierte *Erfahrung* für eine aktuelle Situation sein. Dieses Argument gilt auch für die Anthroposophie, insofern diese auf der Ebene des Alltagsbewußtseins zunächst als Lehre und Inhalt aufgenommen wird. Es erscheint uns daher fraglich, wie berechtigt es ist, von einer „anthroposophischen Psychotherapie“ sprechen zu können.

Psychologie als spirituelle Betätigung

Am 6. Juli 1924 wurde Rudolf Steiner von dem Heilpädagogen Franz Löffler gefragt, ob es eine anthroposophische Aufgabe sei, eine neue Psychologie zu schaffen. Steiner bejahte und gab u.a. die Hinweise, daß diese jedoch „... nicht eine neue Lehre, sondern eine spirituelle Betätigung werden müsse“ und daß inhaltlich „... viel Anthroposophie in einer solchen Psychologie enthalten sein wird“. Weiterhin sagte er: „Lernen Sie fest auf einem Standpunkt stehen und die Dinge radikal durchschauen mit der Durchschlagskraft einer neuen Psychologie. Alle anderen Fragen müssen sich der psychologischen Einsicht unterordnen.“[2]

Um also den Menschen erkennen zu können, ist eine „spirituelle Betätigung“ vonnöten, welche mit der Erarbeitung einer erhöhten Bewußtseinsebene zu tun hat und eben nicht mit einer neuen Lehre. Eine solche Durcharbeitung zu höheren Bewußtseinsstufen ist möglich durch systematisches Üben, durch einen Schulungsweg. Dieser Schulungsweg ist einerseits allgemein-menschlich möglich und notwendig und zugleich besonders für Therapeuten und Psychologen zu spezifizieren. Neben vollständig individuellen Entwicklungsschritten, Lebensprozessen und Übungen des jeweiligen Einzelmenschen gehören dazu die Ausbildung eines *„lebendigen Den-*

---

2. In: Kurt Vierl: Psychologie als spirituelle Betätigung. Stuttgart 1994.

kens" (im Sinne der „Philosophie der Freiheit" von Steiner[3]), moralische Übungen,[4] das Studium von Grundlagentexten mit dem Ziel, lebendig denken zu lernen, verschiedenste Wahrnehmungsübungen und vor allem die Fähigkeit zum Meditieren.[5] Eine genaue Schilderung des Schulungsweges kann an dieser Stelle nicht erfolgen, wird aber weiter unten an einem konkreten Beispiel gezeigt.

Auf diesem Hintergrund kann die Frage: Was ist der Mensch? neu gestellt werden, weil sie sich jetzt in einem vollständig anderen Erfahrungskontext zeigt. Dazu einige Beispiele:

Die Verwirklichung des *lebendigen Denkens* (auch Imagination genannt) und des Meditierens führen zur exakten Beobachtbarkeit von Seelenprozessen. Ich bin beobachtend und hervorbringend *zugleich* im Denken dabei, eben in „spiritueller Betätigung". Die willentliche Hervorbringung eines Gedankens und gleichzeitige Beobachtung des Tätigkeitsquells im Denkstrom ist bei gesteigerter Aufmerksamkeit möglich. Damit tritt erstmals die Situation ein, seelische Prozesse (also der Forschungsgegenstand der Psychologie) exakt beobachten und verstehen zu können. Zugleich kann die Struktur der sogenannten Ablenkungen, als Gegenstrom im Bewußtseinsinneren, beobachtet und erkannt werden, ohne dabei die Bewußtheit zu verlieren. Gleiches – wenn auch wesentlich schwieriger und anspruchsvoller – ist für das Fühlen (Inspiration) und für die Handlungsimpulse im Willen (Intuition) möglich. Durch diese *Tätigkeit* findet sachgemäße geistige Erkenntnis seelischer Vorgänge statt – zunächst im eigenen Inneren.

In der gesteigerten Aufmerksamkeit, im Meditieren, kann die Erfahrung des ICH-Bin als leibfreier Zustand eintreten, wodurch wahre Selbsterkenntnis und die Gewahrwerdung meiner geistigen Wesenheit beginnt. Für jeden spirituell strebende Therapeuten und Pädagogen und für jede Form von geistiger Heilung wird diese Erfahrung von zentraler Bedeutung sein.[6]

In der Umkehrung und Rückspiegelung der eigenen Erfahrung wird man sich in andere Menschen eindenken, einfühlen und einwollen können. Jegliche Formen von Gedanken- und Gefühlsbildungen lernt man nach und nach sehen und lesen. Was sich dabei zeigt, kann vollständig das bisherige

3. Rudolf Steiner: Die Philosophie der Freiheit. GA 4.

4. Siehe dazu u.a.: Rudolf Steiner: Wie erlangt man Erkenntnisse der höheren Welten? GA 10. Georg Kühlewind: Vom Normalen zum Gesunden. Stuttgart 1983.

5. Siehe dazu u.a.: Ausbildungsprospekt zur „Ausbildung in Spiritueller Psychologie und Seelentherapie" im Logos-Institut, Rolandstr. 18/19 in D-13156 Berlin, Tel. +49 30 474 905–0.

6. Siehe dazu auch: Andreas Meyer: Wenn ICH-BIN, dann bin ich, ohne Streß und Hektik, in: Gegenwart, 3/2001.

Menschenbild ändern und tatsächlich eine „neue Psychologie“ begründen, welche erhebliche „Durchschlagskraft“ besitzt.

Die individuelle Qualität der menschlichen Begegnung

Die Realisierung dieser gesteigerten Aufmerksamkeit in der therapeutischen Begegnung ermöglicht auch, vom üblichen „Ich hier“ und „Du dort“ wegzukommen und den anderen in meinen Aufmerksamkeitsraum einzuladen, aufzunehmen, damit er sich aussprechen und sich selbst verstehen möge. Aus dieser Sphäre kommen dann auch die diagnostischen Einsichten, das ganzheitliche Verständnis der Situation dieses Menschen und natürlich die therapeutisch-pädagogischen Ideen. Die vielen Einzelwahrnehmungen, Symptome und Fragestellungen ordnen sich zu einem sinnvollen Ganzen. Es kann erlebbar werden, daß der Mensch sinnausgerichtet ist, Aufgaben und Ziele zu verwirklichen hat, sich auf dem Weg der Menschheitsentwicklung befindet.

Eine solche Begegnungsstufe hat durch sich selbst bereits therapeutischen Wert und wirkt heilend. Die Therapie wird sich weniger mit Symptomen und Einzelphänomenen befassen, sondern mehr mit dem großen Sinnzusammenhang dieses Menschen; sie wird weniger archäologisch nach dem *Warum* und *Woher* fragen, sondern vielmehr nach dem *Wozu* und *Wohin.* Die bewußte Begegnung mit dem Ich-Wesen des anderen schafft eine Atmosphäre von tiefer Achtung und Akzeptanz aus sich selbst heraus, nicht als antrainierte therapeutische Haltung. Durch immer wiederholtes und immer reineres inneres Fragen und Lauschen ordnen sich die Phänomene zu einem sinnvollem verständlichen Zusammenhang, und die therapeutischen Interventionen werden diesen vollständig individuellen Sinnkontext als zentrale Kategorie berücksichtigen. Natürlich ist diese Form der Begegnung nicht einfach technisch machbar oder ein für allemal geschaffen. Sie ist ständig neu zu erringen und unter Umständen ein längerer Durcharbeitungsprozeß miteinander, mit verschiedenen Klippen und Krisen, auch und besonders für den Therapeuten. Mut, Offenheit, Wahrhaftigkeit und ein hohes Maß an Liebefähigkeit sind dafür nötig.

Die Erfahrung, die hier zu schildern versucht wurde, ist alles andere als theoretisch oder abgehoben. Es handelt sich vielmehr um einen höchst existentiellen Zustand, der erheblich mehr Seinscharakter und Wirklichkeit hat als alles, was wir sonst Wirklichkeit nennen. Wer z.B. einmal durch Todesnäheerlebnisse oder durch klinischen Tod sein Lebenspanorama durchlebt hat, weiß unmittelbar, was im bisherigen Leben fruchtbar und sinnvoll war und was nicht. Es kann erfahren werden, welche Aufgaben man im

Leben hat und warum bestimmte Begegnungen, Krankheiten und Prüfungen für diese Aufgabe sinnvoll und nötig sind. In ähnlicher Existenzialität kann durch Meditation oder durch entsprechend spiritualisierte Begegnung zwischen zwei Menschen diese Dimension aufleuchten. Ein solches geistiges Milieu in sich selbst und in der Begegnung mit dem Klienten zu schaffen, sehe ich als wichtigste Voraussetzung für tatsächliche spirituelle Therapie und Psychologie an.

Damit wird nunmehr – im Sinne der dritten Frage: „Wer?" – ein Licht geworfen auf die individuelle Qualität der menschlichen Begegnung zwischen ICH und DU (nicht zwischen Ich und Du – auf der Ebene des kleinen Alltags-Ich). Es kann erfahrbar werden, daß der Weg der jeweiligen individuellen Entwicklung innerhalb dieser Inkarnation durch spezifische Begegnungen führt und daß auch die Begegnung zwischen Klient und Therapeut zu diesem Zusammenhang gehört und entsprechende Bedeutung hat. In der tatsächlichen Realisierung des *Hier und Jetzt* (was nur auf spiritueller Ebene möglich ist!) fließen Vergangenheit und Zukunft auf geheimnisvolle Weise zusammen. ICH finde mich durch DICH und umgedreht. Das heißt auch: Ich kann nur das erkennen, was ICH-BIN, und kann nur helfen und heilen in diesem Kontext. In anderen Worten: Spirituelle Betätigung setzt voraus, daß ICH-BIN, was ich tue, wahrnehme und spreche; dann wird es Wirklichkeit, auch für das DU. Die menschliche Begegnung bis zur überpersönlichen Liebe zu vertiefen ist wiederum eine allgemein menschheitliche Aufgabe, und die therapeutische Beziehung stellt darin einen Spezialfall dar.

So wie beim Todesnäheerlebnis die Erfahrung eines Lichtwesens eintreten kann, so kann auch in der Erfahrung des ICH-Bin und in der Begegnung mit dem anderen diese Qualität erfahrbar werden. Es läßt sich vielleicht zunächst nur ahnen, daß unser Tun von oben her begleitet wird und heilende Kräfte von dort aus zufließen. Damit öffnet sich die Frage nach dem „Wer" wiederum.

Meditationsthemen wie: *„Reine Freude"* – *„Freude öffnet die Augen"* – *„Das Licht ist nahe"* – *„Licht und Dunkel"* oder *„Die Sehnsucht nach dem Licht bringt das Licht hervor"* (Simone Weil) können helfen, für diese Dimension durchlässig zu werden.

Das therapeutische Handeln

Auch unser zweiter Fragebereich zum therapeutischen Handeln kann entlang dieser Bewußtseinsstufen beantwortet werden. Bevor gehandelt werden kann, muß verstanden werden. Ein Handeln per Versuch und Irrtum, ohne zu verstehen, oder Behandlungen nach „bewährten Mustern" und „Erfahrungen" bei anderen Erkrankungen etc. sind wenig individuell, nicht zeitgemäß und entsprechend nicht geistgemäß. Doch was heilt tatsächlich? Was ist zu tun? Wie ist zu tun? Warum sind einige Therapeuten erfolgreich und andere weniger? Welches sind die Kriterien für „Erfolg"?

Die gesamte Fragestellung kann durch zwei Phänomene schlagartig deutlich werden:

Erstens: Es wurden mehrfach mehr als 100 Therapieverfahren bei gut vergleichbaren Patientengruppen in bezug auf ihre Heilungsquote und Nachhaltigkeit untersucht. Im Ergebnis war die Erfolgsquote bei allen Therapieverfahren etwa gleich hoch. Und dies, obwohl die Menschenbilder und Methoden teilweise vollständig entgegengesetzt waren.

Andererseits wurden einzelne Therapieverfahren bei mehr als 100 Therapeuten gleicher Schule und vergleichbarer Ausbildungsqualität hinsichtlich ihrer Erfolgsquote bei bestimmten Erkrankungen untersucht. Im Ergebnis gab es Streuungen von 0 % Erfolg bis zu 100 % Erfolg.

Zweitens: Ich habe selbst Persönlichkeiten erlebt, die wiederholt in einer einzigen Therapiesitzung oder einer Begegnung von nur kurzer Zeit nachhaltige Heilungsprozesse und Lebenswandlungen ausgelöst haben, für die ein anderer, sonst erfolgreich arbeitender Therapeut Wochen, Monate oder Jahre gebraucht hätte.

Dies bedeutet, daß die Frage: Was heilt? oder: Wie wird geheilt? falsch gestellt ist und lauten muß: *Wer* heilt? Die Antwort darauf ist der jeweilige Mensch selbst bzw. die Fähigkeit, höhere Wesen und Kräfte durch sich wirken zu lassen. Durch die obigen Ausführungen wurde der Zusammenhang bereits deutlich.

Alles, was im Menschen lebt, wirkt auf andere, im Guten wie im Schlechten. Wir sind real im Inneren verbunden mit einer Fülle von Kräften und Wesen, die erkannt sein wollen. Diese Erkenntnis zu vollziehen und damit sowohl lebenspraktisch als auch therapeutisch ernst zu machen, gehört ebenfalls zu den „durchschlagenden" Konsequenzen einer neuen spirituellen Psychologie und Therapie.

„Das Ich erhält Wesen und Bedeutung von dem, womit es verbunden ist."[7]

Der Therapeut sollte daher nur auf sich selbst „wirken", denn diese Wirkung strahlt dann auf den Klienten zurück. Es wird in der Praxis viel getan, um anderen bei ihrer Entwicklung zu helfen; die Selbstentwicklung steht jedoch an erster Stelle. Es könnte sonst sein, daß wir die eigentlich in

---

7. Rudolf Steiner: Theosophie. Tb., Dornach 1976, S.40.

uns selbst nötigen Schritte nach außen projizieren und diese von anderen mit Förderplänen und Therapiemaßnahmen einfordern.

Sinngebung und Liebe zur Welt

Jegliche seelische Form im Menschen ist wesenhaft, durch *jemanden* gebildet. Das gilt auch und sogar insbesondere für alle Erkrankungsformen. Den jeweiligen *Jemand* tatsächlich zu erkennen ist eine anspruchsvolle Aufgabe für eine Erkenntnispsychologie und für die jeweilige Selbsterkenntnis. Insbesondere für den Therapeuten ist es wichtig, sich klarzumachen, daß alle seelischen *Formungen* wie Denkgewohnheiten, Fühlformen und Handlungsgewohnheiten dunkle Kräfte erzeugen, weil sie innerlich unbeleuchtet und unverstanden sind. Es handelt sich um formgebundene, nichtschöpferische Kräfte, die dort wirken. Jede Wirksamkeit jedoch entstammt einem Wesen. Im Gegensatz dazu bilden alle verstehenden Betätigungen (im Denken, Fühlen und Wollen) schöpferische und lichtvolle Kräfte und Wirksamkeiten, welche wiederum mit Wesen zusammenhängen. Allein eine nichtverstehende therapeutische Betätigung (was bei genauer Betrachtung die Regel ist) ist deshalb hinsichtlich ihrer realen Wirksamkeit kritisch zu betrachten. Äußere „Erfolge" in der Symptomlinderung dürfen darüber nicht hinwegtäuschen. Eine Voraussetzung und innere Grundhaltung auf dem Weg zur einer spirituellen Therapie müßte daher die innere Aufrichtigkeit darüber sein, was ich verstehe und was noch nicht. Nicht verstandene Handlungen, Diagnosen und der Gebrauch von Worten ohne aktuelle Hier-und-jetzt-Erfahrung würden sich daher verbieten. Diese innere Leere und Fragehaltung auszuhalten gehört, wie noch weiter unten gezeigt werden wird, mit zu den grundlegenden inneren Haltungen für jeden meditierenden und geistig strebenden Menschen.

Um seelische *Formungen* bei sich selbst oder beim Klienten auflösen zu können, muß die formfreie, schöpferische Aufmerksamkeit größer sein als die formende Kraft. Die Schulung und Steigerung der Aufmerksamkeit und damit einhergehende Mehrung von schöpferischen, lichtvollen Kräften ist daher in der gegenwärtigen Zeitsituation eine allgemein notwendige Seelenhygiene und die allgemeine menschheitliche Therapie. Für Therapeuten und Pädagogen ist sie *das* Handwerkszeug schlechthin. Auch die Nachhaltigkeit von Veränderungen im eigenen Leben wird zunehmend davon abhängen, ob es gelingt, täglich ein geistiges Milieu zu schaffen, dessen Elemente Verstehen, Freude, Licht und Schönheit sein müssen. Dadurch entsteht eine spirituelle „Wegefähigkeit", welche zu erreichen Aufgabe und Zielstellung für Therapeuten sein kann. Der Weg hat eine Ausrichtung und ein Ziel. Die Richtung heißt: Sinngebung; das Ziel: Liebe zur Welt, zum Menschen, zu allen Dingen, zum Neuen zu verwirklichen.

Und um keine Mißverständnisse aufkommen zu lassen: Natürlich gehört solides Wissen, Methodik, praktische Handlungskompetenz etc. dazu und ist als Voraussetzung anzusehen. Selbstverständlich ist das konkrete therapeutische Handeln oft ganz simpel, sehr irdisch, bodenständig und praktisch orientiert und unterscheidet sich äußerlich vielleicht manchmal nicht von dem, was Tausende andere Therapeuten auch tun. Jedoch: Wenn zwei dasselbe tun, ist es (geistig real und in seiner Wirksamkeit) eben nicht dasselbe. Allein schon die Kraft des *lebendigen Denkens* schafft Licht und Klarheit in der Begegnung und fließt als Wirksamkeit in das Sprechen, in das Wort ein. Dadurch ändern sich die Verhältnisse auf allen Ebenen grundlegend (auch konstitutionell in den Leibern und als Qualität in der Begegnung mit Menschen und den Naturreichen).

„Die wirkliche Kraft des Gedankens kennt nur derjenige, der ihn bei seiner Entstehung erlebt."[8]

Und schließlich könnten viele allgemeingültige und förderliche therapeutische Interventionen, Haltungen und andere Qualitäten beschrieben werden, die zum „sauberen" Handwerkszeug gehören. Es ist wie bei den Heilmitteln: Sie sind bekannt und immer da. Aber für welchen Menschen, zu welchem Zeitpunkt, welches Heilmittel in welcher Dosis angebracht ist und vor allem von *wem*, bei welchem Verständnis der Lage *wie* gegeben, das macht eben die Heil-*Kunst* aus.

Methodische Anregungen zur Fallbesprechungskonferenz oder Selbstkonferenz

Im folgenden soll nun versucht werden, am Beispiel einer *Fallbesprechungskonferenz* (im Team) oder einer *Selbstkonferenz* (allein) eine mögliche Methode zu beschreiben, wie Diagnostik und Wesenerkenntnis verwirklicht werden können.

Eine *Fallbesprechungskonferenz* kann mit Mitarbeitern im pädagogischen, therapeutischen, heilpädagogischen oder sozialtherapeutischen Bereich stattfinden. Sie hat als Ziel, sich diagnostisch und allgemein-menschlich vertieft in einen Menschen einzuleben, um ihn tiefer zu verstehen und um für seine Entwicklung pädagogische oder therapeutische Ideen und Handlungsmöglichkeiten zu finden. In anderen Zusammenhängen wird sie auch Kinderkonferenz oder Patientenbesprechung genannt.

8. Rudolf Steiner: Die Rätsel der Philosophie. GA 18, S.134.

Therapeuten, die diesen kollegialen Austausch nicht haben, weil sie vielleicht in einer Praxis allein arbeiten, können eine *Selbstkonferenz* mit gleichen oder ähnlichen Arbeitsschritten durchführen. Wenn diese „Konferenz" als fester verbindlicher Termin im Kalender steht, hat das zugleich den Vorteil, wirklich zum geistigen Arbeiten zu kommen und es tatsächlich auch zu tun, denn: Ich bin jetzt mit mir verabredet!

Die rechtlichen und organisatorischen Voraussetzungen einer solchen Zusammenkunft lasse ich hier unberührt.

Arbeitsgrundlagen

Die Ausgangspunkte der Fallbesprechung liegen vor der Fallbesprechung. Die Wahrnehmungsinhalte, die zu einer Fallbesprechung vorgetragen oder selbständig gedacht werden, sind bereits gemäß meiner Aufmerksamkeit, gemäß meiner Sichtweise, meines Interesses, meiner Gefühle von Sympathie oder Antipathie vorausbestimmt. Die Übung, eine saubere, reine Wahrnehmung zu realisieren, ist daher im alltäglichen Leben angebracht.

Wirkliches Interesse am anderen und genaue, immer frische und vertiefte Wahrnehmung helfen, die gewöhnlichen Begriffsschablonen ablegen zu können.

Der oben bereits erwähnte *Schulungsweg* ist die wichtigste Voraussetzung für alles weitere Tun und für die Vertiefung jedes Arbeitsschrittes.

Jeder der folgenden Arbeitsschritte kann in sich unendlich vertieft und ausführlich erarbeitet werden. Diese Ebenen im einzelnen genau zu beschreiben ist jedoch nicht Anliegen dieses Textes. Eine ausführliche Schilderung dazu wird künftig in einer gesonderten Schrift gegeben werden. Etwas ausführlicher wurden diese Phasen in der Zeitschrift *Seelenpflege* geschildert.[9]

Innere Vorbereitung und Einstimmung

Eine gute Vorbereitung und innere Einstimmung hilft, zügig zum Thema kommen zu können und das Wesentliche zu fassen. Es ist wie bei jeder Übung nötig, die im Bewußtsein noch tätigen Alltagsreste weiterziehen zu lassen, dann abzuschalten und innerlich zur Ruhe zu kommen. Die Ruhe und Stille kann durch eine kurze Besinnung, ein Gebet oder einen Spruch oder durch eine kurze Konzentrationsübung eingeleitet werden. Die Aufmerksamkeit sollte nun so weit wie möglich frei und bereit sein.

---

9. Andreas Meyer: Erkenntnisgrundlagen und Methodik einer Fallbesprechungskonferenz, in: Seelenpflege in Heilpädagogik und Sozialtherapie, 3/2002.

Wahrnehmungsbeschreibung

Es werden möglichst genaue und wesentliche Wahrnehmungen des betreffenden Menschen zusammengetragen. Die Schilderung der Wahrnehmung soll dabei möglichst wenig Deutungen und Interpretationen enthalten. Gefühle, Assoziationen und Phantasien sollen in dieser Phase noch nicht beschrieben werden. Eine Beschränkung auf das Wesentliche und Charakteristische ist notwendig und zu üben. Die Wahrnehmung kann gegliedert werden in die Bereiche:

- Beschreibung des Ersteindruckes, d.h.: Was springt mir am stärksten entgegen, was fällt mir als Erstes und Wichtigstes auf? (Gesamtwahrnehmung).
- Beschreibung der äußeren Erscheinung.
- Beschreibung der spezifisch menschlichen Fähigkeiten (Denken, Fühlen, Wollen; Sprache; Bewegung; Sinnesorganismus; Gedächtnis; Blickqualitäten ...).
- Verhaltensbeschreibungen; was ist das Problem?
- Anamnese / Biographie.

Im Kollegium können die Wahrnehmungen gegenseitig ergänzt werden; allein konzentriert man sich einfach auf die wesentlichen Gegebenheiten. Das Ziel dieser Phase ist es, in der Vorstellung ein exaktes Bild der Person und der damit zusammenhängenden Fragestellung zu entwikkeln, in anderen Worten: für die Vorstellung den „innerlichen Griff" zu bekommen.

Wahrnehmung der Gefühle

Die erlebten Gefühle in bezug auf die zu besprechende Person werden unkommentiert und ohne weitere Deutungen oder Bewertungen ausgesprochen oder innerlich verdeutlicht. Im Team sollte versucht werden, intensiv alle Berichte mitzu*fühlen.* Weiterhin versucht man zu erleben, welche Gefühlslagen die betreffende Person erleben kann, welche Hauptgefühlsstimmungen erlebbar sind, welche Gefühle nicht gelebt werden können. Spekulationen darüber sind zu vermeiden; intime Wahrnehmungen gemäß obiger Schilderung der seelischen Beobachtbarkeit und Einfühlsamkeit sind gefragt. Man kann dabei Übereinstimmungen und Unterschiede im Team feststellen, sich bewußtmachen und versuchen, sich in den besprochenen Klienten und in den jeweils Sprechenden hineinzuleben.

Es sollte geübt werden, tatsächlich zu klaren Fühlerlebnissen zu kommen und diese wertungsfrei schildern zu können. Damit ereignet sich prozessual innerhalb der Fallbesprechungs- bzw. Selbstkonferenz zugleich eine Öffnung und Sensibilisierung für feinere Wahrnehmungen.

Wahrnehmung von Phantasien und Vorstellungen

Die Schilderung und Vergegenwärtigung von Phantasien und Vorstellungen können oft wertvolle Hinweise zum Verständnis der Person geben. Auch wenn diese Bewußtseinsinhalte zunächst als zufällig oder assoziativ aufgefaßt werden können, sind sie doch Bestandteil des Gesamtthemas und treten meist nicht ganz zufällig auf. In jedem Falle müssen, sofern Vorstellungen vorhanden sind, diese in die weitere Vertiefung miteinbezogen und in Verstehen verwandelt werden; sonst bleiben sie als unreflektierte Hülsen im Bewußtsein zurück und entwickeln ein Eigenleben.

Zusammenfassung und erste Ergebnisse: Diagnostische Phase und Urteilsbildung

Je nach Bedürfnis kann nun noch einmal die Fülle der zusammengetragenen Einzelwahrnehmungen verdichtet und zum Wesentlichen zusammengefaßt werden. Die *Verdichtung* setzt Übkompetenz voraus. Anschließend versucht man, sich klarzumachen, was aufgrund aller Wahrnehmungsbeschreibungen nun in bezug auf diesen Menschen diagnostisch klar geworden ist. Ebenso wichtig ist die Frage, was ich nicht verstehe und welche Fragen in mir entstanden sind.

Hier ist wiederum der Zeitpunkt, sich zu vergegenwärtigen, daß nun durch schlußfolgerndes Denken Erkenntnisse und Einsichten hervorgebracht werden, was schnell seine Grenzen findet. Vorschnelle Lösungen und Rezepte ebenso wie Spekulationen, Ableitungen und Deutungen sind zu vermeiden.

Trotz allem bereits auf dieser Ebene Verstehbarem sollte die eigentliche, tiefere Fragestellung: „Wer ist dieser Mensch, und was benötigt er für seine Entwicklung?“ gegenwärtig bleiben. Bei tieferer Betrachtung wird sich zeigen, daß wir bisher, trotz der Fülle von Wahrnehmungsbeschreibungen und sogenannten „Fakten“, vom eigentlichen inneren Menschen kaum etwas verstehen. Dieses Noch-nicht-Verstehen wirklich zu erleben und gut aushalten zu können und zu wollen, um sich zu einem wirklichen Erkenntnisinteresse durchzuarbeiten, erfordert Mut, Vertrauen und Ehrlichkeit. Tatsächlich sind alle Voraussetzungen für eine solche Wesenbegegnung bereits gegeben; alles, was dazu nötig ist, ist im Raum und ist bereit. Es liegt nunmehr lediglich an meiner Haltung und an meinem weiteren Tun, ob sich das Wesen des anderen in meine fragende Aufmerksamkeit hinschenken kann und wird. An dieser Schwelle die richtige innere Haltung zu finden ist deshalb für alles Weitere die entscheidende Voraussetzung. Die gleiche Situation ist in jeder Meditation individuell zu lösen.

Meditative Vertiefung und Diagnostik

Je nach Geübtheit sind verschiedene Möglichkeiten der Besinnung, Konzentration oder meditativen Diagnostik möglich. Dazu im folgenden einige Beispiele.

Vorstellungskonzentration und Sinnen

Über einige Minuten wird noch einmal über alles Gesprochene bzw. Gedachte nach-*gesonnen.* Das *Sinnen* dient der Sinn-Findung. Die äußerlichen Wahrnehmungen *(Zeichen)* dieses betreffenden Menschen mögen sich dabei zu einem sinnvollen Ganzen fügen. Die Bemühung besteht zunächst darin, immer mehr Bilder und Vorstellungen wegzulassen und den ganzen Zusammenhang in wenige Bilder, später in *ein* Bild zu verdichten. Dieses eine letzte Bild (es kann der Blick, das Gesicht, eine Geste, eine spezielle Verhaltensweise oder Formulierung sein) faßt dann alles Gesagte oder Gedachte zusammen und soll gewissermaßen verdichtet alles in sich enthalten. Die Aufmerksamkeit versucht nun, dieses Bild ruhig abwartend und konzentriert zu halten und dieses wie eine Frage (Was bedeutet das?) zu behandeln.

Blickkonzentration oder der erste Augenblick

Nach kurzem *Sinnen* über alle vorherigen Inhalte und Erlebnisse wird versucht, den Blick des Betreffenden vorzustellen und sich darauf zu konzentrieren. Die gesamten Ergebnisse und Inhalte des Sinnens verwandeln sich dabei mit in dieses neue Bild, in eine neue Aufmerksamkeitsqualität. Einen Blick zu erinnern und vorzustellen ist nicht leicht, aber möglich. Da der Blick und die Blickqualität selbst immateriell sind (wir stellen nicht das physische Auge vor), wird die etwas gröbere sinnesbezogene Vorstellungssphäre weiter aufgelöst und in ein fühlendes Erleben und Verstehen hineinverwandelt. Dieses ruhige Konzentrieren und Fühlenkönnen der Blickqualität soll im weiteren (durch sich steigernde Aufmerksamkeit) so *verdichtet* werden, daß es ganz konkret wird, wie ein ganz bestimmter Farbton oder Klang. Diese Tätigkeit bedeutet, daß sich innerlich ein Organ und ein „fühlender Begriff“ für diese Qualität bilden muß. Jede intentionale, von mir selbst gewollte und gemachte Aktivität stört dabei.

Kann der Blick nicht vorgestellt werden, so wäre folgende Variante möglich: Irgendwann bin ich einem Menschen zum ersten Male, den ersten Augenblick, begegnet. Dabei „blitzt“ manchmal ein Erleben, eine Fühlgestalt auf, welche schon nach kurzer tagwacher Begegnung wieder entschwindet. Gleiches kann auftreten, wenn ich eine Person überraschend, z.B. in einer Menschenmenge, treffe und sofort weiß, wer diese Person ist. In diesem Moment ist alles Wissen und alle Erfahrung mit diesem Menschen in eine Sekunde hinein verdichtet, wenn man dieses aktuell reflektieren kann. Es ist ähnlich wie bei einer Erinnerung: Ich weiß schon, welchen Namen ich finden will, kann auch sogar beurteilen, welche Namen alle nicht richtig sind, und trotzdem „fällt“ mir der Name nicht ein. Sich auf dieses fühlende Wissen konzentrieren zu können wäre eine weitere Möglichkeit der Vertiefung.

Sofern dieses „Objekt“ zum Gegenstand der Aufmerksamkeit gewoben werden konnte, wird versucht, den inneren Blick fühlend-fragend auf das Thema gerichtet zu halten und abzuwarten, was weiter geschieht.

Interludium

Die Kriterien für verwirklichtes „lebendiges Denken“ sind: eine Denktätigkeit frei von Worten, Vorstellungen, Assoziativen, frei von Sinneswahrnehmungen und frei vom Gedachten. Die vorangehenden Übungen nähern sich diesem Ziel langsam an; es treten bereits Übergänge von der (intentionalen) gerichteten Aufmerksamkeit zu einer empfangenden, meditativen Aufmerksamkeit auf. Zugleich kann bemerkt werden, daß die Erlebnisqualität im Inneren immer weniger gedanklich-begrifflich, sondern, aus sich selbst heraus, fühlend wird.

Themenmeditation

Es wird eine Situation des im Mittelpunkt stehenden Menschen, eine typische Formulierung oder eine bestimmte Fragestellung zu einem Thema formuliert, welches sich für die meditative Vertiefung eignen soll. Wie eine solche Formulierung in guter, sachgerechter Weise entstehen kann, wäre wiederum Thema eines gesonderten Kurses oder Aufsatzes.[10] Es können

10. In der „Ausbildung in Spiritueller Psychologie und Seelentherapie“ im Logos-Institut (siehe Anm. 6) wird solches geübt und ausgebildet.

z.B. Forschungsfragen oder Themen sein wie: Was bedeutet diese Art des Sich-Schlagens, Sich-Bewegens oder dieser Gesichtsausdruck? Wie erlebe ich mich in dieser Situation?

Ich bin nichts wert. Ich will nicht mehr. Ich habe Angst vor ... Das verstehe ich nicht.

Die Übung besteht darin, dieses Thema, eben *das*, aktiv zu denken und dabei vom Denken in Worten oder Gedanken zum Thema zu einem *lebendigen Denken* zu kommen. Sobald das Denken wortfrei in Bedeutungen verläuft, wird versucht, darin innerlich fragend und verstehenwollend zu verweilen.

Wortmeditation

In gleicher Weise kann als Ausgangspunkt der Übung anstatt des soeben beschriebenen Themas ein Meditationssatz verwendet werden. Es gibt eine Fülle von Meditationssätzen, welche allgemein dafür geeignet sind und für die jeweilige Fragestellung mehr oder weniger passen. Die konkrete Person mit ihrer spezifischen Fragestellung verwandelt sich dabei mit in das Thema des Meditationssatzes hinein. Besser, aber auch anspruchsvoller wäre, selbständig Meditationssätze formulieren zu können, was bei genügend langer Erfahrung im Meditieren gut möglich ist.

Die Verwirklichungsschritte im Inneren sind analog zur Themenmeditation: Zuerst werden die Worte durch Denken zu wortloser Denktätigkeit verlebendigt; dann richtet sich der Bewußtseinsblick auf die Bedeutung.

Beispiele für solche Meditationssätze sind:

Allgemein: Ein jeder ist auf seinem Weg. Es ist ja gut so. *So* erhellt sich mein Weg. – Vertrauen zum Fühlen. Willst Du geheilt werden?

Spezielle Beispiele von Klienten: Ich bin dieser Schmerz. Laß es gut sein. Die innere Dunkelheit. Wirkliche Anteilnahme. Verzweiflung, Haß, Angst ... will ICH werden (oder: sucht ICH-Werdung).[11]

Gebet und Hinwendung an das Geistwesen

Anstatt einer themenbezogenen meditativen Vertiefung kann nach der Realisierung des nochmaligen *Sinnens* auch innerlich ein Gebet gesprochen werden. Ganz allgemein ist das Vaterunser dafür gut geeignet. Weiterhin kann man versuchen, sich an das höhere geistige Wesen des Menschen zu

---

11. Die Beispiele von Meditationssätzen und Themenmeditationen stammen zumeist aus Praxiserfahrungen mit Klienten oder aus Ausbildungsseminaren. Andere Beispiele sind aus der Zusammenarbeit mit Kollegen und aus der Therapeutenarbeitsgruppe mit Georg Kühlewind, an welcher der Autor über mehr als zwölf Jahre teilnahm.

wenden und innerlich (ganz allgemein und *nicht* spezifisch) zu bitten: „Es möge gut werden", oder zu fragen: „Was brauchst Du? Was ermangelt Dir?"

Die verschiedenen speziellen Gebete, welche sich für den individuellen Einzelfall eignen, sollen hier nicht im einzelnen aufgeführt werden. Nach dem Gebet empfiehlt es sich, in innerer Stille nachzulauschen und bewußt zu erleben, welche innere „Färbung", welcher „Klang", „Geruch" oder „Geschmack" sich möglicherweise innerlich einstellt.

Diagnostische Auswertung und therapeutische Ideenfindung

Die verschiedenen aufgezeigten Möglichkeiten sind geeignet, um zu höherer Wesenserfahrung kommen zu können. Natürlich setzt die Realisierung regelmäßiges Üben, eine angemessene innere Grundhaltung und die Gnade des Augenblicks voraus. Oft sind die dabei eintretenden Bewußtseinserfahrungen derart, daß die innere Situation des jeweiligen Menschen dadurch vollständig deutlich wird. Besonders bei den ersten Versuchen werden zumeist erst einmal Bilder oder ganz feine Empfindungen auftreten, denen man geneigt ist nicht ganz zu vertrauen bzw. deren Bedeutung noch verhüllt bleibt. Durch Vertrauen zum Geistigen und wiederholtes geduldiges Üben zur gleichen Fragestellung kann sich das jedoch ändern. Weiterhin ist das langsame und behutsame Zurückkehren aus der Übung zurück zum wachen denkenden Bewußtsein zu beachten. In diesem „Zurückkehren" bilden sich oftmals erst die Begriffe für das Erlebte, welche dann ein gedankliches Erfassen und Formulieren-Können ermöglichen.

Kann man die innerhalb der vorgeschlagenen Übungen angestrebten Erfahrungen wiederholt realisieren und darin ruhig und zugleich tätig verweilen, so ist die notwendige Bewußtseinsebene erreicht, auf welcher dann spezifische diagnostische Erkenntnisse und therapeutische Ideen gefunden werden können. Es wird *innerhalb* der Übung möglich, die Fragestellung und Blickrichtung spezifisch zu ändern und somit geistig zu forschen.

Ausbildung in „Spiritueller Psychologie und Seelentherapie“

Logos-Institut Berlin

Besonderer Schwerpunkt der Ausbildung ist die innere Selbstentwicklung, welche auf der Grundlage des anthroposophischen Schulungsweges praktisch angeleitet und durchgeführt wird. Darauf aufbauend werden allgemeine und spezielle Menschenkunde, Erkrankungslehre und Psychopathologie auf meditativer Grundlage so erarbeitet, daß ein reales Erfassen des Menschen auf seiner leiblichen, seelischen und geistigen Ebene möglich wird. Die tätige vollbewußte Erfahrung des menschlichen ICH, als wichtigste Zielstellung innerhalb der Ausbildung, schafft die Fähigkeit, den geistigen Wesenskern und die biographische Ausrichtung der jeweiligen Individualität erfassen zu lernen. In diesem Lichte können Lebenssituationen, Entwicklungsschwierigkeiten und Krankheiten ganzheitlich verstanden und in eine sinnvolle Entwicklungsrichtung gebracht werden. Weiterhin werden Fragen der Gemeinschaftsbildung, Gesetzmäßigkeiten und Geheimnisse in der menschlichen Begegnung, Organisationskunde, Leitungsstrukturen, Leitbildentwicklung, Qualitätsentwicklung und vieles mehr erarbeitet. Die therapeutische Praxis wird in den ersten Ausbildungsteilen durch therapeutische Selbsterfahrung und Praktika vermittelt – in der berufspraktischen Ausbildung durch exemplarische Ausbildung in verschiedenen Methoden des therapeutischen Handwerkszeuges, durch berufspraktische Begleitung und Supervision.

Die Zeichen der Zeit zeigen deutlich, daß eine wirkliche spirituell fundierte und auf geistiger Erkenntnis begründete ICH-Psychologie nottut, um der Zeitsituation noch gerecht werden zu können. Durch konkrete *spirituelle Betätigung* kann erfahrbar werden, wie das menschliche ICH sich zu einer solchen Kraftwesenheit bildet, daß dieses für eine wirklich neue, christliche Heilkunst befähigt wird. Meditative Diagnostik und die Fähigkeit, therapeutische Ideen zu finden, werden systematisch unterrichtet.

Will der heutige Mensch an den derzeitigen Aufgaben der Menschheitsentwicklung beteiligt sein, benötigt er dafür eine Ausrichtung und ein Handwerkszeug, das ihn spirituell wegefähig macht. Auch Institutionen und soziale Einrichtungen finden entweder Zugang zu den jeweiligen geistigen Quellen, oder sie ersticken im Eigenleben, was sich in sozialen, finanziellen und vielfältigen anderen Problemen zeigt. Die Ausbildung stellt sich deshalb bewußt diesen hohen Anspruch und möchte ihr Möglichstes zur Erreichung dieser Aufgaben tun. Sie setzt auf Menschen, die ernsthaft an ihrer inneren Entwicklung arbeiten wollen und eine solche verbindliche Form deshalb suchen, weil sie an dieser Aufgabe wirklich mittragen möchten.

Die Ausbildung besteht aus den vier Teilen: Einführungskurs – Grundkurs – Menschenkunde – Berufspraktische Ausbildung. Der Einführungskurs umfaßt fünf Wochenenden mit exemplarischer Arbeit auf allen Gebieten zum Kennenlernen und ist Anmeldevoraussetzung. Er beginnt – so wie der gesamte Ausbildungszyklus – jeweils alle zwei Jahre im Mai. Der Grundkurs besteht aus insgesamt zwölf Modulen zur Fähigkeitsentwicklung in den Bereichen: Studium (Textarbeiten), Bewußtseinsschulung (Konzentrationsschulung bis zur Meditation), Selbsterkenntnisübungen, leibliches, soziales und künstlerisches Üben sowie weitere Einzelthemen. Er ist erst nach einem Fähigkeitsnachweis in geeigneter Form abgeschlossen und insofern zwar zunächst auf 15 Monate ausgerichtet, darüber hinaus zeitlich aber offen, so wie es die persönliche Entwicklungszeit des einzelnen Menschen erfordert. Anschließend folgt die allgemeine und spezielle menschenkundliche Ausbildung und abschließend der berufspraktische Teil.

Insgesamt ist die Ausbildung auf vier Jahre angelegt und enthält in dieser Zeit verschiedene Praktika neben der konkreten Tätigkeit im Berufsfeld.

In den letzten 14 Jahren fanden bereits vier dreijährige Fortbildungskurse in Spiritueller Psychologie und Seelentherapie statt. Die nunmehr vollständig neu gefaßte Form und Struktur stellt nicht nur eine Erweiterung und Vertiefung aus den bisher gewonnenen Erfahrungen dar, sondern macht bewußt den Schritt von einer *Fortbildung* zur *Ausbildung*. Zugleich wurde das Ausbildungsspektrum erweitert in den Bereich der Heilpädagogik, Heilerziehungspflege und Sozialtherapie (mit staatlicher Anerkennung). Die Dozenten der Ausbildung stehen selbst in beruflicher und spiritueller Praxis und können von konkreten Erfahrungen sprechen.

Ein Beirat, in welchem neben den Dozenten auch Vertreter anthroposophischer Einrichtungen und verschiedener Verbände sind, begleitet innerlich und äußerlich die Ausbildung.

Die mitwirkenden Dozenten sind u.a.: Pär Ahlbom, Lajos Boros, Maria Dörig, Johannes Denger, Athys Floride, Isabelle val de Flor, Thomas Göbel, Rüdiger Grimm, Peter Heda, Wolf-Ulrich Klünker, Andreas Meyer, Frank Teichmann und Manfred Trautwein.

Der nächste Ausbildungsbeginn (Einführungskurs) ist im Mai 2005.

Weitere Informationen, ein ausführlicher Prospekt zur Ausbildung und die Anmeldeunterlagen sind erhältlich über:

Logos-Institut, Rolandstr. 18/19, D-13156 Berlin
Tel. +49 30/ 474 905–0; Fax –99;
E-Mail: info@kht-Berlin.de
Sekretariat: Frau Wieblitz, Frau Sänger
Ausführliche Informationen auch über: www.kht-berlin.de

Eine Neubesinnung ist notwendig

Interview mit Wolf-Ulrich Klünker

von Renate Hasselberg

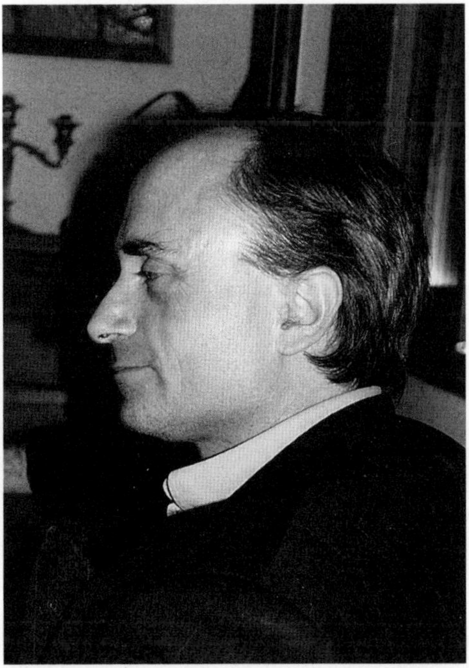

Dr. Dr. Wolf-Ulrich Klünker, *geb. 1955 in Holzminden (Weserbergland). Begründer der Delos-Forschungsstelle für Psychologie (Berlin), Leiter der Turmalin-Stiftung (Rondeshagen bei Lübeck) und Vorstandsmitglied der Anthroposophischen Gesellschaft in Deutschland. Forschungen, Vortragstätigkeit und Veröffentlichungen auf den Gebieten Geistesgeschichte, Psychologie und therapeutische Menschenkunde.*

Als Buchveröffentlichungen liegen im Verlag Freies Geistesleben vor: Vierbändige Ausgabe von Schriften des Thomas von Aquin; Johannes Scotus Eriugena. Denken im Gespräch mit dem Engel (1987); Selbsterkenntnis der Seele. Zur Anthropologie des Thomas von Aquin (1989); Alanus ab Insulis (1991); Selbsterkenntnis – Selbstentwicklung. Zur psychotherapeu-

tischen Dimension der Anthroposophie (1998); Christus und das Schicksal des Menschen (2001); im Herbst 2003 erscheint: Die Erwartung der Engel. Der Mensch als neue Hierarchie.

Die seelische Not der Menschen der Gegenwart ist groß! Gibt es in der anthroposophisch orientierten Psychotherapie Wege und Mittel, um Menschen, die seelisch in Not sind, wirklich zu helfen?

Die entscheidende Frage ist die nach dem Wesen des Menschen, und hier ist eine Neubesinnung nötig. Die anthroposophische Psychotherapie stellt die Frage nach dem geistigen Ich und fragt weiter: Was ist seelisch und leiblich tragfähig und nicht nur geistig befriedigend? Diese Ausgangssituation hat für den Patienten und für den Therapeuten existenzielle Konsequenzen. Der Therapeut ist in diesem Prozeß das wirksamste und wichtigste „Heilmittel". Wie könnte eine Ausbildung zum anthroposophisch orientierten Psychotherapeuten gestaltet werden, die diesem Anspruch gerecht wird?

Das nachstehende Interview mit Wolf-Ulrich Klünker geht von diesen Fragestellungen aus. Es geht hier allerdings weder um Methoden noch Rezepte, sondern zunächst einmal nur um die Problemstellungen: Was ist überhaupt anthroposophische Psychotherapie? Was sind ihre unabdingbaren Voraussetzungen? Wie sind die Unterschiede zu anderen psychotherapeutischen Richtungen?

Renate Hasselberg: Du bist weder Psychologe noch Psychotherapeut. Was ist Dein biographischer Hintergrund, daß Du Dich mit Psychotherapie und Psychologie beschäftigt hast? Ich denke vor allem an Dein Buch „Selbsterkenntnis – Selbstentwicklung. Zur psychotherapeutischen Dimension der Anthroposophie" (Stuttgart ^{2}2003).

Wolf-Ulrich Klünker: Schon in meiner Ausbildung hatte ich mit diesem Fachgebiet zu tun. Neben der Theologie habe ich auch Sozialpädagogik studiert, und zwar mit dem zweiten Fach Kinder- und Jugendpsychiatrie. Darüber hinaus bin ich immer mit der Frage umgegangen, wie Menschen, die seelisch in Not sind, wirklich geholfen werden kann. Und ich habe den Eindruck, daß gerade aus der Anthroposophie, also vom Geistigen her, die seelische Not gelindert, überwunden und behoben werden kann. Unsere „Delos-Forschungsstelle für anthroposophische Seelenwissenschaft" hat zwar nie im Sinne einer psychotherapeutischen Praxis gearbeitet, wohl aber mit Psychotherapeuten zusammen. Die „Turmalin-Stiftung", für die ich auch zuständig bin, kooperiert mit heilpädagogischen und psychiatrischen Einrichtungen. Und ich glaube, daß der Seitenblick aus der Anthroposophie heute auf vielen Gebieten erhellend wirken kann.

Die entscheidende Frage nach dem Wesen des Menschen

R.H.: Du schreibst in Deinem Buch in der Einführung:
„Am Ende dieses Jahrhunderts erscheint eine Neubesinnung in Psychologie, Psychotherapie und, soweit hier Berührungspunkte gegeben sind, auch für die angrenzenden Gebiete der Heilpädagogik und Psychiatrie notwendig." (S.7)
Warum ist Deiner Meinung nach eine Neubesinnung notwendig?

W.-U. Klünker: Eine Neubesinnung ist notwendig, weil wir uns heute in einer grundlegend neuen Situation befinden und der Mensch sich nur noch selbst verstehen kann, wenn er sich als Geistwesen begreift. Das war selbst zu Zeiten Rudolf Steiners anders, weil damals der Mensch sich noch auf eine weitgehend gesunde leibliche, seelische und soziale Konstitution gründen konnte. Diese Grundlage ist heute einfach nicht mehr gegeben. Insofern sind wir in noch radikalerer Weise auf die geistige Selbstbestimmung, Selbstkonstituierung des Menschen angewiesen, als das noch zu Zeiten Steiners der Fall war. Die Lage ist schwieriger als damals, nicht einfacher, und insofern auch nicht einfach im Rückgriff auf Steiner zu lösen.

R.H.: In der Psychotherapie gibt es eine Fülle von verschiedenen Methoden. Um nur einige herausragende Namen zu nennen: Sigmund Freud, C.G. Jung, Viktor Frankl, Abraham Maslow, Erich Fromm. Gibt es nach Deiner Auffassung einen geistigen Brückenschlag zwischen verschiedenen therapeutischen Ansätzen?

W.-U. Klünker: Der geistige Brückenschlag ist die Frage nach dem Menschen, nach dem Wesen des Menschen, aber jetzt nicht theoretisch-philosophisch gestellt, sondern existentiell. Wie kann die Frage nach dem Wesen des Menschen, die ich mir selbst im Sinne von Selbsterkenntnis stelle, lebenstragend werden? Denn das ist ja überhaupt die Grundfrage der Psychotherapie: Wie kann man Antworten finden, die nicht nur geistig befriedigen, sondern die auch seelisch und leiblich tragfähig werden?

R.H.: Welche Aspekte anthroposophischer Psychotherapie siehst Du als originär an, die in anderen therapeutischen Ansätzen nicht zu finden sind?

W.-U. Klünker: Das ist insbesondere die Frage nach dem Menschen als geistigem Wesen jenseits der Schwelle. Also, den Menschen in seiner vorgeburtlichen und nachtodlichen Dimension wirklich denken zu können und unter diesem Gesichtspunkt auch die irdische Existenz zu beleuchten.

Ich habe gerade gestern noch mal von Schelling das Gespräch „Klara" über die Beziehung des Menschen zur Geistwelt und zur Natur gelesen. Und da ist mir deutlich geworden, daß auch Schelling zwar den Reinkarnationsgedanken berührt, aber eben nicht den Schritt vollzieht, nicht aus dem Alltagsbewußtsein und nicht aus einer gewissen religiösen Haltung, sondern aus einer Erkenntnishaltung, die man als Denken jenseits der Schwelle bezeichnen kann, den Menschen zu begreifen. Und das ist das Originäre der Anthroposophie: zum einen das Bewußtsein jenseits der Schwelle, ein Denken über den Menschen, das nicht aus dem Alltagsbewußtsein kommt, und zweitens von daher die menschliche Existenz vorgeburtlich und nachtodlich in den Blick nehmen zu können, und zwar als Wissenschaft, nicht als religiöse oder Weltanschauungsauffassung.

Auf den einzelnen kommt es an

R.H.: Wie könnte denn eine Erweiterung der Tiefenpsychologie und Psychotherapie nach geisteswissenschaftlichen Erkenntnissen aussehen, vorausgesetzt, daß Du diese Erweiterung überhaupt als möglich betrachtest?

W.-U. Klünker: Erweiterung ist ein heikler Begriff. Die Frage ist, an welcher Stelle sich die Anthroposophie als Geisteswissenschaft vom Menschen und psychotherapeutische Ansätze berühren können. Und ich würde das doch sehr radikal anschauen und individuell: Wo steht jemand, der sich mit beiden Seiten beschäftigt, persönlich? Was will er damit machen? Denn genau an diesem persönlichen Berührungspunkt entscheidet sich, ob eine Erweiterung möglich ist oder nicht. Hier würde ich karmisch konkret sehen, was der einzelne an dieser Stelle leisten kann. Das interessiert mich zunehmend, nicht die prinzipielle Fragestellung: Was hat Anthroposophie mit Psychotherapie zu tun?

Anthroposophie ist Selbstausbildung und Selbsterziehung

R.H.: In einer Psychotherapie ist die personale Ich-Du-Beziehung zwischen Therapeut und Patient immer ein entscheidender Heilfaktor. Wie müßte die Ausbildung eines anthroposophisch orientierten Psychotherapeuten aussehen, um zu ermöglichen, daß die personale Beziehung zu einer Heilbeziehung für den Patienten wird?

W.-U. Klünker: Kann es überhaupt noch Berufsausbildung in diesem Sinne geben? Ich glaube, auch das ist letztlich eine Schicksalsfrage. Jeder muß sehen, in welcher Situation er auf Menschen trifft, denen er helfen kann oder nicht. Ich bin skeptisch, daß es heute überhaupt noch Ausbildungsgänge zum Psychotherapeuten, Heilpädagogen, Priester usw. geben kann. Auch das scheint mir eine Schwellensituation des 21. Jahrhunderts zu sein, daß sich jeder mit Zugehen auf die Lebensmitte genau fragen muß, was er im Leben eigentlich leisten will. Irgendwann ab Ende der 20er Jahre muß sich jeder fragen: Worauf gehe ich jetzt zu, unabhängig davon, welche Berufsausbildung ich hinter mir habe, was will ich in erster Linie in diesem Leben betreiben? Wohin soll meine eigene Entwicklung gehen? Das ist natürlich eine Frage, die immer wieder neu zu stellen und zu korrigieren ist.

Ich habe den Eindruck, daß hier ein geistiges Gesetz gilt: Wenn ich die Frage ernsthaft stelle, und wenn ich kompetent und mit offenen Augen für die Welt auf die Frage zugehe, dann erfolgt auch von außen die entsprechende Resonanzwirkung. Daher könnte ich mir anthroposophische Ausbildung eigentlich nur in dem Sinne vorstellen, daß Menschen für gewisse Arbeitsgebiete angeregt werden. Aber ansonsten ist Anthroposophie ihrem Wesen nach Selbstausbildung und Selbsterziehung. Und auch in der Ausbildung – im Sinne dieser Anregung für bestimmte Arbeitsgebiete – kommt alles darauf an, welche Ausstrahlung die Ausbilder haben.

Das eigene Scheitern vor Augen haben

R.H.: Wenn ein Psychotherapeut keine entschiedene Selbsterkenntnis geleistet hat, nämlich ein Verhältnis zu seinem Schatten, ein Stück Integration, eine Hüterbegegnung erreicht hat, dann wird er seine Schattenseiten an den Patienten weitergeben. Wie kann der Psychotherapeut – insbesondere der anthroposophische Psychotherapeut auf seinem Schulungsweg – seines eigenen Schattens, seiner blinden Flecke, seines Doppelgängers wirklich ansichtig werden? Wie könnte so ein Selbsterkenntnisakt aussehen?

W.-U. Klünker: Ich glaube, daß man heute für die eigene Situation überhaupt nur umfassend wahrnehmungsfähig wird, wenn man das eigene Scheitern situativ immer vor Augen hat. Und dieses Scheitern betrifft drei Gebiete der Seele: das Denken, Fühlen und Wollen. Im Denken macht man heute die existentielle Erfahrung der absoluten Ohnmacht und Aussichtslosigkeit. Mein Vorstellungsbilden über die Welt, über mich und andere kommt an eine Grenze, wo ich die absolute Ohnmacht und Aussichtslosigkeit erlebe. Da komme ich mit meinen Vorstellungen nicht weiter.

Im Fühlen zeigt sich heute – für jeden nachvollziehbar, wenn er ehrlich ist – eine Chaotisierung und auch ein Gefühlsverlust, die sich als Sprachlosigkeit äußern. Das Symptom für die Zerrüttung der Gefühlsebene ist, daß die Sprache verfällt. Wir müssen wegkommen von dem automatischen Sprechen, das heute ganz tief sitzt und kulturell durch die Technik gefördert wird. Der fühlende Mensch ist heute in allem, was er mitbringt, so an eine Grenze gekommen, daß über die Zerrüttung des Fühlens die Atmung angegriffen wird und über die Gefährdung der Atmung das Sprechen verfällt –

natürlich auch, weil die Inhalte fehlen, was wiederum daran liegt, daß das Denken an eine Grenze gekommen ist. Der zweite Schritt besteht also darin, diese Grenze des Gefühls, die sich darin äußert, daß ich eigentlich nichts mehr sagen kann, wenn ich authentisch bleiben will, wahrzunehmen und zu sehen, was sich nach dieser Grenze ergibt.

Und im Willen äußert sich etwas, was heute auch als Panik-Attacken, Panik-Erkrankungen auftritt, das aber in jedem steckt, nämlich eine Art Schockerlebnis, daß der Wille noch nicht einmal mehr ausreicht, um die Welt, den anderen Menschen und sich selbst einigermaßen zu ergreifen. Wenn man das sozusagen halbbewußt wahrnimmt, dann kommt es zu panikähnlichen Zuständen.

Das wäre als eine Voraussetzung für Psychotherapie ins Bewußtsein zu holen. Wobei ich der Überzeugung bin, daß Aussichtslosigkeit für das Denken, Sprachverlust für das Gefühl und die schockartige Lebensbegegnung für den Willen heute in jedem stecken, also ein allgemein menschliches Problem sind, aber bei jedem individuell auftreten. Und sich damit zu beschäftigen, wäre eine Grundlage für jeden Selbsterkenntnisprozeß, der sich der eigenen Schattenseiten bewußt werden will.

Sich seines eigenen Schattens bewußt werden

R.H.: Der Mensch hat die Tendenz, sich selbst zu belügen, und es braucht einen beträchtlichen moralischen Aufwand, sich seines eigenen Schattens bewußt zu werden. Entsprechend leistet der Mensch, leisten der Therapeut und der Patient allemal auch Widerstand gegen diese Bewußtwerdung. Und ich habe wenig Vertrauen, daß ein einzelner Mensch das wirklich in aller Redlichkeit allein hinbekommt. Auch ein Therapeut müßte sich dem stellen, was ihm andere Menschen – wie auch in der Ausbildung – spiegeln, was sie ihm als Feedback geben, wenn sie ihm z.B. sagen: „Das ist Deine Selbsteinschätzung, so ist aber unsere Fremdeinschätzung. Was Du über Dich denkst, empfinden wir vollkommen anders." Also ich glaube, daß die Wahrheit an der Stelle wirklich zu zweit beginnt und eigentlich eine Zusammenarbeit von mehreren Menschen notwendig ist.

W.-U. Klünker: Ich glaube auch, daß diese Art von Zusammenarbeit unabdingbar ist, und ich denke, daß da ganz individuelle Formen einer engen Zusammenarbeit gefunden werden müssen, denn der Doppelgänger zeigt sich um so drastischer, je enger die Beziehungen werden. Die Frage wäre, wie man in diesem Sinne konstitutiv und ehrlich die Beziehung herstellen kann, die überhaupt diese Tiefe auch der Doppelgängerbegegnung möglich macht.

Übrigens sagt der Doppelgänger in den „Mysteriendramen" Steiners bezeichnenderweise sinngemäß: „Du wirst Dich erst befreien, wenn ich geworden bin das Bildnis dessen, was Du werden willst." (2. Drama, 5. Bild) Das heißt, im Doppelgänger steckt eine ungeheure Zukunftsdimension. Daher würde ich es als wichtiges Kriterium ansehen, ob es gelingt, so tiefe zwischenmenschliche Beziehungen herzustellen, daß gerade in der Abgründigkeit des Doppelgängers sich diese Zukunftsdimension und damit der Freiheitscharakter zeigen. Denn nur durch den Doppelgänger werde ich frei.

R.H.: Auch für einen anthroposophischen Psychotherapeuten ist es also auf jeden Fall notwendig, daß er sich, wie auch immer, in einer Gruppe seiner persönlichen Problematik stellt?

W.-U. Klünker: Ja, ich würde sogar voraussetzen, daß die Ausbildungs- oder Arbeitszusammenhänge so sind, daß zwischenmenschliche Begegnungen dieser Qualität an der Tagesordnung sind.

Anthroposophie und Tiefenpsychologie

R.H.: Ein hehres Ziel. – Kommen wir einmal zu der Auseinandersetzung zwischen der Anthroposophie und der tiefenpsychologischen Ausgangssituation. Der Vortragszyklus Rudolf Steiners „Individuelle Geistwesen und ihr Wirken in der Seele des Menschen" (GA 178) wird ja gleichsam immer als Beleg für die Unvereinbarkeit anthroposophischer und tiefenpsychologischer Arbeit genommen. Müßte da nicht der historisch bedingte Stellenwert dieser Urteile berücksichtigt werden? Jung hatte sich erst einige Jahre von Freud getrennt, und seine großen wissenschaftlichen Werke waren noch nicht konzipiert. Auf diesen Zusammenhang weist auch Käthe Weizsäcker in ihrem verdienstvollen Buch „Psychotherapie und Anthroposophie" (Stuttgart 1986) hin.

W.-U. Klünker: Ich glaube, man muß sehr exakt die Perspektive Rudolf Steiners berücksichtigen, und zwar nicht nur 1917 (GA 178), sondern schon 1910 in der Vortragsreihe „Anthroposophie – Psychosophie – Pneumatosophie" (GA 115) und auch dann 1924, wo er noch einmal auf die Psychoanalyse in der Vortragsreihe „Anthroposophie – Eine Zusammenfassung nach einundzwanzig Jahren" (GA 234) eingeht. Und selbstverständlich muß noch einmal nach Sigmund Freud und Carl Gustav Jung differenziert werden.

Sigmund Freud hat zu Rudolf Steiner sozusagen eine karmische Beziehung, weil Steiner Hauslehrer in der Wiener Familie Specht war, deren Hausarzt bekanntlich Josef Breuer war, der frühe Weggefährte von Sigmund Freud und Mitbegründer der Psychoanalyse. Das bahnbrechende Buch über die Anna O., „Studien über Hysterie" (1895), ist gemeinsam von Freud und Breuer herausgegeben worden. Steiner hat die Entwicklung der Psychoanalyse in Wien von Anfang an und auch in persönlicher Verbindung verfolgt und später auch häufig gesagt, daß die Psychoanalyse eine ganz andere Entwicklung durchgemacht hätte, wenn Josef Breuer weiter dabeigeblieben wäre.

An der Richtung Freuds kritisiert Steiner durchgängig die herausgehobene Stellung der Sexualität. 1910 heißt es in der „Psychosophie" sogar, daß zwar das Auffinden von vergessenen Erinnerungen heilend wirken kann, nur auf einem Gebiet nicht, und das ist das Gebiet des Sexuellen. Der zweite Kritikpunkt ist ein methodischer, indem er sagt, die Frage nach dem Unbewußten sei völlig berechtigt – und die anthroposophische Aufgabe des 20. Jahrhunderts schlechthin –, aber Freud sei da mit unzulänglichen Erkenntnismitteln herangegangen. Die Fragerichtung stimmt, aber wir müssen methodisch genauer fragen: Wie erreichen wir das Unbewußte? Denn, kurz gesagt, nur von einem geistigen Standpunkt aus ergibt sich eine Perspektive, die das Unbewußte wirklich erschließen kann.

C.G. Jung gegenüber hat Steiner eine Perspektive, die durchaus die berechtigten Aspekte sehr ernst nimmt. Kritisch sieht er aber dessen theologisch-psychologische Aussage, daß der Mensch einen Gottesbegriff braucht, um seelisch überleben zu können, aber über die Wahrheit dieses Gottesbegriffs nichts ausgesagt werden kann. Denn das sieht er als eine Art von Agnostizismus an, die seelenzerstörend wirkt, indem man sagt: Ich gründe existentiell auf etwas, was ich aber von der Wahrheitsfrage her gar nicht angehen kann. Das hat sich übrigens auch als Grundposition Jungs in späteren Werken und Überarbeitungen seiner Bücher überhaupt nicht gewandelt.

R.H.: Dazu hätte ich kritisch anzumerken, daß Jung Empiriker war, und als Empiriker hat er folgendes auf einer Pastoral-Konferenz in Straßburg festgestellt:

„Er [Jung] vertrat zu recht die Meinung, daß unter allen seinen Patienten jenseits der Lebensmitte kein einziger war, dessen endgültiges Problem nicht das der religiösen Einstellung sei, daß jeder neurotisch Kranke letztlich daran leide, daß er verloren habe, was lebendige Religion ihren Gläubigen zu allen Zeiten gab, und daß keiner wirklich geheilt werde, der seine religiöse Einstellung nicht wiedererlange." (Werner Priever: Aspekte des Unbewußten. Stuttgart 1999, S.71)

Jung hat also empirisch feststellt, was er als Psychologe erlebt, ohne daß er damit ein Glaubensbekenntnis verbindet. Ich kann den Vorwurf von Steiner an der Stelle nicht wirklich nachvollziehen.

W.-U. Klünker: Also, ich wollte mich jetzt auch nicht mit Steiner identifizieren. Ich wollte nur seine Argumentation wiedergeben. Aber die Frage, wo ich auch die Position Rudolf Steiners und die von C.G. Jung koinzidieren sehe, ist die: Wie kommen wir zu einer Beziehung zur geistigen Welt und zu einem Gottesbegriff, der für die Zukunft tragfähig ist und nicht nur aus der seelischen und aus der kulturgeschichtlichen Vergangenheit stammt? Da müßten sich ja beide Strömungen berühren.

R.H.: Könntest Du noch einmal konkret sagen, was hier – in bezug auf die Erforschung des Unbewußten – eigentlich unter unzulänglichen Erkenntnismitteln zu verstehen ist?

W.-U. Klünker: Das Unbewußte ist nach Rudolf Steiner nur von einer Menschenkunde des Geistes her zu verstehen. Ich brauche einen Begriff des geistigen Menschen, um zu erkennen, was alles unbewußt ist. Die unzulänglichen Erkenntnismittel, die Steiner meint, bestehen z.B. darin, daß man versucht, das Unbewußte aus demjenigen zu entwickeln, was sich in einer therapeutischen Situation zeigt. Denn man kann sich nicht sicher sein, ob dasjenige, was in der freien Assoziation geäußert wird, wirklich dem entspricht, was im Unbewußten lebt.

Die Sterne sind vom Himmel gefallen

R.H.: Wäre das ein Ansatzpunkt für einen Brückenschlag, wenn C.G. Jung sagt:

„Seitdem die Sterne vom Himmel gefallen und unsere höchsten Symbole verblaßt sind, herrscht geheimes Leben im Unbewußten. Deshalb haben wir heutzutage eine Psychologie, und deshalb reden wir vom Unbewußten ... Unser Unbewußtes birgt belebtes Wasser, d.h. naturhaft gewordenen Geist, um dessentwillen es aufgestört ist ... Die Beschäftigung mit dem Unbewußten ist uns eine Lebensfrage.“ (Von den Wurzeln des Bewußtseins, Zürich 1954)

Hier beschreibt Jung eigentlich – was interessant ist –, daß uns die Sterne ins Unbewußte verblaßt sind. Ist das eine Annäherung an das Unterbewußte, wie wir es differenzierter in der Anthroposophie antreffen?

W.-U. Klünker: Natürlich. Jeder Menschenkenner wird auf diese Entwicklungsgrundlagen des 20. Jahrhunderts stoßen, insofern berührt sich diese Aussage Jungs auch mit Steinerschen Darstellungen, z.B. in den „Michael-Briefen“ (GA 26). Ich habe auch gar kein Problem, beides gelten zu lassen. Man braucht auch gar nicht mehr zu fragen – wie in der Diskussion vor zehn Jahren –, inwieweit Steiner und Jung zusammengehören. Jeder kann sich fragen: Will ich mich verstärkt mit Rudolf Steiner oder mit C.G. Jung beschäftigen? Und da muß jeder abspüren, was für ihn gerade dran ist.

R.H.: Das ist ein humaner Gesichtspunkt, also keine Kontroverse. Trotzdem die Frage: Wenn Rudolf Steiner vom Unterbewußten spricht und die Psychologien vom Unbewußten, ist das doch nicht dasselbe?

W.-U. Klünker: Nein.

R.H.: Wie würdest Du das mit Blick auf die anthroposophische Psychotherapie differenzieren?

W.-U. Klünker: Ich glaube ein entscheidender Unterschied liegt darin, daß im Ansatz der Anthroposophie die Frage nach dem geistigen Ich gestellt ist. Das ist jetzt etwas formell beschrieben, aber ich kann das auch gleich biographisch konkretisieren. Ich kann überhaupt mein Unbewußtes erst entdecken, wenn ich meinen eigenen individuellen Geistesort gefunden habe. Dann wird sich auch die Biographie orten und der Begriff des Karmas zum Tragen kommen, wie ihn Steiner 1924 geprägt hat. Therapeutisch wäre das so aufzufassen, daß ich aufgrund dieses geistigen Gesichtspunkts auch problematische biographische Situationen plötzlich in einem ganz anderen Licht sehen kann als vorher, auch wenn sie mich schon Jahrzehnte beschäftigt und gequält haben.

Das Unbewußte anderer psychologischer Ansätze ist ein individuelles, das biographisch begründet ist, in erster Linie in den frühen Kindheitsjahren und späteren entsprechenden Situationen, oder ein menschheitsgeschichtliches, das ich sozusagen aus meiner Kollektivvergangenheit mitbringe. Und da wäre meines Erachtens die Frage zu stellen: Wer wird sich eigentlich wessen bewußt? Was ist dieses konstitutive Ich, das über sich selbst nachdenkt? Die Anthroposophie entwickelt einen selbstqualifizierenden Standpunkt, der im Geistigen gründet, während die Psychologie diesen selbstqualifizierenden Standpunkt gleichsam aus dem mitgebrachten Material hervorholen will.

Wir sind nicht mit unseren Erlebnissen identisch

R.H.: Was heißt das jetzt konkret für den Psychotherapeuten in bezug auf das Verhältnis zu dem Menschen, der krank ist und ihm gegenübersitzt?

W.-U. Klünker: Ich glaube, daß die Anthroposophie die Chance bietet, zu einer Blickerweiterung beizutragen, auch in dem Sinne, daß sie sich gewissermaßen von den Symptomen nicht schrecken läßt. Ich würde die große Chance darin sehen, daß dieser zunächst eben prinzipiell dargelegte Standpunkt z.B. zu der Überzeugung führt, daß ich selbst mit meiner Erlebnissituation nicht identisch bin. Ich bin nicht mit meinen Erlebnissen identisch, obwohl sie mich so sehr einnehmen.

Und der zweite Gesichtspunkt ist der, daß die Intensität eines Erlebnisses gar nichts über seine Realität aussagt. Das heißt, die Anthroposophie bietet die Chance, die Intensität eines auch symptomatischen Erlebens nicht so ernst zu nehmen, zwar natürlich menschlich sehr ernst zu nehmen, aber sich davon nicht blenden zu lassen und darauf zu achten, daß für die Zukunft wichtige Seelenregungen sich in der Gegenwart ganz unspektakulär und auch nur andeutungsweise zeigen können. Das heißt, daß da auch heilende Gesichtspunkte oder biographisch wichtige Linien, die vielleicht nur von spektakulären Erlebnissen abgedeckt sind, durch die Therapie deutlicher ins Bewußtsein treten können. Das setzt allerdings sehr viel intuitive Kompetenz beim Therapeuten voraus.

R.H.: Nun kann ein Mensch, der eine deutlich neurotische Problematik aufweist, zunächst einmal gar keinen Gesichtspunkt außerhalb seiner Erlebnisse und außerhalb von sich selbst einnehmen, er kann es noch nicht einmal wollen. Denn erfahrungsgemäß wird ihm das, was ihn blockiert, eben nicht auf der Oberfläche des Bewußtseins deutlich. Es müßte also eine Grundbereinigung des Seelischen stattfinden, so daß er überhaupt in die Lage kommt, außerhalb von seinen Infantilismen und seiner Paradiesessehnsucht – also was jeder neurotische Mensch gerne möchte: zurück in eine tendenzielle Verantwortungslosigkeit seiner Biographie – so einen Standpunkt einzunehmen. Das heißt, der Psychotherapeut, auch anthroposophischer Prägung, müßte trotzdem methodisches Material haben, denn auf dieser Ebene des Gesprächs, das da Inhalte hin- und herschiebt, ist gar nichts zu machen.

W.-U. Klünker: Überhaupt nichts. Ich würde auch sagen, daß jede Art von Psychotherapie inhaltsfrei bleiben muß. Und deswegen glaube ich, daß es – konsequent und ehrlich gesprochen – so etwas wie anthroposophische Psychotherapie eigentlich gar nicht geben kann.

Und wir müssen auch noch in anderer Hinsicht versuchen, ehrlich zu sein. Denn es stellt sich doch die Frage, ob bei wirklich schweren neurotischen und psychotischen Störungen Psychotherapie überhaupt angesagt und hilfreich ist. Denn für solche Menschen, die wirklich derartig unter Erlebnisdruck stehen, wie Du das jetzt geschildert hast, ist eigentlich eine umfassende Lebensveränderung notwendig, die dann die Grundlage für andere Erfahrungen sein kann.

Wir sind übrigens gerade dabei, unsere Forschungsstelle umzubenennen. Sie hieß zunächst Delos-Forschungsstelle für anthroposophische Seelenwissenschaft, und in Zukunft wird sie Delos-Forschungsstelle für Psychologie heißen. Die Begriffe anthroposophische Psychologie und anthroposophische Psychotherapie sind doch sehr heikel, denn sie haben in Wahrheit nichts methodisch Festlegendes.

Die Methoden-Armut macht den Therapeuten zum Instrument

R.H.: Das empfinde ich auch so. Das gleiche gilt übrigens für die tiefenpsychologischen Grundlagen von C.G. Jung. Ganz anders als in der Psychoanalyse ist gerade die Armut der Methodik in beiden Fällen Garantie dafür, daß man nicht inhaltlich arbeitet. Und dadurch ist man um so stärker als Psychotherapeut Instrument und Ausgangspunkt für das Geschehen. Das ist eine noch viel größere Verantwortung, gerade weil man sich auf keine Methode wirklich stützen kann. Die Methoden-Armut ist in beiden Fällen gravierend, und für den Psychotherapeuten ist das noch mal eine sehr grundsätzliche Frage, weil er als Instrument in dem Heilprozeß eine allererste Wichtigkeit hat.

W.-U. Klünker: Daher müßte man auch eine dritte Ehrlichkeit innerlich möglich machen und sich fragen: Wo steckt eigentlich das menschliche Ich? Oder noch radikaler formuliert: Wo steckt eigentlich mein Ich? Ist mein Ich jetzt, so wie man das normalerweise erlebt, in meinem Leib drin, und Du sitzt mir als anderes Ich gegenüber? Oder ist es nicht vielmehr so, daß mein Ich auch außerhalb meiner selbst, also nicht nur zentriert, sondern auch in der Umgebung ist und daß mir aus der Umgebung und von dem Gesprächspartner viel mehr von meinem Ich entgegenkommt, als ich in mir selbst erlebe?

Ich denke, daß dieser erweiterte Ich-Begriff, den die Anthroposophie erbringen kann, auch die therapeutische Situation beleuchten kann. Das heißt, der Therapeut hätte die Qualität auszubilden, viel mehr vom Ich des Patienten zu repräsentieren, als in dessen Selbsterleben momentan stecken kann. Das ist eine gewaltige Aufgabe, aber ich glaube, das ist etwas, was im Sinne dieser Radikalität ins Auge zu fassen ist.

Anforderungen an den Therapeuten

R.H.: Daran knüpft sich sofort die Frage: Was müßte denn ein anthroposophischer Psychotherapeut dem Menschen, der um Hilfe fragt, unbedingt voraushaben, und was ist sozusagen auf gleicher Augenhöhe?

W.-U. Klünker: Er wird ihm nur helfen können, wenn er mindestens denselben Grad an Leidensdimension kennt. Und voraushaben muß er, daß er damit flexibler umgehen kann.

R.H.: Bist Du damit einverstanden, daß er eine andere Bewußtseinsklarheit gegenüber seiner Hüllenproblematik haben muß?

W.-U. Klünker: Ja, und er braucht Erfahrungen, die ihn mit dieser Leidensdimension in einen größeren Bewußtseinszusammenhang gebracht haben. Er braucht Erfahrungen, die ihm zeigen, daß das Ich die Kraft hat, die Seele zu geben und zu nehmen, wie es im Evangelium heißt. Nicht umgekehrt! Das Ich, das an sich ganz haltlos ist, das nicht grandios ist, sondern das sich durchaus in aller Verlorenheit zeigen kann, braucht trotzdem die Kraft, seelisches Erleben nehmen und auch geben zu können. Ich glaube, solange das Ich sich noch am Gängelband der Seele erlebt, ist diese Autonomie nicht gegeben. Diese ist aber therapeutische Voraussetzung – ob man das jetzt anthroposophisch nennt oder nicht, ist dabei nicht wichtig.

R.H.: Aufgrund seiner Bewußtseinsentwicklung sollte der Therapeut eine Art Hoffnungsträger für den Patienten sein. Der Patient sollte allerdings nicht darauf hoffen, daß das Leben nach dieser Therapie konfliktfrei verläuft oder im alten Erleben, jetzt nur unproblematisch, weitergeht. Worauf sollte sich die Hoffnung des Patienten gründen?

W.-U. Klünker: Der Therapeut sollte schon Hoffnungsträger sein, aber nicht im Sinne eines Festhaltens am letzten Strohhalm. Zunächst muß die völlige Aussichtslosigkeit und Ohnmacht jenseits der Schwelle ins Auge gefaßt werden. Das ist ein Kennzeichen der Schwelle, das es da auch keine Hoffnung gibt. Hoffnung kann nur daraus resultieren, wenn das Ich sich trotzdem in dieser Situation halten kann. Hoffnungsfähig ist heute nur eine Ich-Erfahrung, die sich auch angesichts der Schwelle ohne irgendwelche Zukunftsperspektiven und auch ohne inhaltliche und Gefühlserfüllung eine Zeitlang sozusagen freischwebend halten kann. Dann geht etwas hervor als Hoffnung, nämlich der Eindruck, daß die eigentliche Hoffnung gar nicht mehr erlebnisabhängig ist. Das Problem ist ja, Hoffnung von der erlebten eigenen Zuständigkeit abhängig zu machen.

Selbstlose Liebe aufbringen

R.H.: Rudolf Steiner spricht in bezug auf die psychischen Heilungen von der Liebe. Das müßte eigentlich jeder Psychotherapeut leisten können, insbesondere der anthroposophische, nämlich eine selbstlose Liebe, eine wirkliche Agape aufzubringen, die das Schicksal des anderen Menschen mitträgt. Das ist allerdings schwer. Er darf sich nicht in das Schicksal des anderen involvieren, in einer bestimmten Gefühlsweise, sondern muß in einer selbstlosen Hingabe sein Schicksal ein Stückweit wirklich begleiten und mittragen. Würdest Du das auch so sehen?

W.-U. Klünker: Ja. Dabei muß er die alte psychotherapeutische Regel beachten, die schon Freud als Verdienst der Psychoanalyse aufgebaut hat – Stichwort: Gegenübertragung. Diese Liebe muß auf einer Wesenserkenntnis des anderen gründen und darf sich nicht aus Beweggründen speisen, die unbewußt in mir selbst wurzeln.

Noch etwas anderes ist mir wichtig zu sagen: Ein Riesenproblem, warum Menschen heute seelisch krank werden, liegt darin, daß ein Selbstbezug und auch die Beziehung zu anderen Menschen immer noch im bürgerlichen Kontext des ausgehenden 19. Jahrhunderts gedacht werden. Viele seelische Erkrankungen wurzeln letztlich in einem Menschenbegriff, in einem Beziehungsbegriff, die längst überholt sind, und in Erfahrungen, die in entsprechenden Familien in der Kindheit gemacht wurden. Insofern würde ich eine erste therapeutische Aufgabe darin sehen, zu einem Menschen- und Beziehungsverständnis und zu einem entsprechenden Erleben zu kommen, daß unserer gegenwärtigen Zeit wirklich angemessen ist. Da müßte der Psychotherapeut Vorreiter sein.

R.H.: Steiner hat geäußert, daß die therapeutische Beziehung von Mensch zu Mensch gewissermaßen in ein verqueres Verhältnis kommt, und von einem anzustrebenden geistig-seelischen Milieu gesprochen, daß diese Zweierbeziehung aufhebt und heilend wirkt. Geht das in die Richtung, was Du gerade ausgeführt hast?

W.-U. Klünker: Diese Aussage Steiners ist in dem Psychoanalyse-Vortrag vom November 1917 (in GA 178) zu finden. Steiner sagt hier, daß die einzeltherapeutischen Beziehungen zu karmischen Verwirrungen führen und daß dasjenige Milieu gesundend wirkt, das aus der geisteswissenschaftlichen Menschenkunde hervorgeht. Und da ist natürlich die Frage: Wieviel milieugestaltende therapeutische Kraft ist inzwischen aus Anthroposophie hervorgegangen? Die Frage muß man sich einfach stellen. Es ist doch damit gar nichts gegen Einzelgespräche oder Einzeltherapie gesagt, sondern im Grunde steckt positiv die Aussage dahinter, nicht durch bestimmte Theorien zu verstellen, was zwischen den Menschen karmisch wirklich anliegt.

R.H.: Zwischen Menschen kann karmisch auch anliegen, daß sie in einer Einzelarbeit einen Schritt weiterkommen.

W.-U. Klünker: Das kann durchaus sein. Dazu ist die begriffliche und die menschenkundliche Offenheit und der intuitive Blick notwendig, um zu bemerken, was schicksalsmäßig für diesen betreffenden Menschen auch wirklich dran ist.

Steiners Seelenbegriff ist nur vom Geist her verständlich

R.H.: Der Begriff der Seele bei Rudolf Steiner und der Begriff der Psyche oder der psychischen Manifestation in den psychotherapeutischen Schulen sind nicht identisch. Worin liegt der wesentliche Unterschied?

W.-U. Klünker: Rudolf Steiners Seelenbegriff ist nur vom Geist her verständlich. Und 1924 hat er gerade im „Heilpädagogischen Kurs" (GA 317) die Seele zwischen Leib und Geist beschrieben und ist da auch zu ganz bestimmten menschenkundlichen und therapeutischen Konsequenzen gekommen. Während beim Begriff des Psychischen vor allen Dingen der Leibbezug der Seele mitgedacht wird. Zum Ich-Gesichtspunkt – mit dem Steiner 1924 zu einer Art Kulmination kommt – ist zu bemerken, daß das Ich sich selbst seelisch erregt, und zwar an dem Spiegelungsapparat des Leibes, den aber das Ich wiederum selbst hervorgebracht hat. Dieser Gesichtspunkt ist schon singulär und auch signifikant zu unterscheiden von anderen psychischen Begriffen. Ich sage es noch einmal: Das Ich erlebt sich zunächst seelisch, und dieses seelische Erleben ist am Leib gespiegelt, der selbst Produkt der Ich-Entwicklung ist. Und in dem Moment ist man im Vorgeburtlichen.

R.H.: Wenn Du Dir die verschiedenen psychotherapeutischen Richtungen anschaust, gibt es da bestimmte Aspekte, die Du für gefährlich hältst? Und gibt es bestimmte Forschungsansätze, an denen im Sinne eines Brükkenschlags zur Anthroposophie weitergearbeitet werden könnte?

W.-U. Klünker: Auch da hätte ich wieder den Standpunkt, der vorhin schon einmal angeklungen ist: Ich könnte das gar nicht generell an Schulen und Theorien festmachen, sondern nur individuell: Wer arbeitet woran? Ich könnte genauso gut auch sagen, daß bestimmte Erscheinungsweisen der Anthroposophie gefährlich sind. Das gilt auch für alle anderen psychologischen und psychotherapeutischen Ansätze. Also ich würde die Frage anders stellen: Der Blick muß dafür entwickelt werden, wer geht womit um, und liegt das, womit er umgeht, für ihn jetzt auch wirklich schicksalsmäßig an? Und das wird man sowohl am Menschen wie auch an seiner Arbeitsweise und an seinen Produkten erkennen können.

„So ihr nicht werdet wie die Kinder"

R.H.: Anthroposophie ist essentiell Christologie bzw. Christosophie. Was bedeutet das konkret für die anthroposophische Psychotherapie?

W.-U. Klünker: Das ist eine weitreichende Fragestellung, wenn man nicht ins Religiöse oder Weltanschauliche geraten will. Zu dem vorhin genannten Satz: „Das Ich hat die Kraft, die Seele zu nehmen und zu geben", würde ich gerne noch eine andere Christusaussage stellen: „So ihr nicht werdet wie die Kinder, könnt ihr nicht in die geistige Welt kommen." Ich glaube, daß das Christliche für diesen anthroposophischen Ansatz darin liegt, die emanzipierten Kindheitskräfte zu verdichten mit dem Stand der freien Ich-Entwicklung, man könnte auch sagen, der geistigen Entwicklung, die mir jetzt möglich ist.

Christlich in dem Sinne wäre, die Kindheitskräfte im Extremen, sozusagen das kleine Kind in der Krippe, in mir selbst ausfindig zu machen, aber nicht sentimental auf das Kindliche festzulegen, auch nicht Kind zu bleiben, sondern Kind zu werden in dem Sinne, daß ich es verbinde mit demjenigen, wozu ich im Maximalfall bei aller Anstrengung geistig fähig bin. Das hat zwei Konsequenzen: Erstens überhebe ich mich nicht, ich illusioniere mich selbst nicht im Hinblick auf meine geistige Kompetenz, es wird durch die Kindesseite ausgeglichen. Und zweitens bleibe ich auch nicht sentimental in demjenigen stecken, was ich schon von früher her mitbringe.

R.H.: Und welche Konsequenz würde das jetzt für die Psychotherapeuten haben?

W.-U. Klünker: Das heißt auch, daß der Therapeut diesen Spannungsbogen zwischen den Lebenskräften einerseits und den Erkenntniskräften andererseits annehmen muß. Gefahr entsteht immer, wenn man sich zu stark auf die Lebenskräfte zurückziehen will und die Erkenntniskräfte vernachlässigt oder zu stark auf die Erkenntniskräfte kapriziert und dabei die Lebenskräfte aus dem Auge verliert. Das sind die Gefahren, die sich auch in ein und demselben Menschen im Sinne eines Pendelschlages auswirken können. Die Frage ist, wie ich den Spannungsbogen zwischen den beiden Polen so aushalte, daß er für das seelische Erleben produktiv wird.

Die Spannkraft des Ich

R.H.: An dieser Stelle möchte ich ein Steiner-Zitat aus dem Vortragsband „Anthroposophie – Psychosophie – Pneumatosophie" (GA 115) bringen:

„Ein sozusagen fortdauerndes Streben auf dem denkerischen Gebiet, wobei fortdauernd Begehrungen kapitulieren müssen, das ist etwas, was in einer gewissen Beziehung den Menschen doch leiblich und seelisch ausdörren wird. Bei denjenigen Urteilen dagegen, die zu gleicher Zeit ein gleiches Maß von befriedigten Begehrungen mit zurückbringen in unser Seelenleben, ist es so, daß die Begierden als solche mit dem Urteil sich am meisten ausgleichen." (GA 115/03.11.1917/S.171 f.)

W.-U. Klünker: Es ist ungeheuer wichtig für ein Verständnis dessen, was Geistesleben überhaupt ist, was die Beschäftigung mit dem Geist oder das Streben nach Wahrheit bedeutet, daß heute in keiner Weise das Streben nach Wahrheit Bedürfnissen entgegengesetzt erscheinen darf, sonst kommt man in Probleme, die ja auch bekannt sind, daß das Geistesleben in irgendeiner Weise gegen das eigentliche Menschsein ausgespielt wird. Ich würde es geradezu als ein Wahrheitskriterium ansehen, ob die Beschäftigung mit der Wahrheit dahin führt, daß auch meine seelische Bedürfnissituation in sich befriedigt und rund ist. Und ich glaube auch, daß ein gesundendes Prinzip für den Umgang mit dem Geistesleben darin besteht, nichts zu tun, was der eigenen Bedürfnislage widerstreitet. Allerdings wäre dabei die Frage zu klären, was denn Bedürfnisse eigentlich sind.

R.H.: Das Problem besteht ja darin, daß in der Seele zunächst keine Wahrheit ist.

W.-U. Klünker: Ja. Für Kinder gilt das aber nicht so ganz.

R.H.: Aber für Erwachsene gilt das. Wahrheit überwältigt eigentlich das Begehren meiner Seele, aber die Wahrheit kommt nicht aus meiner seelischen Disposition, denn die ist wetterwendisch. Sie kann nur aus einem Ich kommen, das sich von der jeweiligen seelischen Disposition distanzieren kann. Das ist etwas, was ein relativ gesunder Mensch manchmal, aber nicht immer kann und was z.B. ein neurotisch-problematischer Mensch so gut wie nie kann.

W.-U. Klünker: Außer in extrem hysterischen Zuständen muß es einfach möglich sein – ich will das in bezug auf beide Seiten sagen –, daß ich einerseits von meiner Erlebnis- und Gefühlssituation völlig absehen kann, aber daß ich mit derselben Kraft und Konsequenz auch sagen können muß: Es ist nichts so wahr und nichts so eindeutig wie mein Gefühlszustand. Und wie bekomme ich jetzt beide Seiten zusammen, ohne daß ich die eine der anderen permanent aufopfere? Wie schaffe ich es, erlebnismäßig vollständig an mir dranzubleiben und trotzdem die Erkenntnisfrage nicht aufzugeben und zu sehen, daß eine Korrektur darin liegt, daß man beide Seiten in sich vereinigt? Das könnte man als Spannkraft des Ich bezeichnen.

Der geistigen Wirksamkeit des Ich Geltung verschaffen

R.H.: In Deinem Buch „Selbsterkenntnis, Selbstentwicklung“ gibt es eine sehr bedenkenswerte Formulierung. Du schreibst: „Seelisch erleben oder in Selbsterkenntnis denken“ (S.78). Das scheint zunächst eine ziemlich herbe Dissonanz zu sein. Was meinst Du damit?

W.-U. Klünker: Wir haben im Grunde gerade darüber gesprochen. Das seelische Erleben ist auf der einen Seite Ausdruck dessen, was ich bin. Jetzt muß ich den Spannungsbogen halten können und eine Existenz danebenstellen, die zukunftsbezogen ist, alles, was ich noch nicht bin. Und diese Zukunftsdimension lebt in der Beziehung zur Wahrheit. Diese Beziehung ist heute weitgehend verlorengegangen, weil eigentlich stillschweigend und auch explizit davon ausgegangen wird, daß es keine Wahrheit gibt. Aber Anthroposophie bedeutet auch, am Wahrheitsbegriff festzuhalten. Und man sollte die Zuversicht haben, darauf warten zu können, was sich für einen selbst ergibt, wenn man diese Wahrheitslinie verfolgt. Das setzt etwas langen Atem voraus. Aber die Erfahrung lehrt, daß viele biographische Rätsel, vieles auch an seelisch-destruktiver Symptomatik sich löst, wenn man anfängt, sich in diese Richtung zu orientieren.

R.H.: Weiter heißt es in Deinem Buch:

„Offenbar hängt auch die Führung von Trieb und Instinkt von der Erkenntnisausrichtung des Menschen ab. Wenn er sich als geistiges Wesen zu erkennen vermag, kann die [...] Richtungslosigkeit überwunden werden." (S.8)

Was müßte der Psychotherapeut leisten, damit er selbst und die Menschen, die in seine Sprechstunde kommen, das realisieren können?

W.-U. Klünker: Selbst massive innere Kraftwirkungen, die nicht in irgendeiner Weise zu qualifizieren sind, weder positiv noch negativ, das meint ja Richtungslosigkeit, können durch das Ich Richtung erhalten, also nicht zurückgedrängt, nicht verdrängt werden, sondern überhaupt erst qualifiziert werden. Das Ich hat eine qualifizierende Kraft im Hinblick auf alles, was ich in mir trage und aus der Vergangenheit mitbringe. Und dieser geistigen Wirksamkeit des Ich muß der einzelne Geltung verschaffen.

Positive seelische Zustände hervorbringen

R.H.: Du stellst weiter heraus, daß „eine erlebnisschaffende, also nicht allein erlebnisdeutende Tätigkeit notwendig ist". Was meinst Du damit konkret?

W.-U. Klünker: Das ist wieder die Frage nach Kraft und Form. Ist die Psychotherapie eine Deutungsmethode, um mitgebrachtes Seelenleben, mitgebrachte leibliche Problematik zu verstehen? Das wäre Hinterherdenken hinter Gegebenem. Oder kann die Psychotherapie, kann die Menschenkunde eine Kraft entwickeln, die seelische Zustände nicht nur versteht, sondern positive seelische Zustände hervorbringt?

R.H.: Wie müßte das Milieu oder eine Therapie beschaffen sein, um zu solchen Qualitäten durchzustoßen?

W.-U. Klünker: Es müßte auf jeden Fall eine entsprechende Selbsterfahrung des Therapeuten vorliegen – die nicht nur anthroposophisch zu erreichen ist –, daß das Ich nicht als Inhalt, auch nicht als Deutungsmuster, sondern als Kraft die Seele schafft. Therapeutisch wirkt immer nur die Begegnung mit Menschen, die in diesem Bereich Erfahrung haben.

Der gegenwärtigen Lebenssituation gerecht werden

R.H.: Welche Nöte bahnen sich heute im individuellen Schicksal und in der Menschheit an, auf die eine anthroposophische Psychotherapie sich vorzubereiten hat? Was haben wir an Möglichkeiten in der anthroposophischen Psychotherapie, die wir noch gar nicht ausgeschöpft haben, was müßten wir entwickeln?

W.-U. Klünker: Ich würde die Frage gerne im Hinblick auf die gesamte Anthroposophie ausweiten. Ich glaube, daß ein Wechsel der Perspektive notwendig ist, um der gegenwärtigen Lebenssituation gerecht zu werden. Wir sollten nicht mehr nur fragen: Wie wirken andere Menschen und wie haben andere Menschen biographisch auf mich gewirkt? Wie wirkt die geistige Welt auf mich? Was kann der Engel, was kann Christus für mich tun? Sondern wir müssen die Frage radikal umdrehen: Wie wirke ich auf andere Menschen, wie habe ich auf andere Menschen gewirkt? Wie wirke ich auf den Engel? Wie wirke ich in die geistige Welt hinein, und welche Resonanz erfolgt durch meine Wirkung auf mich zurück?

Rudolf Steiner hat mehrfach im Hinblick auf die Psychoanalyse und sexuelle Bedürfnisse davon gesprochen, daß eine gewisse Art von sexueller Problematik gar nichts mit dem Individuum zu tun hat, sondern daß es sich da um unbewußte Wirkungen aus dem Bereich der Verstorbenen handelt. Man müßte also sehen, wie die eigene Wirkung in den Bereich der Verstorbenen hinein so sein kann, daß einen ganz bestimmte Resonanzwirkungen erreichen. Und kein menschenkundlicher Ansatz ist so sehr wie die Anthroposophie prädestiniert, diese Frage anzugehen.

Wir haben ein Jahrhundert mit ungeheuren problematischen Zeitenschicksalen und Individualschicksalen hinter uns, wenn man nur an die 30er und 40er Jahre des 20. Jahrhunderts denkt. Und ich habe den Eindruck, daß die seelische und die leibliche Situation der Gegenwart heute unerkanntermaßen damit zusammenhängt, wie die Verstorbenen aus dieser Zeit auf die Welt zurückwirken. Und eine gesunde Fortentwicklung wird zunehmend davon abhängen, wie es dem einzelnen gelingt, in diesen Bereich der Verstorbenen hinein eine befreiende seelisch-geistige Wirkung auszuüben, die dann wie eine Art Resonanzeffekt auf die Menschen zurückkommen wird.

Es wird auch im Bereich der Beziehung zum Engel zunehmend darauf ankommen, sich zu fragen: Welche positiven geistigen Möglichkeiten gebe ich dem Engel, dem früheren Schutzengel, so daß er heilend und strukturierend auf mein Seelenleben und meine biographische Entwicklung zurückwirken kann? Auch für diesen Bereich der Beziehung zur dritten Hierarchie sehe ich derzeit keinen anderen methodisch stringenten und wissenschaftlichen Ansatz als den von Steiner.

Ich glaube, daß die Zukunft der Psychotherapie davon abhängt, ob es ihr gelingt – nicht ideologisch, sondern sachgerecht und wissenschaftlich –, diese Bereiche der Beziehung zu den Verstorbenen, der Beziehung zur dritten Hierarchie und der Beziehung zu der Christuswirksamkeit zu erschließen. Denn es ist sicherlich so, daß in Zukunft das menschliche Ich, wie es sich irdisch vorfindet, immer weniger Tragkraft entfalten wird. Wir müssen lernen, daß das Ich sehr viel stärker in der sozialen und auch geistigen Umgebung lebt.

Das Ich begegnet mir im Engel, das Ich begegnet mir im anderen Menschen, das Ich begegnet mir aber auch im Verstorbenen, so daß die eigentliche Aufgabe darin besteht, aus einer erweiterten Geisteswissenschaft die Wahrnehmungsfähigkeit auf diesen Gebieten zu verstärken. Und die therapeutische Kraft wird über die unmittelbare menschliche Begegnung in der Therapiesituation hinaus zunehmend davon abhängen, ob man sich in dieser Weise zur Welt stellen kann.

Wie kann Anthroposophie eine therapeutisch wirksame Kraft werden?

R.H.: Was ist nach Deiner Einschätzung problematisch an der anthroposophischen Psychotherapie, so weit es sie denn heute gibt?

W.-U. Klünker: Den Begriff anthroposophische Psychotherapie haben wir ja schon problematisiert. Darüber hinaus habe ich den Eindruck, daß ein Problem darin besteht, wie die therapeutische Arbeit mit der geisteswissenschaftlichen Menschenkunde zusammengebracht werden kann. Einerseits muß dabei die Gefahr vermieden werden, die anthroposophische Menschenkunde umzuinterpretieren und sie gewissermaßen zu dehnen, bis sie nicht mehr stimmig ist. Andererseits kann man natürlich auch nicht sagen, daß Anthroposophie einfach durch die Kenntnis, die man von ihr hat, schon heilend wirkt.

An diesem Punkt muß noch gearbeitet werden, weil die Verbindung von Theorie und Praxis eigentlich nur jenseits der Schwelle möglich ist. Wir haben darüber schon gesprochen, und die eigentliche Frage lautet: Wie kann Anthroposophie nicht als bestimmter menschenkundlicher Inhalt, sondern als ichwirksame Kraft aufgefaßt werden, so daß sie auch therapeutisch wirksam wird? Wie kann ich dadurch in eine existentielle Dimension gelangen, von der ich unmittelbar den Eindruck habe, daß sie seelisch befreiend und heilend wirkt?

R.H.: Das bedeutet, daß es hochproblematisch wäre, wenn man die Inhalte der Anthroposophie und ihre Kenntnis schon als Heilungsvorgang ansehen würde.

W.-U. Klünker: Auch die Anthroposophie qualifiziert sich nur durch das menschliche Ich. Man muß zunehmend dahin kommen, Ich-Situationen bei sich selbst und bei anderen Menschen wahrzunehmen und zu beurteilen.

R.H.: Was wäre nach Deiner Auffassung eine Ich-Situation in der therapeutischen Arbeit mit einem Patienten, und wie kann man sie herstellen?

W.-U. Klünker: Eine Ich-Situation wäre die, daß der Therapeut die Kraft vermittelt, sich an der Schwelle bewußt halten zu können, an der sich der Patient ja auf jeden Fall befindet. Die Anthroposophie erweckt ein tragfähiges Interesse am anderen Menschen, und diese Tragfähigkeit wirkt auch ausstrahlend in die Umgebung, sie ist wie ein Fundament für die Therapiesituation.

„Wir müssen uns überhaupt erst dialogfähig machen"

R.H.: In bezug auf die Medizin spricht Steiner von einer Erweiterung durch Anthroposophie, und er respektiert selbstverständlich die wissenschaftlichen Grundlagen der Medizin. Kann man analog von einer Erweiterung der Psychologie durch Anthroposophie sprechen, sollten wir dialogfähig bleiben mit anderen psychologischen Schulen?

W.-U. Klünker: Wir müssen uns überhaupt erst dialogfähig machen, d.h. Ergebnisse hervorbringen, die für andere interessant sind. Praktische wie menschenkundliche Ergebnisse, die nicht durch das Etikett anthroposophisch wirken, sondern durch das, was sie sind, egal wie man sie bezeichnet. Und insofern ist Dialogfähigkeit noch zu gering formuliert. Die anthroposophische Menschenkunde muß überhaupt erst in die Lage versetzt werden, in der Welt anwesend zu sein.

R.H.: Was ist denn der Grund dafür, daß die Anthroposophie noch so wenig wirksam ist in unserer allgemeinen Kulturlandschaft?

W.-U. Klünker: Ich zitiere dazu aus Steiners „Mysteriendramen" eine Aussage des Benediktus sinngemäß: „Ihr könnt erst Folger meines Werkes sein, wenn ihr es weiterdenkt im Sinne einer neuen Zeit." (2. Drama, 7. Bild) Ich glaube, fehlende Kulturwirksamkeit und fehlende Interessantheit der Anthroposophie, auch im Bereich der Psychotherapie, hängen damit zusammen, daß dieses Weiterdenken nicht konsequent und kraftvoll genug stattgefunden hat.

Seelenwissenschaft und Anthroposophie

Lehren aus einer Verfeindung

Dierk Lorenz*

Das Leben selbst hat dafür gesorgt, daß hochmütige Verachtung gegenüber der modernen Seelenkunde obsolet geworden ist. Jeder kennt nämlich jemanden, der seelisch krank genug ist, um kundiger Hilfe bedürftig zu sein, fast jeder hat schon erlebt, als seelenkundlich Ungeschulter eben nicht helfen zu können. Die anthroposophisch orientierte Psychotherapeutin Renate Hasselberg brachte mir gegenüber einmal den Stimmungswandel in der anthroposophischen Gemeinde aus ihrem persönlichen Erleben zum Ausdruck, indem sie sagte: „Wenn ich mich früher in unseren Kreisen vorgestellt und gesagt habe, daß ich Psychotherapeutin bin, dann gab man mir gelegentlich das Gefühl, eine Persona non grata zu sein – das ist heute aber ganz anders geworden."

Es gibt nun also anthroposophisch orientierte Psychotherapie, und diese Disziplin hat sich schnell emanzipiert von dem Trotzdem des Nachholens des ehemals Verbotenen und Anrüchigen. Anthroposophische Psychotherapie ist eigenständig und steht in der selbstbewußt kritischen, d.h. vernunftorientierten Auseinandersetzung mit zeitgenössischen Forschungsansätzen wie etwa dem Familienstellen nach Hellinger und mit grundlegenden Neuorientierungen wie dem Salutogenese-Konzept von Antonovsky.

Was alles sich auf diesem Feld tut, davon will der vorliegende Band der FLENSBURGER HEFTE ein Bild geben. – Mir geht es an dieser Stelle darum, der Frage nachzugehen, was dieser Wandel für die Anthroposophie bedeuten kann.

Wandel als dialektischer Syntheseprozeß

Den Wandel kann man als einen dialektischen Syntheseprozeß beschreiben. Die Rolle der These spielt dabei die anthropologische Behauptung

---

* **Dierk Lorenz,** geb. 1958 in Hamburg. Seit 1993 in einer Einrichtung der anthroposophischen Sozialtherapie in der Betreuungsarbeit mit geistig behinderten Menschen, seit 2000 als Autor für die Zeitschrift *Info3* tätig.

eines Zusammenhangs zwischen Geist und Seele, bei dem der Seele die Rolle eines Symptomträgers zukommt. Der sprichwörtliche Seelendoktor ist demnach per se ein Arzt, der an den Symptomen herumkuriert und – schlimmer noch – der sich seines Irrtums nicht bewußt ist. Er vermeint, Wesentlichem auf der Spur zu sein, und bleibt doch blind für den eigentlichen Schauplatz, auf dem die Kräfte walten, die Seelen verwirren und in schädliche Extreme treiben: die geistige Welt. Die Seelenheilkunde, wie sie seit dem Anfang des 20. Jahrhunderts im Schwange ist, könne daher den Menschen nur ablenken von diesem Eigentlichen, sie sei nicht bloß unwirksam in einem höheren Sinne, sondern sogar schädlich, so die These.

Das Leben selbst liefert dazu die Antithese, indem es auf der Relevanz der Seele besteht, einer Relevanz, die nach mehr als aromatherapeutischer Seelenpflege verlangt. Die lebendige Antithese der Seelennöte des modernen Menschen macht sich mit komplizierteren Dringlichkeiten geltend als jenen, die mit einem Leben zwischen lasierten Wänden, mit regelmäßigen Eurythmiestunden und Zweigabenden zu beantworten sind. Die Inkarnationsgesten der Menschen mit seelischen Erkrankungen lassen sich auch in sprachgestalteter Rede nicht zum Überspringen ihrer unmittelbaren Nöte überreden.

Die Synthese dazu ist eben die Einwanderung der Anthroposophie in die Psychotherapie und die Aneignung des Erfahrungsschatzes der Seelenwissenschaft für die Anthroposophie. Diese Synthese behält die tiefere geistige Dimension der Fragen, die an seelische Nöte zu stellen sind, und verwirft die Geringschätzung der Seele als einem vorübergehenden Organ der Erdenexistenz, dem von hoher geistiger Warte aus eine gepflegte Gleichgültigkeit gebührt.

Eine relativierende Gewichtung des Seelischen entspringt eben einer sehr persönlichen geistigen Erfahrung, die man nur selbst machen, die man dann auch als heilsam erfahren, die man sich aber nicht therapeutisch verordnen lassen kann.

Diese Dialektik, ein der fortdauernden Aktualisierung bedürfender Austausch zwischen geistiger Arbeit und lebendiger Erfahrungswissenschaft, kann also anthroposophisch entwickelt werden, und sie kann Anthroposophie entwickeln, wenn wir denn Entwicklung zulassen wollen. Auf den dialektischen Wirkungszusammenhang geistiger Inhalte mit dem Leben – also mit den Unvorhersehbarkeiten von Individualität und Freiheit – nicht acht zu haben, die Synthesen, die er hervorbringt, vorauseilend mit Bann zu belegen, das ist eine Ignoranz, die wir heutigen Anthroposophen uns nicht leisten können.

Eine Existenzfrage der Anthroposophie

Eine historisch-biographische Lesart der alten Verständigungsschwierigkeiten drängt sich auf, wenn man bedenkt, daß Steiner und Freud Zeitgenossen waren. Freud war populär, seine Forschung traf – und zielte unbewußt wohl auch – in die Mitte der Stimmungen zumindest der „besseren" Gesellschaft seiner Zeit. Unzählige Karikaturen vom bärtigen Seelendoktor bezeugen die Achtbarkeit seiner Person auch bei den Verächtern seiner Lehren. Steiner hingegen war nicht nur eine Randfigur des kulturellen Lebens seiner Zeit: Unzählige Bemerkungen, die aus seinen Vorträgen überliefert sind, deuten überdies darauf hin, daß er die Randexistenz „seiner" Anthroposophie im Geistesleben des frühen 20. Jahrhunderts zumindest vorläufig für ein gutes Zeichen, ja, für eine Notwendigkeit hielt. Der esoterische Zug in der Anthroposophie wird noch heute von manchen Anthroposophen so gedeutet, als sei die Popularität einer geistigen Bewegung geradezu ein Indikator für deren Ungültigkeit, und umgekehrt, als sei öffentliche Nichtbeachtung und erst recht öffentliche Anfeindung – viel Feind, viel Ehr! – ein Beleg für deren Gültigkeit.

In der Wahrnehmung dieser beiden Denker wirken die grundverschiedenen zeitgenössischen Aufmerksamkeiten bis heute fort. Freuds aus heutiger Sicht schief wirkende Überbetonung der Sexualenergie und sexueller Triebstrukturen für das Verständnis der Seele schadet seinem posthumen Ansehen nicht wirklich. Die Zeitbedingtheit seiner Forschungsgesten schmälert deren Wert nicht. Offenbar stiftet gerade die kritische Bearbeitung der Zeitgestalt seiner Gedankenleistungen die Anerkennung seines Genius. Der Genius wird im Herausarbeiten, im relativierenden Aussortieren von Verstiegenheiten erst recht sichtbar. Der relativistische Zugriff auf die Geschichte der Psychoanalyse wirkt nicht etwa entwertend, sondern im Gegenteil aufwertend. Im Laufe der Dekaden wird unser Freud-Bild immer überzeitlicher und immer grundsätzlicher, seine Lebensleistung gewinnt an Rang und Bedeutung.

Ganz anders funktioniert entsprechend das noch immer hochwirksam in der anthroposophischen Gemeinde angelegte Tabu in bezug auf jedwede relativierende Einordnung der von Steiner überlieferten Schriften und Lebensäußerungen: Es wirkt als heimlicher Entwertungsmechanismus. Wie auf einer starren Wippe hält diese öffentliche Entwertung die Wertschätzung Steiners im Inneren der Gemeinde künstlich hoch. Die These, Steiners Werk sei in sich und also nur in seiner ungeschmälerten Ganzheit überzeitlich, verträgt sich mit keinem relativierenden Zugriff, auch nicht mit dem allerkleinsten. Denn wenn man damit einmal anfängt, wo soll es da ein

Halten geben? Die anthroposophischen Hardliner, die sich kein Wort von Steiner abhandeln lassen, haben ein untrügliches Gespür für die Unmöglichkeit eines Kompromisses in dieser Sache. Wenn man eine einzige Äußerung Steiners als etwas behandelt, das wir im Kontext seiner Arbeit historisch einordnen können, das wir heute aber entschieden anders beurteilen, dann kommen wir nicht umhin, das als Frage an jede seiner Äußerungen zuzulassen. Genau dieses Zulassen solcher Fragen erleben wir heute als Existenzfrage der Anthroposophie.

Es zählt die spirituelle Stimmigkeit

Soweit die Einführung einer anthroposophischen Seelenheilkunde verstanden werden kann als Ergebnis eines Richtungsstreites in der anthroposophischen Gemeinde, nach Art eines institutionellen Flügelmodells, wäre das der Sieg eines Flügels über einen anderen.

Ob es nun die Nominalisten sind, die über die Essentialisten gesiegt haben, oder die Konstruktivisten über die goetheanistischen Erkenntnistheoretiker, die Pragmatiker über die Idealisten, die geistig Ungeschulten über die Geschulten oder die Exoteriker über die Esoteriker – den einen gehört ins Stammbuch geschrieben: „Siegen macht dumm", und den anderen: „Verlieren macht stolz". Das sind ebensogut psychologische Hinweise, wie es Verweise auf die Grundgedanken des Schulungsweges sind. „Dummheit und Stolz wachsen auf einem Holz", lautet ein volkstümliches Sprichwort, und hier stimmt das wohl. Das eine Holz, das ist hier die Kultur der gepflegten Verfeindung innerhalb der anthroposophischen Gemeinde, die auf eine uneingestandene spirituelle Verarmung hindeutet, inmitten des um so gewichtigeren Wortgetöses hoher spiritueller Ansprüche. Spiritualität scheint noch immer zu sehr von dem zu handeln, was vor allem der andere glauben soll.

Die Zukunft gehört dagegen wohl einer persönlich empirischen Spiritualität, die sich nicht ständig mit plakativer Bekenntnishaftigkeit aufladen oder sich einen möglichst funkelnden Erfahrungsschatz bei angeblich hellsichtigen Mitmenschen ausleihen muß. In der anthroposophischen Psychotherapie, deren Besonderheit eben ihr spiritueller Hintergrund ist, wird es diese persönlich empirische Spiritualität sein, die einen Kraftkern bilden kann, von dem heilsame Wirkungen ausgehen können. Die anthroposophische Seelenheilkunde ist gewissermaßen eine Probe auf die spirituelle Stimmigkeit derer, die sie ausüben. Hier zählt nichts, was geistbeflissene Staffage ist, hier zählt allein, was sich als persönliche spirituelle Evidenz bewähren kann, denn nur von ihr aus kann eine entsprechende geistige „Instanz" heilsam im anderen angesprochen werden. Diese Probe-Wirkung entfaltet die anthroposophische Seelenheilkunde innerhalb der anthroposophischen Gemeinde auch über ihre engeren Anliegen hinaus.

Überwindung dunkler Kulturverdrossenheit

Eine große Hürde, die Anthroposophen zu überwinden hatten, um in das durch die Psychoanalyse erschlossene Forschungs- und Praxisfeld einzutreten, bestand in einer zum Habitus geronnenen Kulturkritik. Dieser kulturkritische Habitus gehört zum Teil zu dem oben angesprochenen negativen Identifikationsmodus, in dem sich Anthroposophen durch die Erfahrung ihrer kulturellen Randexistenz oder gar der Anfeindung (Sekte!) eine Vergewisserung ihrer Identität verschaffen. Zu einem anderen Teil wurzelt aber die antimoderne anthroposophische Kulturkritik – zu der die Kritik an der Psychoanalyse unbedingt gehört – in einer noch immer fühlbaren didaktischen Grundstimmung dieser Bewegung.

Die jeweils zeitgenössische Kultur, zu Steiners Zeiten wie auch heute, erscheint im Lichte dieser Kulturkritik als die gefährlich verführerische, schlechte Wirklichkeit, zu der sich eine beschützende und eben auch oberlehrernde geisteswissenschaftliche Beheimatung als rettender Antagonismus anbietet. Der moderne Mensch bleibt demnach in seiner spirituellen Dimension ewig das auf das gefährliche Leben unzureichend vorbereitete Kind, das Erwachsenwerden bleibt späteren Inkarnationen vorbehalten. Entlang dieser Deutung der Moderne entfaltete sich bisher der belehrende Duktus der anthroposophischen Geisteswissenschaft. In dieser Haltung wurde sie lange nicht müde, in einer Weise vor Gefahren zu warnen – Grammophon, Film, Fernsehen, Computer! –, aus der ein erschreckendes Maß an heimlicher Resignation spricht.

Die Kritik an der zeitgenössischen Kultur, von der in Steiners Werk viel zu finden ist, galt eben nur vordergründig ihren konkreten Hervorbringungen, wesentlich zielte sie auf das Auf-sich-gestellt-Sein des Menschen. Diese moderne Befindlichkeit kann als Heillosigkeit, aber auch als Souveränität angesprochen werden. Das Grammophon ist nicht wirklich gefährlich, den Belehrern, die insgeheim entmutigte Entmutiger sind, macht die moderne Neigung zu einer kulturellen Erfahrungswissenschaft viel größere Sorge. Die Menschen probieren alles aus. Peter Sloterdijk hat es auf den Punkt gebracht:

„Wir sagen nicht mehr, die Welt ist alles, was von Gott so eingerichtet ist, wie es ist. [...] Statt dessen meinen wir, die Welt ist alles, was der Fall ist. Nein, auch das ist noch zu scholastisch ausgedrückt, denn in Wahrheit leben wir, als wollten wir uns zu dem Satz bekennen: Die Welt ist alles, womit wir bis zum Zerbrechen experimentieren."[1]

Diesen gefährlichen aufgeklärten Vernunftgebrauch wollte mancher Anthroposoph den Menschen am liebsten wieder austreiben. Die gängige anthroposophische Kulturkritik reicht aber an diese Vernunft nicht heran, sie genügt dem philosophischen Anspruch einer Kritik nicht wirklich, denn sie tritt als ein dunkler Kulturverdruß auf, der sich zuletzt als Glaube an die Möglichkeit einer Rückkehr hinter die Grenzen der Aufklärung herausstellt, als eine Sehnsucht nach dem Nichtwissen. Es baut sich eine immer größere Spannung auf, zwischen dem kosmologisch angelegten Entwicklungsgedanken der Steinerschen Anthropologie einerseits, der unter dem Stichwort „Bewußtseinsseelenzeitalter" in aller Anthro-Munde ist, und andererseits dem platonisch idealistischen Verdruß an allem, was neu ist, der als kollektives Stirnrunzeln noch immer die soziale Physiognomie der Gemeinde durchzieht. Das kann nicht mehr gutgehen.

Die Erscheinung der Psychoanalyse kann für den so bedenklich gefährlichen Erfahrungshunger der modernen Vernunft geradezu als prototypisch gelten, und sie ist daher ein logisches Feindbild für eine Kulturkritik, die zu einer gesicherten seminaristisch erbaulichen Verdrossenheit einladen möchte.

Das Bild, das ikonisch im allgemeinen Bewußtsein für die Psychoanalyse steht, zeigt den Analytiker in der rührend stolzen Haltung der wissenschaftlichen Neutralität mit dem Notizblock auf den Knien, neben dem auf der Liege ausgestreckten, in die Trance seines unbewußten Gedächtnisses getauchten Patienten. In dem bequem ausgestreckt liegenden Patienten erkennen wir den direkten Vorfahren des heutigen, noch in Krisen selbstbewußten Nachfragers von Seelendienstleistungen. Er weiß, daß er als Co-Wissenschaftler unentbehrlich ist, er kann aber immer auch abbrechen und ein anderes Hilfsangebot buchen. Die Analyse ist sein Abenteuer, seine Forschungsreise, sein Rettungsversuch, der Analytiker oder Therapeut verhält sich wie ein Animateur, er macht Angebote. Die Macht des Analytikers aufgrund seines Geheimwissens und seiner trainierten operativen Raffinesse wurde lange Zeit übertrieben, weil der viel gravierendere Machtzuwachs des Patienten[2] sich erst langsam herausstellt. Der muß nämlich nicht notwendig erdulden und erleiden, sondern macht sich als unverzichtbarer Mitautor auf Diagnose und Therapie seinen eigenen Reim.

---

1. Peter Sloterdijk: Selbstversuch. Ein Gespräch mit Carlos Oliveira. München 1996, S.14.

2. Patient – Kranker in ärztlicher Behandlung [lat. patiens, Genitiv patientis, Partizip Präsens zu pati „(er)dulden, leiden"].

Ohne Spiritualität keine seelische Gesundheit

Mit den Psychoanalytikern und Therapeuten traten eigentlich Philosophen und Anthropologen in das Alltagsgespräch ein, sie fielen aus dem klassischen didaktischen Rahmen akademischer Diskurse und fanden sich in psychotherapeutischen Praxen wieder, in einem dialogischen Laboratorium. Hier werden Menschenbilder einer konkreten Erfahrungswissenschaft ausgesetzt, vor der keine Dogmatik mehr bestehen kann. Es entsteht eine Menschenkunde im Fluß – endgültige Vorläufigkeit. Darüber läßt sich keiner mehr etwas sagen, belehrende Gesten werden gnadenlos aussortiert, jeder will selbst sehen, selbst wissen und selbst zweifeln. Daß nun auch Anthroposophen sich in diesen Wildbach der Erfahrungswissenschaft stürzen, gibt zu den schönsten Hoffnungen Anlaß. Sie werden nämlich dringend gebraucht.

Ohne eine spirituelle Dimension zu berühren, ist seelische Gesundheit in einem nachhaltigen Sinne nicht zu erlangen. Viele seelische Erkrankungen erzeugen einen hohen Leidensdruck, und Menschen haben den Eindruck, der Heilungsauftrag erschöpfe sich in der Abschaffung der Krankheit. Die Krankheit los zu sein, von ihr frei zu sein, darum kreist das Interesse. Der Depressive soll von der Depression befreit sein, der Psychotiker von der Psychose und der Neurotiker von der Neurose. Aber wozu soll er das? Warum soll der Selbstmordgefährdete wieder leben wollen? Was liegt dem Angstneurotiker an dem angstfreien Leben, das er sich wünscht? Vor diesen Fragen nicht zu verzagen, sondern auch sie zum Gegenstand sowohl von Kontemplation und meditativer Erkenntnisbemühung als auch von dialogischer Erfahrungswissenschaft zu machen, das ist der Beitrag, den Anthroposophie leisten kann. Und dieser Beitrag ist zu wertvoll, um ihn rechthaberisch zu hüten.

Zur psychotherapeutischen Arbeit mit sexuell mißbrauchten Frauen

Interview mit Eckhard Roediger

von Joachim Beike

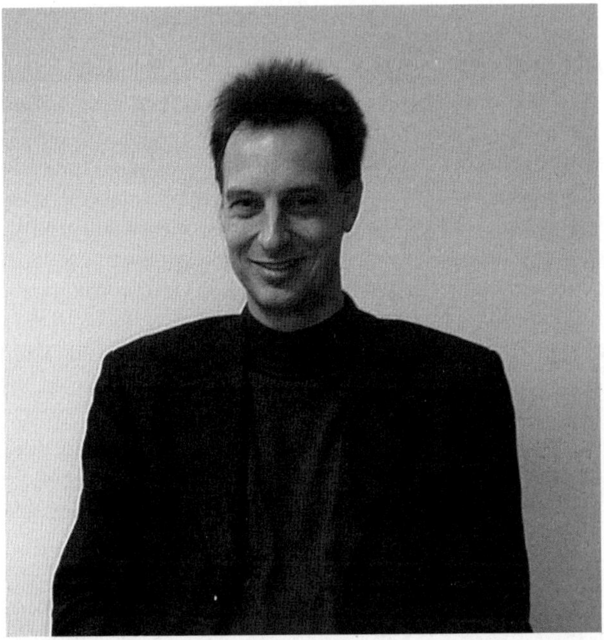

Dr. med. Eckhard Roediger, *geb. 1959 in Frankfurt/M. Nach dem Abitur Studium der Medizin, Promotion und Neurologische Facharztausbildung in Frankfurt/M., anschließend Psychiatrische Facharztausbildung in Darmstadt.*

Ausbildungen in tiefenpsychologischer und Verhaltenstherapie. 1993–2002 Leitender Arzt der Salus-Klinik für Psychosomatik und Sucht in Friedrichsdorf/Ts., seit Ostern 2002 Leitender Arzt der Abteilung für Psychosomatische Medizin und Psychotherapie am Gemeinschaftskrankenhaus Havelhöhe in Berlin. Dozent und Supervisor für Verhaltenstherapie.

E-Mail: eroediger@havelhoehe.de

Die Arbeit mit sexuell mißbrauchten Frauen ist eine der schwierigsten therapeutischen Herausforderungen. Sie bedürfen der professionellen Hilfe von Therapeuten, die sich auf Traumabehandlungen spezialisiert haben. Dr. med. Eckhard Roediger berichtet im folgenden Interview von der psychotherapeutischen Arbeit auf der Akutstation am Gemeinschaftskrankenhaus Havelhöhe in Berlin. Er ist dort Leitender Arzt der Abteilung für Psychosomatische Medizin und Psychotherapie. Die Fragen stellte Joachim Beike (siehe auch das Interview mit ihm in diesem Band).

Vernachlässigung der Kinder

Joachim Beike: Wie geraten Kinder in die Gefährdung, sexuell mißbraucht zu werden? Gibt es da Anzeichen, die zeigen, daß jemand besonders gefährdet ist?

Eckhard Roediger: Grundlage dafür, daß Kinder den Annäherungen von sexuellen Mißbrauchern relativ wehrlos ausgeliefert sind, ist, daß sie in primären Beziehungserfahrungen selten stabile Kontakte erlebt haben. In der Regel sind es vernachlässigte Kinder. Das bei den Eltern nicht befriedigte Bindungsbedürfnis richtet sich nach außen. Mißbraucher haben dafür ein sehr feines Gespür, welche Kinder liebesbedürftig und dadurch verführbar sind. Da dieses Bindungsbedürfnis für Kinder äußerst wichtig ist, sind sie bereit, buchstäblich fast alles dafür zu tun. In der Regel gehen die Mißbraucher auch sehr vorsichtig vor und gewinnen erst das Vertrauen des Kindes, bevor sie systematisch ihre Übergriffe steigern und dem Kind einreden, daß es jetzt schon so weit freiwillig mitgemacht habe, daß es verdorben sei und großen Ärger bekommen würde, wenn es jemandem davon erzählt.

Erschwerend kommt hinzu, daß in den Familien in der Regel eine Sprachlosigkeit herrscht und die Kinder sich von daher nicht trauen, etwas zu sagen. Meistens sind die Eltern auch überfordert bzw. überlastet, so daß sie Veränderungen bei den Kindern oft gar nicht feststellen. Weil die Eltern sowieso schon überfordert sind, zeigen die Kinder den Eltern aus Loyalität auch nicht, daß sie Probleme haben. Die einzige Chance, noch eine minimale Zuwendung zu bekommen, ist zu funktionieren. Von daher sind es oft äußerlich brave und stille Kinder.

J.B.: Gibt es Vorstufen des sexuellen Mißbrauchs?

E. Roediger: Wie angedeutet, beginnen die Vorformen des Mißbrauchs bereits da, wo die Kinder früh darauf dressiert werden, gut zu funktionieren und die eigenen Bedürfnisse immer denen der Eltern unterzuordnen. Das geht damit los, daß die Eltern sagen: „Wenn Du eine liebe Tochter bist, dann machst Du ...“ Später dann: „Sei doch mal ein bißchen lieb zu dem Papa!“ Die Kinder lernen dadurch ganz subtil, daß sie durch angepaßtes Verhalten wenigstens etwas Zuwendung bekommen können. Ein sehr gutes Buch dazu ist übrigens „Der ganz alltägliche Mißbrauch“ von Mathias Wais und Ingrid Gallé (Bietigheim-Bissingen 1996).

J.B.: Kann ich als Mutter oder Vater das Kind irgendwie schützen?

E. Roediger: Zunächst ist es wichtig, die Kinder und ihre eigenen Bedürfnisse überhaupt wahrzunehmen und sie dazu zu ermutigen, ihre Bedürfnisse auch auszudrücken. Das braucht offene, nicht funktional-strukturierte Zeiträume, in denen z.B. „nur so“ miteinander etwas gesprochen oder gespielt wird. Wenn die Kinder etwas sagen, muß man es ernst nehmen und darf es nicht abtun. Auch nichtsprachliche Signale sind wichtig. Später ist es dann zunehmend wichtig, daß man die eigene Meinung der Kinder anerkennt und den sprachlichen Ausdruck fördert. Man muß den Kindern lehren, daß sie auch nein sagen und sich abgrenzen dürfen und daß nicht immer die eigenen Bedürfnisse wichtiger sind als die Bedürfnisse der Kinder.

Vertrauen aufbauen

J.B.: Gibt es bestimmte typische Verhaltensweisen oder Eigenschaften, die Du in der Therapie mit den Frauen erlebt hast?

E. Roediger: Dazu muß ich zunächst anmerken, daß ich als männlicher Therapeut etwas andere Schwierigkeiten in der Beziehungsgestaltung habe als Frauen. Ich habe ja bereits angedeutet, daß Grundlage der Mißbrauchserfahrung in der Regel eine Vernachlässigung durch die primäre Bezugsperson, d.h. üblicherweise die Mutter, zugrunde liegt. Hinter den Problemen mit den (meist männlichen) Mißbrauchern haben die Patientinnen aber ein darunter liegendes, sehr massives Problem mit den vernachlässigenden Müttern. Diese Schwierigkeiten mit Müttern tauchen in den Therapien mit Frauen verzögert auf. Ist es nicht möglich, daß die Patientinnen in den Therapien die Wut auf die Mutter an der Therapeutin abarbeiten können, bleiben wesentliche Störungsanteile unbearbeitet. Diese Gefahr ist besonders dann groß, wenn ideologisch gefärbte Therapien durchgeführt werden von Therapeutinnen, die keine gute Selbsterfahrung haben und daher nicht mit der Wut der Patientinnen umgehen können. Da die Patientinnen gelernt haben, unbeliebte Gefühle zurückzuhalten, bleiben die Therapien unvollständig.

Aber nun zu meinen eigenen Problemen in der Arbeit mit den mißbrauchten Frauen: Zunächst fällt auf, daß die Beziehungsgestaltung viel schwieriger ist als sonst. Die Patientinnen sind übermäßig verletzlich, können das aber kaum verbal ausdrücken. Etwas plump gesagt, läuft man Gefahr, sie als „zickig“ zu erleben. Es ist wichtig, diese erste Phase der Beziehungstests geduldig durchzustehen, bevor sich überhaupt eine tragfähige Beziehung ausbilden kann. Dabei ist es besonders wichtig, das gezeigte Verhalten als Selbstschutz anzuerkennen und nicht so zu reagieren, wie es Alltagspersonen tun. Wenn das eigene Verhalten dabei transparent gemacht wird, fassen die Patientinnen leichter Vertrauen. Es ist auch hilfreich, deutlich zu machen, daß dieses Verhalten bei anderen Patienten auch besteht und in gewisser Weise in dieser Situation „normal“ ist. Fachkenntnis zu zeigen, hilft Vertrauen aufzubauen. Es ist aber dabei wiederum wichtig, den Patientinnen Raum zu lassen, daß bei ihnen auch manches „ganz anders sein kann“, damit sie sich nicht irgendwo einsortiert, sondern in ihrer Individualität wahrgenommen fühlen. Von Anfang an ist also die Beziehungsgestaltung korrigierende emotionale Erfahrung.

Auch im weiteren Verlauf aktualisiert jeder Rückzug des Therapeuten, jede Unmutsäußerung, jede Kränkung frühere Erfahrung von Zurückweisung und Vernachlässigung. Dazu gehören selbstverständlich auch Urlaube, Krankheitszeiten oder aus anderen Gründen ausgefallene Stunden. All diese Dinge müssen, wenn möglich, vorher besprochen und auf der Bewußtseinsebene reflektiert werden. Nur dadurch können die Patientinnen ihre aufkommenden Gefühle relativieren und bewußt reagieren.

Die Therapie kann man oft erleben als eine Schaukelpartie zwischen Erlösungserwartungen und selbstschädigender Resignationstendenz. Hier ist eine extrem gute Selbsterfahrung wichtig, da man sonst als Therapeut Gefahr läuft, in diese emotionalen Schwankungen hineingezogen zu werden und z.B. Retterphantasien zu entwickeln, die zwangsläufig zu Enttäuschungen führen müssen. Die Arbeit mit sexuell mißbrauchten Patientinnen, die sehr oft Symptome und Verhaltensweisen von Borderline-Patienten zeigen, ist schon eine der schwierigsten therapeutischen Herausforderungen.

Emotionale Stabilisierung und Beziehungsreflexion

J.B.: Wie arbeitet Ihr konkret im Gemeinschaftskrankenhaus Havelhöhe mit diesen Patientinnen?

E. Roediger: Im wesentlichen nicht anders als andere qualifizierte Traumatherapeuten auch: Nach der Phase des Beziehungsaufbaus muß zunächst die emotionale Selbststabilisierung funktionieren, bevor an der Aufarbeitung der traumatischen Inhalte gearbeitet werden kann. Da wir nur sehr kurz (ca. 4 Wochen) mit den Patientinnen als Akutstation arbeiten können, steht die emotionale Stabilisierung und die Beziehungsreflexion im Vordergrund. Meist begleitet von der Regelung sozialer Angelegenheiten, die die stärker belasteten Patientinnen oft vernachlässigt haben. In weniger starken Fällen ist die Arbeit an den traumatischen Erinnerungen mittels EMDR, einer speziellen Traumatherapietechnik, möglich. Oft ist dies aber erst in der ambulanten Therapiephase dran. Wir vermitteln allen Patienten Kontakte zu Traumatherapeuten, damit zwischen der stationären Therapie und der ambulanten Weiterbehandlung keine allzu lange Lücke entsteht. Leider gibt es immer noch zu wenig entsprechend qualifizierte Therapeuten und Therapeutinnen.

Im Vergleich zu anderen Traumatherapiestationen legen wir einen besonderen Wert auf den Aufbau eines „inneren Regisseurs", der durch disziplinierte gedankliche Arbeit einen inneren Mittelpunkt aufzubauen hilft, der den belastenden seelischen Erlebnissen entgegengesetzt werden kann. Erwähnenswert ist auch, daß bei uns die Pflegekräfte intensiv in die Stabilisierungsübungen und die Begleitung der mißbrauchten Patientinnen einbezogen sind, so daß ein sehr stabilisierendes und wertschätzendes Umfeld auf der Station gegeben ist. Dies ist deshalb besonders wichtig, weil die Patientinnen während der Therapie doch sehr unterstützungsbedürftig und „seelisch wund" sind.

Fragen nach dem Wesen und Sinn des Bösen

J.B.: Gibt es spezielle Behandlungsansätze aus der Anthroposophie heraus?

E. Roediger: Die anthroposophische Erweiterung bzw. Durchdringung der Therapiearbeit zeigt sich an mehreren Stellen: am deutlichsten vielleicht in den Ansätzen zu verstehen, wie „so etwas" überhaupt passieren kann. Regelmäßig tauchen in den Therapien die Fragen auf: „Wie können Menschen so etwas tun, warum ist das *mir* passiert, was ist das für eine Welt, in der so etwas ungestraft gemacht werden darf?" Oder noch direkter: „Was ist das für ein Gott, der so etwas zuläßt?" Die Anthroposophie gibt viele Anregungen zu den Fragen nach dem Wesen und Sinn des Bösen in der Welt. Sie eröffnet die Dimension der überpersönlichen Einwirkungen in unsere Seele bzw. in unsere Handlungsimpulse hinein und zeigt unsere Verantwortung, auf diese Einwirkungen bewußt und in Freiheit zu antworten, um unserer Aufgabe als Mensch gerecht zu werden. Sie kann helfen, Schicksal als Entwicklungsanstoß zu verstehen und dadurch Kräfte freisetzen.

Über die Hälfte der Patientinnen haben noch einen gewissen Bezug zu religiösen Fragen, wenn auch nicht in Verbindung mit den traditionellen Kirchen. Eine umfassende Psychotherapie sollte diese Bereiche nicht ausklammern, sondern in aller Freiheit mit den Patientinnen betrachten. Es ist schon von zentraler Bedeutung, daß wir Menschen da eine besondere Verantwortung und Entwicklungsmöglichkeit haben. Wir sind eben nicht festgelegt durch das, was wir erlebt haben, wie schlimm es auch immer gewesen sein mag. Wir haben die Chance, aus unseren Bewußtseinskräften heraus anders zu handeln, als wir es selbst erlebt haben. Das ist ja gerade der Übergang vom Alten zum Neuen Testament, daß wir nicht mehr nach dem Motto „Auge um Auge, Zahn um Zahn" handeln müssen, sondern daß wir die Chance haben, aus uns heraus neue Anfänge im Sinne des Guten zu machen. Wenn wir es schaffen, die inneren Handlungsautomatismen zu unterbrechen und selbstreflektiert zu handeln, haben wir eine sehr klare Empfindung dafür, wie wir im Sinne des Bösen oder im Sinne des Guten handeln können. Diesen Freiraum müssen wir pflegen, wozu die Anthroposophie konkrete Übungsanregungen bietet.

Neben der Bereitschaft, diese mehr philosophisch-religiösen Aspekte auf einer lebenspraktischen Ebene anzuschauen, kommen aus dem anthroposophischen Hintergrund aber auch ganz „handfeste" Beiträge wie spezielle Massagetechniken und äußere Anwendungen, die helfen, einen neuen Bezug zum eigenen Körper aufzubauen. Dann gibt es noch die sehr ausdifferenzierten und strukturgebenden künstlerischen Therapien und die Heileurythmie, die sehr umfassend erlebnis- und ressourcenaktivierend wirken und dadurch die Gesprächstherapien unterstützen. Nicht zuletzt können auch anthroposophische Heilmittel helfen, die gesunde Verbindung der seelisch-geistigen Prozesse mit den aufbauenden Stoffwechselprozessen zu fördern.

Auch wenn die anthroposophische Psychotherapie und Traumabehandlung noch nicht sehr gut ausformuliert ist, bringt sie doch eine Reihe von wichtigen Erweiterungen und Ergänzungen, die sich auch in der Milieu- und Beziehungsgestaltung auf Stationen für die Patientinnen deutlich erlebbar niederschlagen.

Die Symptome verstehen

J.B.: Wie kommt so ein Mißbrauch eigentlich heraus? Das Erlebnis ist doch zumeist schmerzhaft und beschämend, wenn man sich daran erinnert.

E. Roediger: Bei Kindern in der Regel durch Verhaltensauffälligkeiten, die nicht übersehen oder schöngeredet werden dürfen, z.B. zunehmender sozialer Rückzug, überangepaßtes Verhalten, Einnässen, Bauchschmerzen, sexualisiertes oder aggressives Verhalten und natürlich körperliche Zeichen (genitale Verletzungen oder Infektionen).

Bei Erwachsenen bestehen in der Regel zunächst unspezifische Symptome (Ängste, Schlafstörungen, bulimische Eßstörungen, Schmerzen im Unterleib oder Halsbereich oder Alkohol- oder Drogenmißbrauch, um sich dadurch selbst zu dämpfen). Wir müssen als Therapeuten eine Brücke zwischen den Symptomen und dem möglicherweise dahinter liegenden Mißbrauch bauen. Wir dürfen ja nicht vergessen, daß den Patientinnen als Kind verboten wurde, über diese Dinge zu sprechen. Außerdem bestehen starke Scham- und Schuldgefühle, die von den Tätern gefördert bzw. gezielt erzeugt wurden. Ich habe noch nie erlebt, daß Patientinnen nicht damit umgehen können, wenn man in dieser Weise offen, aber sachlich nach diesen Erlebnissen fragt. In der Regel wird es als professionell und vertrauensfördernd erlebt. Es geht ja auch gar nicht um Details, sondern um den Sachverhalt an sich. Eine solche Verdachtskonstellation besteht bei den genannten Symptomen in Verbindung mit der beschriebenen Beziehungsgestaltung sowie einem sozialen Beruf (z.B. Krankenschwester, Kindergärtnerin, Sozialarbeiterin, Tier- oder Altenpflegerin).

Es ist aber sehr wichtig, in diesem Zusammenhang eine gute Balance zu halten, indem man zwar einerseits Gesprächsbereitschaft signalisiert, aber keinerlei Anreize schafft, sich durch übertriebene oder erfundene Mißbrauchsschilderungen Zuwendung zu holen und ein sogenanntes „False-memory-Syndrom“ zu induzieren. Solche Patientinnen gibt es natürlich auch. Diesen Tendenzen kann man vorbeugen, wenn man den Patientinnen keine besondere Zuwendung gibt, sondern sie von Anfang an auffordert, aktiv an der Bewältigung der Symptome zu arbeiten. Die Patientinnen, die mit einer Mißbrauchsdiagnose vor allem vermehrte Zuwendung bekommen wollen, brechen die Therapie relativ schnell ab, wenn sie nicht bekommen, was sie suchen. Die Patientinnen, die wirklich traumatisiert sind, sind eher bereit, an der Bewältigung ihrer Symptome aktiv mitzuhelfen.

Traumabewältigung ist harte Arbeit

J.B.: Wie läuft der Kampf um die eigenverantwortliche, regelmäßige Übung der Patientinnen ab?

E. Roediger: Das ist im Grunde der Knackpunkt der ganzen Therapie: Fortschritte machen nur die Patientinnen, die bereit sind, die Traumabewältigung zu ihrer eigenen Sache zu machen und dafür hart zu arbeiten, im Sinne des Satzes: „Du bist nicht verantwortlich für das Problem, aber für die Lösung.“ Das ist tatsächlich oft ein harter Kampf, denn wir können wirklich verdammt wenig tun, wenn die Patientinnen nachts immer wieder Flashbacks haben, besonders wenn wir ambulante Behandler sind. Auch Medikamente helfen da leider arg wenig. Es hilft nur geduldige, beharrliche Anwendung der Ablenkungs- und Stabilisierungstechniken, denn die Erfolge stellen sich wirklich nur langsam ein. Von daher gebührt diesen Patientinnen unser größter Respekt. Ermutigung spielt eine große Rolle und Verständnis für Ungeduld und zwischenzeitliche Resignationsneigung bei den Patientinnen.

J.B.: Wie gehst Du als Therapeut mit den Tendenzen der Vermeidung einerseits und den extremen Beziehungswünschen der Patientinnen andererseits um?

E. Roediger: Da hilft nur anhaltende Reflexion des aktuell in der Therapie gezeigten Beziehungsverhaltens, um das automatisiert ablaufende Verhalten auf eine reflektierte, sprachliche Ebene zu bringen. Wichtig ist, nie Vorwürfe zu machen, sondern zu zeigen, daß das Verhalten aus der Kindheit kommt und dort eine vielleicht angemessene Reaktion oder Bewältigungsstrategie war. Das Problem entsteht ja erst, wenn man sich als Erwachsener immer noch genauso hilflos fühlt wie als Kind und seine inzwischen vorhandenen Möglichkeiten nicht nutzen kann. Entsprechend dem Motto „Nur selber essen macht stark“ müssen wir zwischen dem gezeigten Verständnis für das Problem immer wieder die aktive Problemlösung durch die Patientinnen anmahnen. Auch das Vermitteln neurobiologischer Zusammenhänge aus der neueren Gedächtnisforschung ist hilfreich, damit die Patientinnen verstehen, daß sie sich von den aufflackernden alten Bildern trennen können und müssen, auch wenn sie gegenwärtig erscheinen. Die Distanzierung vom seelischen Erleben und das Aufbauen einer vernunftgesteuerten Selbstregulation sind ungeheuer wichtig.

Außerdem müssen kleinste Erfolge bei der emotionalen Stabilisierung extrem anerkannt werden, weil die Patientinnen sie sonst in der Regel durch ihre Tendenz zur Selbstentwertung schnell zunichte machen. Wenn es den Patientinnen (anfangs vielleicht nur in Begleitung von Therapeuten) gelingt, Flashbacks durch Gedankenlenkung zu unterbrechen, ist das ein Riesenschritt. Meist beklagen die Patientinnen, daß die negativen Bilder rasch wiederkommen, sobald sie sich nicht mehr aktiv ablenken, und werten das als Mißerfolg. Dabei ist es doch gerade der Beweis, daß grundsätzlich Ablenkung möglich ist und die richtige Konsequenz sein muß, diese Übungen verstärkt fortzusetzen. Hier ist viel Geduld und Aufmunterung durch die Therapeuten nötig. Außerdem muß diese Tendenz zur Selbstentwertung auch reflektiert und in Frage gestellt werden. Es ist also wirklich viel zu tun!

Die alten Muster setzen sich weiter fort

J.B.: Wenn das alles so schwierig und langwierig ist, warum sollen sich die Patientinnen überhaupt auf eine solche Behandlung einlassen; was bringt es ihnen für einen erlebbaren Vorteil? Sollte man die Dinge dann nicht lieber ruhen lassen?

E. Roediger: Das Problem ist, daß sich die alten Muster immer weiter fortsetzen, wenn wir sie nicht bewußt verändern. Dies betrifft alle Symptome der posttraumatischen Belastungsstörung wie das soziale Rückzugsverhalten, die Beziehungsstörungen, die dauernde innere Anspannung, die wiederkehrenden Erinnerungen (Flashbacks) und alle anderen bereits genannten Symptome, die als Folgen oder Bewältigungsversuche der früheren Belastungen entstanden sind. Die Patientinnen können „die Augen nicht mehr schließen", wenn die vordergründige Stabilität erst einmal zusammengebrochen ist. Dies immer der Fall, wenn die Bewältigungsversuche nicht mehr funktionieren und die Symptome so zunehmen, daß der Alltag nicht mehr bewältigt werden kann.

In der Regel suchen die Patientinnen erst dann Therapie auf, wenn es gar nicht mehr aus eigener Kraft weitergeht. Dann bleibt ihnen nur noch die Flucht nach vorn, nämlich den „Kampf mit dem inneren Drachen" aufzunehmen und ihn wieder aus der eigenen Seele hinauszuwerfen. Hier spielt sich oft ein subtiler Kampf mit den Behandlern ab, weil manche Patienten in der Behandlung eine Art „Wiedergutmachung" erhoffen. Wenn wir Behandler dies nicht erkennen und benennen, drohen lange und wiederholte Aufenthalte, oft sogar Berentungen. Indem wir das falsche Verhalten verstärken, können wir Behandler da erheblich zu negativen Entwicklungen beitragen. Deswegen gehören traumatisierte Patienten in speziell dafür qualifizierte Behandlungen, auch wenn sie sich dort anfangs weniger wohl fühlen als bei ihren Hausärzten oder z.B. bei ihrem Analytiker. Natürlich gibt es auch traumaqualifizierte Analytiker, aber sie müssen eben auch speziell qualifiziert sein. Eine normale Therapieausbildung reicht in keinem Falle aus, mit diesen Patienten effektiv zu arbeiten. Da wird immer noch viel zu viel zum beidseitigen Leidwesen herumprobiert.

Die Beziehung zu den Eltern

J.B.: Gibt es in den Beziehungen zu den Eltern bestimmte Punkte, die besonders bearbeitet werden müssen?

E. Roediger: In der Regel ändern die Eltern ihre Beziehungsmuster nicht. Paradoxerweise sind die Patientinnen trotz der Vernachlässigung innerlich an die Eltern gebunden und hoffen immer noch darauf, doch noch die „guten Eltern“ zu finden. Die Elternkontakte aktualisieren aber häufig die alten Erlebensweisen, so daß danach Verhaltensrückfälle und Verschlechterungen auftreten und die Patientinnen gewissermaßen wieder in die Kind-Rolle hineinrutschen. In der Regel ist daher eine äußere Abgrenzung von den Eltern notwendig, „Der Becher bleibt leer“, auch wenn die Patientinnen ihn den Eltern immer wieder hinhalten möchten. Diese Abgrenzung löst Schmerz aus, ist aber die Grundlage zu erkennen, daß die Patientinnen selbst für sich sorgen müssen. In der Regel werden sich die Eltern nicht ändern, ihr Kind nie verstehen und geben auch selten eine Schuld zu. Die Lösung liegt also nicht bei den Eltern, sondern in der Verselbständigung.

J.B.: Wie reagieren die Patientinnen, wenn in der Therapie über die vernachlässigende Mutter oder den vernachlässigenden Vater gearbeitet wird? Wie kann das produktiv werden?

E. Roediger: Solange die Patientinnen den Schmerz der Enttäuschung meiden, gibt es auch keine Lösung. Marsha Linehan hat recht, wenn sie sagt: Wir müssen erst bedingungslos annehmen, was ist, bevor wir dann das Beste daraus machen können. Im Annehmen der Vernachlässigung des „inneren Kindes“ liegt das Fundament, auf das wir später unser inneres Zuhause und ein neues Mittelpunktserleben aufbauen können, das uns erst die Abkehr von der Umkreisorientierung ermöglicht, die uns immer wieder von unseren eigenen Bedürfnissen wegbringt. Hinter den oberflächlich vorhandenen Ängsten kommt zunächst Wut und dahinter eine lähmende Leere und Traurigkeit. Erst wenn die Patientinnen diese Gefühle annehmen und aushalten können, geht es wirklich voran. Rein kognitive Therapien können daran scheitern, daß sie zu schnell zu den Lösungen kommen wollen, bevor der seelische Untergrund vorbereitet ist.

Die Erinnerungen langsam austrocknen

J.B.: Auf welche psychotherapeutische Arbeit muß sich eine Patientin einstellen, die an den sich aufdrängenden Erinnerungen des Mißbrauchs leidet und die diese Erinnerungen (Flashbacks) loswerden möchte?

E. Roediger: Vor allem auf die schmerzliche Erfahrung, daß sie die Erinnerungen nie ganz wird loswerden können. Man kann diese intensiv im Gedächtnis eingebrannten Erinnerungen nicht löschen, man kann sie nur langsam austrocknen, indem man ihnen immer weniger Raum gibt, sich rasch von ihnen lösen kann und positivere Gedanken und innere Bilder dagegenstellen lernt. Konkret geht dies in der Traumasynthesearbeit so, daß beim EMDR abwechselnd die Patienten mit den emotionalen Erlebnissen in Kontakt gehen und sie anschließend in einer sprachlichen Form zum Ausdruck bringen. Dadurch werden die emotionalen Gedächtnisspuren mit dem bewußten biographischen Gedächtnis verbunden und eine innere Distanzierung erleichtert. Nur so können die Patienten erkennen, daß es sich um alte Gefühle aus zum Teil Jahre zurückliegenden Erlebnissen handelt, auch wenn sie in Gegenwartsqualität erscheinen. In bestimmten Triggersituationen wird der Schmerz aber immer wieder hochkommen können. Es ist aber auch schon ein sehr gutes Ergebnis, wenn die Patienten lernen, sich immer schneller aus diesen Empfindungen zu befreien.

J.B.: Können Patientinnen, die sexuell mißbraucht wurden, wieder eine befriedigende Sexualität und Zärtlichkeit entwickeln?

E. Roediger: Grundsätzlich ja, aber auch das ist ein langer Weg, den man nur erfolgreich gehen kann, wenn man einen verständnisvollen und geduldigen Partner hat. Letztlich muß Sexualität völlig neu gelernt werden. Auch hier kann man beobachten, wie tief die Patientinnen verformt wurden, denn anfangs erleben die Patientinnen oft nur die sexuellen Praktiken als stimulierend, mit denen die sexuellen Mißbraucher sie damals zunächst stimuliert hatten. Dies zeigt sich z.B. deutlich in den Selbstbefriedigungsphantasien. Hier zeigt sich einmal mehr das Prinzip innerer Bahnung und Fixierung.

Diese alten Muster müssen die Patientinnen zurückweisen und systematisch neue Erlebensmuster mit dem Partner einüben. Dabei ist besonders wichtig, daß sie klar und unzweideutig, am besten durch klare Worte, zum Ausdruck bringen, was sie wollen und was nicht. Das muß systematisch geübt werden (natürlich mit dem Partner und nicht mit dem Therapeuten!!!). Aber im Ernst: Es ist erschreckend, wie viele Patientinnen auch in der Therapie sexualisiertes Verhalten zeigen. Männlich Therapeuten müssen darauf vorbereitet und geschult sein, wie sie mit diesen „Angeboten" umgehen müssen. Die hohe Anzahl von Mißbrauch in den Therapien (angeblich bis zu 10 %) resultiert zu einem großen Teil aus diesen unbewußt inszenierten Verführungssituationen. Es ist natürlich furchtbar, wenn Therapeuten in diese „Beziehungsfalle" tappen oder gar die mangelnde Abgrenzungsfähigkeit der Patientinnen ausnützen. Auch das gehört zur Traumatherapieausbildung, damit umgehen zu können.

J.B.: Wie kann man eigentlich verhindern, daß die Opfer zu Tätern werden, bzw. in welchen Zeiträumen können die Persönlichkeitsmuster „abgestreift" werden?

E. Roediger: Eigentlich nur durch anhaltende Selbstreflexion und Selbsterziehung, denn die in der Kindheit eingravierten Muster sind verdammt hartnäckig! Die bereits erwähnte Berufswahl stellt ja auch einen unbewußten Versuch dar, es im Leben besser zu machen als das, was man selbst erlebt hat. Das allein reicht aber oft nicht aus. Dennoch kann ein positives Umfeld und das Heraustreten aus den alten Beziehungsmustern viel bringen. Leider wählen viele mißbrauchte Patientinnen Partnerschaften, in denen sie auch wieder unterdrückt und schlecht behandelt, ja nicht selten sogar wiederum vergewaltigt werden. Es braucht oft jahrelange therapeutische Unterstützung, um die Patientinnen aus diesen äußeren und inneren Bedingungen herauszulösen, die die Störung aufrecht erhalten.

Aber die Arbeit lohnt sich, weil diejenigen Patientinnen, die den Weg schaffen, oft eine besondere Ausstrahlung und Würde haben. Aber abstreifen kann man die alte Haut leider nicht, es bleiben immer Narben der erlittenen Gewalt zurück, wie es der Titel des sehr empfehlenswerten Buches von Judith Herman auf den Punkt bringt („Narben der Gewalt", München 1994). Gerade deshalb ist die therapeutische Arbeit das Mindeste, was wir Menschen den traumatisierten Kindern anbieten können. Es ist sehr erfreulich, daß sich immer mehr Therapeuten auf Traumabehandlungen spezialisieren, denn die Hilfe muß auch wirklich professionell sein. Die Patientinnen haben es nicht verdient, daß an ihnen herumdilettiert wird.

Adresse:
Abteilung für Psychotherapie und Psychosomatik
Gemeinschaftskrankenhaus Havelhöhe
Kladower Damm 221
D-14089 Berlin

Behandlungsschwerpunkte: Ängstliche und depressive Anpassungsstörungen, posttraumatische Belastungsstörungen, funktionelle Störungen, Eßstörungen, Persönlichkeitsstörungen.

Kontakt und Information über das Sekretariat
Frau Heidelberg, Tel.: 030/ 3 65 01–681

Bericht über eine fünfwöchige stationäre Psychotherapie

Michaele Quetz*

Ich werde über eine sich über fünf Wochen erstreckende stationäre Psychotherapie in der Filderklinik, Abteilung für psychosomatische Medizin, berichten.

Im Erstgespräch berichtete die 54jährige Patientin, daß bei ihr vor einigen Wochen ein Mammacarcinom festgestellt, operiert und bestrahlt wurde. Als sie sich neu mit der Diagnose auseinandersetzen mußte, hatte sie sich im Internet über Therapiemöglichkeiten informiert und sich von verschiedenen Onkologen beraten lassen. Dann hatte sie sich für eine Klinik entschieden. Operativ hatte man den Tumor im Gesunden entfernen können, nach der Bestrahlung war ihr gesagt worden, daß sie mit einer guten Prognose rechnen könnte.

Bis zu diesem Augenblick des Berichtes erlebte ich eine klar formulierende, freundlich distanzierte Frau, die so unbeteiligt von sich sprach, als spreche sie von einer weitläufigen Bekannten und nicht von sich selbst.

Alles erschien ihr sinnlos

Das änderte sich unvermittelt. Sie sprach mit Tränen in den Augen weiter, daß sie sich gar nicht mehr erkennen, nicht wissen würde, was mit ihr los wäre. Eigentlich sei die Krankheit überstanden, und sie könne froh sein, daß es so gut ausgegangen sei. Aber sie sei immer müde, habe keine Lust mehr zu irgendeiner Tätigkeit, würde auch nichts mehr hinkriegen. Alles erschiene ihr sinnlos, und das, obwohl ihr Leben erst vor kurzem eine so positive Wendung genommen habe.

Auf Anraten ihres Onkologen hatte sie sich zur psychosomatisch-psychotherapeutischen Behandlung in unsere Klinik begeben.

Auf Nachfrage gab die Patientin an, daß sie bisher in ihrem Leben mit allen Schicksalsschlägen gut fertig geworden sei. Die Frage nach früheren Krankheiten verneinte sie. – Sie wirkte, mit Ausnahme der oben beschriebenen Situation, in ihrem Denken klar strukturiert und rational distanziert.

* **Dr. med. Michaele Quetz,** Ärztin für psychotherapeutische Medizin und Innere Medizin / Psychotherapie an der Filderklinik bei Stuttgart.

Auf die Frage nach ihrem Behandlungsziel antwortete die Patientin: „Ich möchte mit Freude mit meinem Mann, meinem Sohn und meiner Schwiegertochter leben und natürlich auch wieder arbeiten können."

Ihr Lebenstraum verwirklichte sich nicht

Die therapeutische Aufgabe für mich war, mit der Patientin gemeinsam daran zu arbeiten, daß sie die Krankheit annehmen kann, um sie seelisch zu verarbeiten und dann vielleicht überwinden zu können. Ich schlug ihr vor, mir ihre jetzige Lebenssituation mit dem Schwerpunkt, wie es ihr gefühlsmäßig ergehe, zu berichten. Da brach ihre gesamte Lebensgeschichte aus ihr hervor, als ob sich etwas lange angestaut hätte. Das Berichten und gemeinsame Erleben und Reflektieren ihrer biographischen Entwicklung nahm die ersten therapeutischen Sitzungen ein.

Sie berichtete, daß sie in ihrer Kindheit, den letzten Kriegsjahren, unter großen Entbehrungen gelitten habe und früh ihrer überforderten Mutter tatkräftig zur Seite habe stehen müssen. Bis zur Rückkehr des Vaters aus der Kriegsgefangenenschaft habe sie oft die Verantwortung für sich, die jüngeren Geschwister und die Mutter tragen müssen. Als der Vater zurückkam, hätten für ihn nur Arbeit und Leistung gezählt. Er habe sich in den beruflichen Neuanfang gestürzt und überhaupt kein Verständnis für ihre Bedürfnisse als Jugendliche gehabt, und sie hatte sich gefügt. Sie war von melancholischem Temperament und nicht kämpferisch-rebellisch veranlagt. Sie nahm sich seelisch schnell zurück. Auch die normale Pubertätskrise fand bei ihr wohl nicht statt.

Sie berichtete weiter, daß sie, außer in die Schule zu gehen und zu Hause zu helfen, viel lernte, das Abitur sehr gut bestand und viel Anerkennung, vor allem durch den Vater, dafür bekam. Die sich anschließenden Studentenjahre waren erfolgreiche Jahre, sie bekam ein Begabtenstipendium für das Fach Physik. Durch weiterhin sehr gute Leistungen stand ihr die Universitätslaufbahn offen, sie hatte auch vor, diese einzuschlagen, arbeitete hart und diszipliniert. Dann änderte sich ihr Leben schlagartig. Sie verliebte sich mit 24 Jahren, wurde ungeplant schwanger, freute sich darüber und heiratete. Mit 25 Jahren, nach der Geburt ihres Sohnes – sie war bereits promovierte Physikerin – beendete sie ihre wissenschaftliche Laufbahn und träumte von einer großen Familie. Sie war glücklich. Doch ihr Lebenstraum verwirklichte sich nicht. Ein Jahr nach der Geburt des Sohnes verunglückte ihr Ehemann beim Klettern tödlich.

Sie nahm ihren wissenschaftlichen Weg wieder auf, arbeitete mit großem Einsatz, übernahm Führungsaufgaben. Ihren Sohn gab sie tagsüber in eine

Pflegefamilie. Sie versuchte, ihren mütterlichen und beruflichen Pflichten gerecht zu werden. Alles andere zählte nicht.

Befragt nach den Gefühlen in dieser Zeit, sagte sie, daß sie seit dem Tod des Ehemannes keine Gefühle mehr zugelassen habe. „Bis ich vor über zwei Jahren meinen jetzigen Ehemann kennenlernte, wußte ich überhaupt nicht mehr, was Gefühle sind."

Eine tiefe Sinnkrise

Mit 52 Jahren, ungefähr zwei Jahre vor Ausbruch der Krebserkrankung, geriet sie in eine tiefe Sinnkrise. Ihr Sohn, inzwischen beruflich selbständig, verheiratet, war längst außer Haus. Es stellte sich der dringende Wunsch nach Veränderung ein, so konnte das Leben nicht weitergehen. Da eröffneten sich ihr zwei Wege, nämlich entweder einem Ruf an eine amerikanische Universität zu folgen oder nach vielen Jahren des Alleinseins den Mann, den sie seit einem halben Jahr liebte, zu heiraten und in Deutschland zu bleiben. Sie heiratete und hatte das Gefühl, neu geboren zu sein. Wenige Wochen nach ihrer Hochzeit ertastete sie den Knoten in ihrer Brust.

Es wurde bei der biographischen Rückschau deutlich, daß durch das ganze Leben der Patientin hindurch eine gehemmte und belastete emotionale Entwicklung stattgefunden hatte. Schon in den frühen Jugendjahren trug sie, bedingt einerseits durch die Zeitsituation und andererseits durch die schwächliche Konstitution der Mutter, große Verantwortung und hatte viele Pflichten. Später verinnerlichte sie das väterliche Leistungsprinzip. Eine Pubertätskrise war nicht zu finden. Mit 24 Jahren folgte sie ihren gerade erwachten Gefühlen, da stirbt ihr Mann und mit ihm ihr Lebenstraum. Sie konnte nicht trauern, verarbeitete den frühen Tod ihres ersten Mannes nicht, ihre sich entwickelnde Empfindungsseele wurde zutiefst gekränkt. Gefühle bekamen keinen angemessenen Raum, sie stauten sich. Es entwickelte sich über lange Zeit eine emotionale Ausdrucks- und Sprachlosigkeit.

Bis dahin hatten wir die Lebensgeschichte unter dem gefühlsmäßigen Aspekt erinnernd aufgearbeitet. Die Patientin erkannte, daß sie seit dem Tod ihres ersten Mannes ihre sowieso spät entwickelten Gefühle unterdrückt hatte. Sie verspürte an dieser Stelle der Gespräche tiefe Trauer. Auch zeigte sich bisher nicht bekannter Ärger darüber, daß ihr erster Mann einem so riskanten Hobby nachgegangen war, wo er doch die Verantwortung für eine junge Frau, die alles für ihre Liebe aufgegeben hatte, und einen kleinen Sohn hatte. Sie träumte in jener Zeit viel von ihrem ersten Mann. Wir besprachen die Träume in der Therapie. Nach einem Traum war sie wie erlöst: „Jetzt kann ich ihn loslassen, er hat gesagt, es gehe ihm gut."

Viel Schmerz wurde erlebbar, als sie ihrem Muttersein nachspürte. Sie trauerte darum, daß sie die Erziehung ihres Sohnes zum großen Teil an andere Menschen abgegeben hatte.

Die eigenen Gefühle ernst nehmen

Es ging der Patientin, obwohl sie litt, von Tag zu Tag besser.

Wir gingen im weiteren der Frage nach, ob sich die jahrelange emotionale Ausdrucks- und Sprachlosigkeit, die unterdrückten Gefühle, im Laufe der Zeit einen somatisch-organischen Ausdruck in der Krebserkrankung im Sinne eines physisch-organischen Lebens anstelle eines seelisch-emotionalen Erlebens gesucht hatten. Natürlich nicht ohne das Bewußtsein um das Wissen, daß die Krebserkrankung eine multifaktorielle Genese und neben der seelischen auch eine körperliche und geistige Dimension hat.

An dieser Stelle entstand die verständliche Frage von seiten der Patientin, warum sie jetzt krank geworden sei, zu einem Zeitpunkt, zu dem doch durch ihre neue Liebe ihre Gefühle gerade wieder zum Leben erweckt worden waren. In diesem Zusammenhang mußte bedacht werden, daß sich die Krebserkrankungen meist über Jahre hinweg langsam entwickeln, bis sie somatisch manifest werden können. Aber gleichzeitig konnte auch konstatiert werden, daß der Schritt, auf ihre Gefühle zu hören, sie ernst zu nehmen und ihnen gemäß zu handeln, eine Bewegung in die richtige Richtung war.

Wesentlich wurde im weiteren bis zum Therapieende erstens das Üben der Wahrnehmung der eigenen Gefühle, zweitens das Ernstnehmen der eigenen Gefühle und drittens das Äußern der eigenen Gefühle. Die Patientin wurde eingeladen, ein Gefühlstagebuch zu führen, einen täglichen Gefühlsrückblick zu machen. Sie begann, Gedichte und Geschichten zu schreiben, und fing an, angeregt durch die Maltherapie, sich bildnerisch zu äußern. Es offenbarte sich ein reiches, differenziertes Gefühlsleben.

Es ging ihr zusehends besser.

Die Patientin verabschiedete sich aus der Therapie mit folgenden Worten: „Ich fühle mich so frei und gut wie in der Zeit, als mein Sohn geboren wurde. Meine Seele ist aus ihrem Kerker befreit, sie wird offen für alles Schöne, das es trotz des Leides überall gibt.“

Die Krankheit ist bis heute, mehrere Jahre später, nicht wieder aufgetreten.

Neue Perspektiven und Impulse

Interview mit Peter Petersen

von Renate Hasselberg

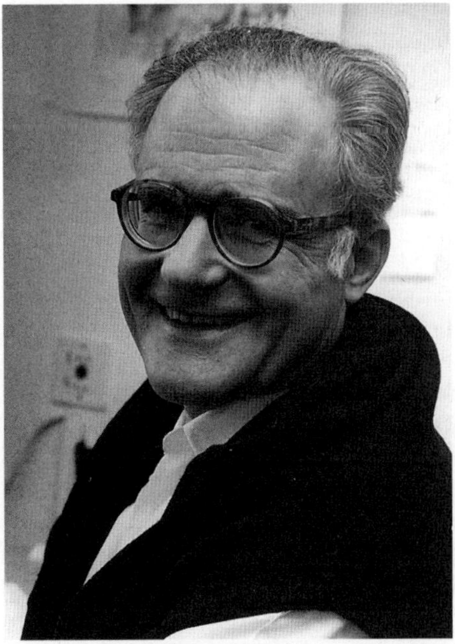

Prof. Dr. med. Peter Petersen, *Professor em. für Psychotherapie an der Medizinischen Hochschule Hannover, ehem. Leiter des Arbeitsbereiches Psychotherapie und Gynäkologische Psychosomatik an der Frauenklinik der Medizinischen Hochschule, Arzt für Psychiatrie und Neurologie, Psychotherapie, Psychoanalyse. Forschungen auf dem Gebiet der Psychologie von Eingriffen in die menschliche Fruchtbarkeit (hormonale Kontrazeption, Sterilisation, Schwangerschaftsabbruch, Retortenbefruchtung). Wissenschaftliche Arbeiten und praktische Zusammenarbeit in der Psychotherapie und Kunsttherapie. Verheiratet, vier Kinder.*

Buchveröffentlichungen (Auswahl): Forschungsmethoden Künstlerischer Therapien (Stuttgart 2002); Der Therapeut als Künstler (Stuttgart 2000); Majestät des Todes, Bewegung des Lebens (Stuttgart 1998); Dieser kleine

Funken Hoffnung (Stuttgart 1993); Strukturen therapeutischen Handelns. Manipulation und therapeutischer Dialog (Stuttgart 1987); Schwangerschaftsabbruch (Stuttgart 1986).

„Der Therapeut als Künstler" ist eine seiner vielen Publikationen, und das Thema von Prof. Peter Petersen ist neben seiner therapeutischen Arbeit die Förderung der künstlerischen Therapien. Sie nehmen nach seiner Einschätzung in der Heilkunde einen wichtigen Platz ein.

Hat das Verständnis des Menschen in den letzten 25 Jahren zugenommen? Und wenn ja, worin besteht dieses Verständnis? Gibt es eine anthroposophische Psychotherapie? Und ist Anthroposophie hier im Sinne einer Erweiterung gemeint? Gibt es Erkrankungen, die durch die Psychotherapie (das Wort heilt) allein geheilt werden können, oder brauchen wir zusätzliche Therapien, z.B. die künstlerischen Therapien, um die gesunden Seelenanteile der Patientenpersönlichkeit zu stärken? Offensichtlich ist das Wort als Heilquelle nicht die einzige Möglichkeit, auf das Leid des Patienten zu antworten.

In diesem Interview beschreibt Prof. Peter Petersen, unter welchen Bedingungen die anthroposophische Psychotherapie sinnvoll ist und wie sie ihm selbst eine Quelle in seinem persönlichen Leben geworden ist. Themen wie Kausalität als Krankheitsverständnis und „Man darf die Welt nicht vergessen" sind wichtige Gesichtspunkte des Therapeuten in seinem Verhältnis zur Innenschau und der Verantwortung gegenüber der Welt.

Renate Hasselberg: Erzählen Sie bitte zunächst etwas über Ihren Werdegang als Psychiater und Therapeut. Was hat Ihre persönliche Biographie mit Ihrem Beruf zu tun?

Peter Petersen: In meiner Jugend wurde ich dadurch geprägt, daß mein Vater ein idealistischer Nazi war, nebenbei: vollkommen blauäugig. Interessant ist, daß im Zuge meiner psychoanalytischen Ausbildung diese ganze Zeit tabu blieb. Ich habe acht Jahre Lehranalyse gemacht – vor allem in den 60er und 70er Jahren –, das Thema der persönlichen Verflechtung in das gesamte nationalsozialistische Geschehen blieb im Unbewußten.

Für meinen Werdegang war insbesondere meine humanistische Ausbildung wichtig. Zuerst wußte ich nicht, welchen Beruf ich ergreifen sollte. Aber dann habe ich Medizin studiert, um konkret etwas mit Menschen zu tun zu haben. Gleichzeitig habe ich Philosophie und Psychologie studiert und mich neben meinem Studium intensiv mit den Grundlagen der Anthroposophie Rudolf Steiners befaßt. Damals gab es in Freiburg eine auf diesem Felde sehr rege Studentengruppe.

In dieser Zeit habe ich auch die Tiefenpsychologie kennengelernt. Ich habe eine psychoanalytische Ausbildung begonnen, aber nicht um Therapeut zu werden, sondern aus Erkenntnisinteresse. Meine psychiatrische Ausbildung habe ich in der Schweiz absolviert, vor allem in der psychiatrischen Universitätsklinik in Zürich. Später kam ich dann nach Hannover, da hier ein Sozialpsychiater tätig war, der neue Impulse geben wollte. Das war Ende der 60er, als in Deutschland der Kulturkampf ausgetragen wurde. Hier habe ich zuerst die Psychiatrie mit aufgebaut, bin dann aber an die Frauenklinik gegangen und habe dort in den Arbeitsbereichen Psychotherapie und Gynäkologische Psychosomatik gearbeitet.

Zuerst fühlte ich mich als typischer Psychoanalytiker und habe auch mit meinen Patienten entsprechend gearbeitet. Darüber hinaus bin ich verschiedene eigene Wege gegangen und habe meine Erkenntnisse in Vorträgen und Seminaren verbreitet. Dabei suchte ich Verbindungen zwischen verschiedensten Therapieströmungen, auch der anthroposophischen.

In meiner 20jährigen Tätigkeit in der Frauenklinik habe ich vor allem gelernt, mich so auszudrücken, daß mich die Frauenärzte auch verstehen. Und ich setze mich seit dieser Zeit für die Förderung der künstlerischen Therapie ein. Persönlich glaube ich, daß die künstlerischen Therapien insgesamt – und die Psychotherapien möchte ich dazu rechnen –, wenn sie vernünftig praktiziert werden, in der Heilkunde einen ungeheuer wichtigen Platz einnehmen. Und in Zukunft muß in der Therapie eine Sprache entwikkelt werden, die dem, was die künstlerischen Therapeuten entwickeln, angemessen ist. Das ist die Aufgabe der nächsten 15 Jahre. Wenn es gelingt, diese Sprache zu entwickeln, werden die künstlerischen Therapien in den therapeutischen Prozeß einbezogen sein, ansonsten werden sie nur eine vorübergehende Episode sein.

„Man darf die Welt nicht vergessen“

R.H.: Wenn Sie auf die letzten 25 Jahre der Entwicklung der Psychotherapie zurückblicken: Hat das Verständnis vom Menschen in dieser Zeit intensiv zugenommen, hat es eine Bewußtseinsentwicklung gegeben, und hat man gelernt, den Menschen anders anzuschauen? Sind diese Jahre bewußtseinsgeschichtlich ein wichtiger Beitrag für das Verständnis dessen, was der Mensch ist?

P. Petersen: Wenn man die künstlerischen Therapien hinzu nimmt, dann ja. Allerdings weiß ich nicht, ob die klassischen psychotherapeutischen Schulen sich in dieser Hinsicht wesentlich entwickelt haben. Insgesamt hat das Bild vom Menschen aber sicherlich eine Bewußtseinserhellung erfahren, was ich auch an mir selbst ablesen kann, vor allem an meiner bewußten Verantwortung für meine Mitmenschen, Patienten und Kollegen. Das ist die Verantwortung für die Mitmenschen und die Welt. Denn man darf über alle Psychotherapie nicht die Welt vergessen, was sicherlich eine gefährliche Tendenz innerhalb der Psychotherapie ist.

R.H.: Was würden Sie an Freud, Jung, Frankl und an der Verhaltenstherapie würdigen, was ist an ihnen wesentlich, und wo liegen bei ihnen Einseitigkeiten?

P. Petersen: Würdigen würde ich, daß alle einzelne seelische Regungen ziemlich scharf und kompromißlos angeschaut haben.

R.H.: Wo liegen Ihre Kraft- und Erkenntnisquellen als Therapeut?

P. Petersen: In der Arbeit mit meinen Patientinnen!

Anthroposophie als Erweiterung

R.H.: In welchem Maße spielt die Anthroposophie in Ihrer therapeutischen Arbeit und in Ihrem Leben eine Rolle?

P. Petersen: Die Anthroposophie ist in meinem Leben eine relevante Größe. Das habe ich auch in meinen Publikationen erwähnt, wenn ich auch dargestellt habe, daß ich mein Denken aus verschiedensten Quellen gebildet habe. Unter diesen ist die Anthroposophie eine wichtige Quelle für mich. Wichtig sind Steiners Grundschriften, vor allem seine Beziehung zu Goethe. Das ist das, was mich bei Steiner am meisten bewegt hat. Dadurch bin ich auf die Phänomenologie Husserls gekommen. Darüber hinaus sind Steiners Sinneslehre sowie der Entwicklungsgedanke für mich sehr wichtig.

R.H.: Was ist anthroposophische Psychotherapie, bzw. gibt es anthroposophische Psychotherapie? Und wenn ja, was ist das Signifikante an ihr?

P. Petersen: Wenn man anthroposophische Psychotherapie weit genug faßt, hat sie einen Sinn. Wenn man aber daraus eine Schule macht, ist sie zum Tode verurteilt.

R.H.: Die anthroposophische Medizin versteht sich als eine Erweiterung der Medizin. Steiner hat ja gefordert, daß die Mediziner herkömmliche Mediziner sein müssen und dann erst die Anthroposophie als Erweiterung nehmen. Wäre es bei der anthroposophischen Psychotherapie gleichermaßen zu betrachten: zuerst die normale psychotherapeutische Ausbildung mit allen herkömmlichen Weihen und dann eine Erweiterung durch die Anthroposophie?

P. Petersen: Wenn zu mir jemand käme und mich fragte, wie er Therapeut werden solle, dann würde ich ihm selbstverständlich raten, zunächst eine normale psychotherapeutische Ausbildung zu absolvieren. Das anthroposophische Gedankengut kann dann der jeweilige Therapeut in seiner Ausbildung und in seine Praxis hineinflechten. Meines Erachtens ist es notwendig, eine der herkömmlichen Schulen ganz zu durchlaufen.

Neue Schwerpunkte in den Anforderungen

R.H.: Welche Krankheitsbilder haben Ihres Erachtens in den letzten 20 bis 30 Jahren zugenommen, welche dagegen abgenommen?

P. Petersen: Darauf kann ich nur aus meiner Erfahrung antworten. Die typischen Krankheitsbilder nehmen ab bzw. verwischen, die Borderline-Störung nimmt zu. Ich habe noch die klassischen psychiatrischen sowie neurotischen Krankheitsbilder gelernt, und später kamen noch die psychosomatischen Krankheitsbilder hinzu. Letztere traten in den 60er und 70er Jahren mehr und mehr in den Vordergrund. Jetzt hat sich der Schwerpunkt der Psychotherapie verschoben, und man muß mit den Krankheiten umgehen, die einfach da sind, gleich ob das Schizophrenie, Krebs oder Multiple Sklerose ist. Insofern hat sich meines Erachtens etwas zum Positiven gewendet, indem die Therapeuten mehr darauf aufmerksam geworden sind, was beim einzelnen Menschen konkret vorliegt. Deshalb ist es mehr eine Frage der therapeutischen Schwerpunktbildung.

Mein Interesse ist nicht darauf gerichtet, allgemein die Gründe der Krankheiten zu erforschen. Es ist bestimmt schon 30 Jahre her, als es in meinem Leben eine Wende gab und ich mich hauptsächlich darauf konzentriert habe, daß ich Therapeut bin. Und seitdem interessiert es mich hauptsächlich, daß der Mensch sich weiterentwickeln kann. Es geht mir darum, einem Menschen zu helfen, zu sich selbst und zu seinen Quellen zu finden. Mir geht es um die Zukunft des Menschen.

R.H.: In meiner Praxis erlebe ich viele Menschen mit ausgesprochenen Sinnkrisen, bei denen die Diagnose Neurose nicht möglich ist. Wichtig ist auch die Frage des sexuellen Mißbrauchs. Jede dritte Frau in meiner Therapie hat damit in irgendeiner Weise zu tun. Sind wir nur darauf aufmerksam geworden, und der Mißbrauch ist immer in dieser Intensität vorgekommen, oder häufen sich die Fälle tatsächlich? Ist das zeitsignifikant, oder ist es nur signifikant, daß wir heute dafür ein Bewußtsein bekommen haben?

P. Petersen: Ich kann nicht beurteilen, ob die Mißbrauchsfälle zugenommen haben oder ob lediglich unser Bewußtsein dafür in den letzten Jahrzehnten geschärft worden ist. Auf jeden Fall ist deutlich, daß unser Bewußtsein geschärft worden ist. Ich entsinne mich noch an einen Fall aus den 60er Jahren in Hamburg, wo ein Vater seine Tochter vergewaltigt hatte. Er wurde von den Ärzten in ein Nebenzimmer gebeten, wo ihm lediglich einige moralische Vorhaltungen gemacht wurden. Auch Freud hat dieses Problem ignoriert bzw. verleugnet, indem er behauptet hat, daß das lediglich die Phantasien der kleinen Mädchen seien.

R.H.: Kann man daraus den Schluß ziehen, daß ein Problem erst dann zum Pathologischen gerechnet wird, wenn es in der Bewußtseinsgeschichte der Menschen entsprechend aufgegriffen wird?

P. Petersen: Tendenziell kann man das so sehen. Aber es ist schon eine andere Sache, daß Probleme wie der Mißbrauch jetzt in dieser Schärfe beschrieben werden. Das halte ich auch für notwendig. Aber es ist auch eine hochgradig intime Angelegenheit, wenn man mit diesen Menschen spricht. Deswegen muß man sich auch vor einer zu starken Interpretation hüten, wenn man z.B. Kinder malen läßt und gleich alles als Mißbrauchsfälle auslegt. Auf diesem Gebiet muß man sehr vorsichtig sein.

Die gesunden Seiten der Persönlichkeit stärken

R.H.: Was halten Sie von einem Kausalitätsdenken, daß jede Störung eine ganz bestimmte Ursache hat? Ist eine Borderline-Störung z.B. immer eine ganz frühe Störung, oder basiert diese Kausalitätsverknüpfung auch stark auf Hypothesen? Wie weit gehen Sie in die Vergangenheit eines Patienten zurück, um in der Anamnese einen Befund zu erheben, und inwieweit können Sie in bezug auf den finalen Aspekt darauf verzichten?

P. Petersen: Auf jeden Fall wäre es ein Kunstfehler, wenn ich die Biographien meiner Patienten nicht ein gutes Stück beleuchten würde, um die Belastungen, Störungen oder Traumatisierungen möglichst weitgehend zu ergründen. Das gehört für mich auf jeden Fall dazu. Andererseits halte ich es therapeutisch nicht für notwendig, bis in die letzten kleinen Winkel der Kindheit hineinzuleuchten. Wichtiger ist es, die gesunden Seiten der Persönlichkeit zu stärken. Vieles hängt auch von der jeweiligen Therapiestunde ab.

R.H.: In meiner Ausbildung habe ich die jeweiligen Kausalverknüpfungen gelernt: Ein Mensch ist süchtig, weil ...; er hat eine Herzneurose, weil ...; er hat eine Entwicklungsstörung, weil ... Man hat immer wieder versucht, in die Kindheit zurückzugehen und entsprechende Kausalverknüpfungen einer Störung herzustellen. Später ist mir klar geworden, daß das eine Hypothesenbildung ist. Denn wie soll ich genau wissen, ob eine solche Kausalverknüpfung angesichts einer aktuellen Störung wirklich angebracht ist?

P. Petersen: In bezug auf diese Kausalverknüpfungen bin ich eigentlich immer skeptisch gewesen. Das ist ein vollkommen lineares Denken, das aus der klassischen Medizin kommt. Aber mit der menschlichen Seele hat das nichts zu tun. Gegenüber den Krankenkassen muß man übrigens in dieser linearen Kausalität argumentieren. Was man da niederschreiben muß, hat oft wenig mit dem Patienten zu tun.

Die Therapie braucht neue Impulse

R.H.: Ist der Höhepunkt der Psychotherapie vorbei, und wenn ja, warum?

P. Petersen: Die Psychotherapeuten verziehen sich zu sehr in ihr eigenes Kämmerlein, so notwendig der Schutz der therapeutischen Beziehung auch ist. Viele Therapeuten wenden sich ganz nach innen, wenden sich ganz dem Innenleben zu und geben sich voller Interesse diesem Bereich hin. Dabei achten sie zu wenig darauf, was dieser innere Bereich mit ihrer näheren Umgebung und dem gesamtgesellschaftlichen Umfeld zu tun hat. Deshalb braucht die Therapie, wenn sie sich weiterentwickeln soll, ganz neue Impulse. Und diese weitere Entwicklung wird eine mit allen Sinnen nach außen gewendete Aufmerksamkeit sein müssen. Steiner spricht von zwölf Sinnen, und der oberste Sinn ist der Ichsinn, ein Sinn, mit dem man auch Beziehungen zu anderen Menschen realisieren kann. In der klassischen Psychotherapie hat man es aber nicht mehr mit anderen Personen zu tun, sondern nur mit seinen Übertragungen. Auch die anderen Sinne werden nicht ernstgenommen.

Zur Bedeutung der Kunsttherapie

R.H.: Sie haben darüber gesprochen, daß sie sich sehr für die Kunsttherapie einsetzen. Was ist in der Kunsttherapie für die Entwicklung des Menschen anders und wesentlicher als in einem psychotherapeutischen Prozeß? Ist die Kunsttherapie eine Ergänzung zur Psychotherapie, oder kann es sogar sein, daß der künstlerische Prozeß eines Tages den psychotherapeutischen Prozeß ablösen wird?

P. Petersen: Das sind zwei Zweige, die sich gegenseitig ergänzen. Es ist eine offene Frage.

R.H.: Haben Sie sich dafür positioniert?

P. Petersen: Nein, ich habe mich nur insofern positioniert, als daß ich gesagt habe, daß die anderen Wahrnehmungsgebiete genauso wichtig sind wie das begriffliche Denken und die begriffliche Sprache. Die Kunsttherapie wird niemals die Psychotherapie ganz ersetzen können.

R.H.: Die Kunsttherapie mobilisiert andere Schichten des Menschen als die Psychotherapie, die über das Wort vermittelt wird. Welche Schichten werden im Menschen durch die Kunsttherapie angesprochen? Warum halten Sie die Kunsttherapie für so immanent wichtig?

P. Petersen: Gehen Sie nur einmal durch die Gänge eines normalen Krankenhauses, dann werden Sie feststellen, daß Ihnen die Fülle der Sinneseindrücke fehlt. – Wissenschaftlich begründen kann ich es nicht, und auch unsere Erfahrung ist noch nicht genügend begründet. Durch die Kunsttherapie werden die mehr körpernahen Schichten und Bereiche angesprochen: Bewegung, Leibempfinden und alle leibnäheren Wahrnehmungen. Ich möchte bezweifeln, daß eine Frau, die jahrelang sexuelle Gewalt über sich hat ergehen lassen müssen, allein über das Wort geheilt werden kann. Hier bedarf es einer Ergänzung durch andere Techniken und Methoden. Vielleicht reicht hier schon eine reine Maltherapie. Aber nur Kunsttherapie reicht nicht aus, denn man wird sich immer mit der Patientin unterhalten, selbst wenn es kein rein psychotherapeutisches Gespräch ist. Durch die Kunsttherapie bekommt die ganze Sphäre des Körpers eine Würdigung, seine Heilung. Dagegen arbeitet die Psychoanalyse nur mit dem Wort.

Darüber hinaus hat die Kunsttherapie natürlich auch etwas mit dem Künstlerischen zu tun. Dieser Oberbegriff aber umfaßt sämtliche Berufssparten, denn ein guter Chirurg muß z.B. in seinem Fach auch ein guter Künstler sein, sonst ist er verloren. Und insbesondere gilt das natürlich auch für den Psychotherapeuten.

Zu dem Thema vielleicht noch zwei erhellende Aussprüche von Novalis und Weymann, die ich auch in meinem neuen Buch „Forschungsmethoden Künstlerischer Therapien" (Stuttgart 2002) gebracht habe:

„Die (all)gemeine Medizin ist Handwerk. Sie hat nur das Nützliche im Sinn ...; die eigentliche Heilkunde enthält bloß Vorschriften zur Erhaltung und Restauration. (Aber) der Künstler, der Unsterblichkeit betreibt die ... Medizin als höhere Kunst, als synthetische Kunst." (Novalis, neue Fragmente 401)

„Forschung Künstlerischer Therapien gleicht einem Kristall, der Licht und Wärme durchfluten läßt und so neue Weltperspektiven eröffnet." (Eckhard Weymann)

R.H.: Sie arbeiten auch an der Kunststudienstätte in Ottersberg. Was ist dort Ihr Anliegen mit den Studenten, und wer wird dort mit welchem Ziel ausgebildet?

P. Petersen: In der künstlerischen Ausbildung bin ich nicht tätig. Ich habe in Hannover nur das „Forschungsinstitut für künstlerische Therapien" gegründet und möchte Forschungsprojekte der künstlerischen Therapeuten begleiten, fördern und zum Abschluß bringen. Das führe ich jetzt seit fünf Jahren durch. Vor allem geht es mir darum, daß die künstlerischen Therapeuten mehr Bewußtsein für ihre eigene Tätigkeit bekommen, mit mehr Bewußtsein in ihrem Alltag umgehen lernen.

Darüber hinaus arbeite ich mit Studierenden aus etwa 30 Ausbildungsstätten zusammen. Wir treffen uns in verschiedenen Seminaren, und dazu gehören auch Musik-, Bewegungs- und Atemtherapeuten. Ich helfe ihnen, Konzepte für ihre Tätigkeit zu entwickeln.

R.H.: Gibt es zwischen der anthroposophisch-künstlerischen Therapie und den herkömmlichen kunsttherapeutischen Richtungen tragfähige Gemeinsamkeiten? Sind beide Bereiche kompatibel, befruchtet man sich gegenseitig, oder gibt es eher Gräben und Fronten?

P. Petersen: Mein Eindruck ist, daß die Zeit der Grabenkriege weitgehend vorbei ist. Es gibt mehrere Dachgesellschaften für „Kunst- und Gestaltungstherapie". Daran beteiligen sich die unterschiedlichsten Geister, und auch die Kollegen aus Ottersberg beteiligen sich dort. In streng anthroposophischen Kreisen sind sie deswegen mittlerweile verschrien, weil sie nicht mehr reine Anthroposophie betreiben. Aber mein Eindruck ist, daß es zwischen den unterschiedlichen kunsttherapeutischen Richtungen vielerlei Brücken gibt.

Besonders an der Stellung zur Farbe, zur Bewegung, zu den Tönen erkennt man die unterschiedlichen Richtungen. Die mehr anthroposophisch orientierten Therapeuten gehen davon aus, daß sowohl die Farbe als auch die Bewegung und die Töne in sich schon eine heilende Wirkung haben. Übertrieben ausgedrückt: Musik als Medikament.

R.H.: Es gibt den Vorwurf, daß die künstlerischen Therapeuten sich zu sehr von den Ärzten abhängig machen. Ist dies in anthroposophischen Kliniken besonders ausgeprägt?

P. Petersen: Das beobachte ich besonders bei den anthroposophischen künstlerischen Therapeuten. Und das hat mich überrascht, denn prinzipiell verstehen sich viele von ihnen als Untergebene der Mediziner und Psychotherapeuten.

Mangelnde Dialogbereitschaft

R.H.: Haben Sie Kontakt zur Medizinischen Sektion und zur psychotherapeutischen Arbeit am Goetheanum?

P. Petersen: Nein.

R.H.: Hat man Sie nie eingeladen, oder wollten Sie diesen Schritt nicht gehen?

P. Petersen: Ich bin nicht eingeladen worden. Und das hat sicherlich seine Gründe.

R.H.: Können Sie diese benennen?

P. Petersen: Vielleicht bin ich ihnen zu liberal. Auf jeden Fall haben sie mich noch nie eingeladen. Sicherlich gibt es auch verschiedene gegenseitige Animositäten.

R.H.: Was sind Ihre positiven und was sind Ihre problematischen Erfahrungen in bezug auf die anthroposophische Psychotherapie, die anthroposophische Medizin und die Anthroposophen überhaupt?

P. Petersen: Die problematischen habe ich mit meinem Nichtkontakt zu Dornach schon angedeutet. Den anthroposophischen Psychotherapeuten werfe ich vor, daß sie ihre Kenntnisse bzw. Erfahrungen zu sehr für sich behalten und zu wenig auf die Vertreter anderer Schulen zugehen. Oftmals kennen sie deren Sprache überhaupt nicht.

R.H.: Der Mangel an Dialogbereitschaft wird vielfach beklagt. Können Sie benennen, womit das zusammenhängt? Ist das ein hausgemachtes menschliches Problem, oder hängt das immanent mit der Anthroposophie zusammen, weil wir die Terminologie der Anthroposophie übersetzen müssen, dies aber nicht beherrschen?

P. Petersen: Wenn man die anthroposophischen Erkenntnisse wirklich übersetzen und vermitteln will, dann kann man das auch. Meines Erachtens liegt das an der mangelnden Bereitschaft einzelner Menschen. Steiner hat hin und wieder darauf hingewiesen und diese Tendenz zum mangelnden Dialog kritisiert.

R.H.: Was muß geschehen, damit Anthroposophie für die Psychotherapie relevanter wird?

P. Petersen: Ich glaube, Anthroposophie im Rahmen von Psychotherapie hat nur dann eine Chance, wenn die anthroposophische Bewegung ihre partikularistische Tendenz aufgibt. Es gab in 2002 in der Zeitschrift *Die Drei* eine Diskussion über die Frage, warum Anthroposophie nicht „durchgekommen" sei. Daran habe ich mich kurz beteiligt.

Es kommt auf das Verständnis und auch die Definition von Anthroposophie an. Wenn die allgemeine Definition, die auch Steiner gegeben hat, als grundlegend angesehen wird, dann bedeutet dieses Wort: „Bewußtheit des Menschen seiner selbst und seiner Verantwortung für die Menschheit und den Kosmos". Bei diesem Verständnis von Bewußtheit meiner selbst könnten anthroposophische Tendenzen sich mit sehr vielen modernen Strömungen von Psychotherapie verbinden, zum Teil auch darin aufgehen. Dann wäre eine Orientierung z.B. auf Dornach überflüssig. Natürlich können die Begriffe „Reinkarnation und Karma" dann auch eine allgemeinere Formulierung finden. Denn jeder wache moderne Mensch fragt sich: Woher komme ich? Wohin gehe ich? Wofür bin ich da? Wieso passiert mir das mit diesem Menschen in dieser Lebenssituation? – Diese Grundfragen wachzuhalten und zu verfolgen, das liegt heute in jeder wachen Fragehaltung. Schnelle Antworten darauf gibt es nicht. Wenn sie gegeben werden – z.B. aus dem Munde kirchlicher oder anthroposophischer Funktionäre –, dann verhallen sie rasch oder werden dogmatisiert. Denn jede dieser Grundfragen kann immer nur eine individuelle und situative Antwort erhalten, die in einem Jahr vielleicht schon nicht mehr gültig ist.

Selbstlos in einen anderen Menschen versetzen

R.H.: Wie muß eine Ausbildung für einen Therapeuten konzipiert sein, damit er in die Lage versetzt wird, mit anderen Menschen zu arbeiten?

P. Petersen: Ich würde sehr genau darauf achten, wen ich überhaupt zur Ausbildung zulasse. Ich würde kein Schema für die Ausbildung anlegen. Daraus würde sich ergeben, daß manche Studenten erst nach 15, andere nach drei Jahren ihre Ausbildung absolviert haben.

R.H.: Und welche Schlüsselqualifikation muß ein Student auf jeden Fall mitbringen, was muß er innerlich zu leisten bereit sein, wenn er später als Therapeut arbeiten will?

P. Petersen: Er muß in der Lage sein, sich wirklich selbstlos in einen anderen Menschen versetzen zu können. Am besten sollte er auch verschiedene Krankheiten und Störungen – eventuell aus eigener Erfahrung – schon sehr intim kennen. Ein Therapeut, der nicht selbst gelitten hat, kann nur schwer andere Menschen therapieren. Darüber hinaus muß er sich natürlich auch fundierte Kenntnisse erwerben, und er muß in der Lage sein, sich selbst zu verwandeln.

R.H.: Dieser Verwandlungsprozeß verläuft in der Zeit und hat mit der ätherischen Ebene zu tun, nicht mit der kognitiven. Der Prozeß verläuft eine Schicht tiefer, deswegen braucht er auch wesentlich mehr Zeit als die Aufnahme eines Inhalts.

P. Petersen: Das sehe ich ganz genauso.

R.H.: Wenn Sie auf Ihr erlebnis- und kenntnisreiches Leben zurückblikken: Welche Menschen haben bei Ihnen einen Erkenntnis- bzw. Paradigmenwechsel initiiert? Welche Menschenbegegnungen waren in Ihrem Leben wesentlich?

P. Petersen: Zum einen die Begegnung mit meiner Frau. Aber ich bin sehr vielen Menschen begegnet, denen ich sehr dankbar bin und die mir Anregungen gegeben haben. Viele von ihnen haben mir auch einen Stoß gegeben. Ich habe mich auch an den Denkgebilden anderer gerieben. Gerade deswegen bin ich auch höchst ungern vor fünf Jahren aus der Medizinischen Hochschule Hannover ausgeschieden. Man braucht immer ein Gegenüber als Gegner, der existentiell anders denkt.

Wenn die Chemie nicht stimmt

R.H.: Hin und wieder stimmt die Chemie zwischen Patient und Therapeut nicht. Woran liegt es, daß mitunter eine Beziehung nicht aufgebaut werden kann?

P. Petersen: Darüber kann ich öffentlich nicht konkret sprechen, weil ich die Patienten schützen muß. Aber ich weiß inzwischen aufgrund meiner Erfahrung sehr genau, mit wem ich nicht arbeiten kann und will.

R.H.: Woran machen Sie das fest?

P. Petersen: Nicht an menschlichen Eigenschaften, auch nicht an einem Wertekatalog. Das ist eine Dimension, die ausgesprochen inhaltsleer ist. Inhalte spielen dabei überhaupt keine Rolle, auch Sympathie und Antipathie nicht. Ich habe mit Menschen zusammengearbeitet, die mir grundlegend unsympathisch waren. Meist bekomme ich nach einer gewissen Zeit eine Vision, daß die Beziehung zu einem Patienten gutgehen wird. Bleibt diese Vision aus, werde ich mißtrauisch. Ich kann auch mit einem Patienten nicht arbeiten, wenn von vornherein tiefe Brüche zwischen ihm und mir eintreten.

R.H.: Gibt es extreme Phänomene, vor denen wir als Therapeuten kapitulieren müssen?

P. Petersen: Mein anthropologisches Weltbild hat sich im Laufe meiner Erfahrungen in 40 Jahren geändert, und zwar fundamental. Das betrifft die Einschätzung von Destruktivität – bzw. theologisch ausgedrückt, des *Bösen.* Ich habe zunächst die mehr Goethesche Definition des Bösen als Therapeut im Auge gehabt, die auch der Tiefenpsychologie in veränderter Terminologie vertraut ist: Das Böse ist des Guten Vorstufe oder ähnlich. Oder: Das Böse ist transformationsfähig, wandlungsfähig. Destruktivität ist eine abspaltende Polarität des Bösen, bzw. das Böse in verschiedener Gestalt ist notwendigerweise vorhanden, um das Gute sich entwickeln zu lassen. Ich glaube auch heute noch: Diese Form von Destruktivität gibt es nach wie vor – in verschiedener Form von pathologischer Ausprägung, wie sie uns Therapeuten zu Gesicht kommt.

Aber es gibt noch eine andere Gestalt der Destruktivität, sie ist nicht transformationsfähig, und ich glaube auch nicht, daß es gut ist, wenn wir Therapeuten uns auf diese Gestalt der Destruktivität mit unseren Mitteln überhaupt einlassen. Diese Form von Destruktivität ist uns im 20. Jahrhundert vor allem in den Figuren Hitler und Stalin entgegengetreten. Es ist die

Kraft, die das Leben schlechthin vernichten will und muß. Sich mit ihr therapeutisch einzulassen, ist nicht nur sinnlos, es ist auch lebensgefährlich für den Therapeuten. Er kann sich hier nur schützen, und er muß auch seine Patienten schützen – mit welchen Mitteln auch immer.

In meinen Augen ist es eine Form von prinzipieller Lebensvernichtung und Lebensfeindlichkeit, die in der Pathologie und Anthropologie-Liste unseres klassischen Denkens der letzten 3.000 Jahre noch nicht vorkommt. Sie ist neu. Und sie muß auch neu erkannt werden. Die Form des Umgehens mit ihr ist dann noch eine andere Frage.

Der Einfluß von Planetenprozessen auf die Psychotherapie

Achim Weiser*

Zusammenfassung: Unsere schöpferische, produktive Seite bekommt immer wieder – unaufgefordert – „Störfeuer" von unserem „Schatten" (dem „Schweinehund" o.ä.). Daß sich in diesem inneren Auf-und-Ab die Qualitäten der sieben Planeten spiegeln, wird anhand von Märchenbildern und von psychotherapeutischen Prozessen verdeutlicht. Entwicklungswege werden beschrieben.

Einleitung und Arbeitsansatz

> „Ich lebe mein Leben in wachsenden Ringen,
> die sich über die Dinge ziehn.
> Ich werde den letzten vielleicht nicht vollbringen,
> aber versuchen will ich ihn." (Rainer Maria Rilke)

Eine merkwürdige Frage gleich zu Beginn: Haben diese Ringe immer denselben Mittelpunkt? Bei unserem Kater Max scheint's mir, als wäre ich ab und an dieser Mittelpunkt: Er legt sich vor meine Füße und will gekrault werden; auch bringt er mir gelegentlich ein Mäuschen ... Ebenso ist bei kleinen Kindern dieses Zentrum außen: MAMA. Geht's der gut, ist alles in Butter; hängt die im Schacht, ist Holland in Not! In den ersten Jahren ist man also im Bann (Mama) oder kann andere in den Bann ziehen. Wer kennt nicht die „süßen Kleinen", die mit leuchtenden Augen und charmantem Lächeln einen halben Bus becircen können ... (Das Entnerven klappt leider auch). Wie kommt das? Wir lassen uns anstecken. Warum? Tja, irgendwie dünnhäutig sind wir. Oder leben wir manchmal in einer gemeinsamen Zauberwelt wie z.B. bei „Jorinde und Joringel" (Grimms Kinder- und Hausmärchen, Nr.69)? Ein Analytiker würde dazu sagen: „Unsere Ich-Grenzen sind brüchig." Und ergänzen: „Wir träumen oft davon, daß es so etwas wie eine gemeinsame Haut gibt." (1) Aha: Mit dem anderen also unter eine

* **Achim Weiser,** geb. 1954, tätig als Psychologischer Psychotherapeut in Witten. Schwerpunkte seiner Arbeit sind u.a.: Einzeltherapie bei Depressionen, Ängsten, Eßstörungen, Mißbrauch. E-Mail: PPWeiser@aol.com

Decke schlüpfen ... Das kleine Kind braucht nicht davon zu träumen, weil es noch in dieser Zauberwelt lebt.

Schön und gut; was hat das mit Therapie zu tun? Einen Moment bitte. Nun, es ist ja wohl so, daß z.B. ein Nachrichtensprecher (Tagesschau o.ä.) anders auf mich als Mann wirkt als z.B. eine Frau, die mit ihrem Auto – wie ich – vor einer Ampel anhält und mich anschaut. Für Momente könnte ich denken: „Das ist die Frau meines Lebens!" Wir werden ja ganz gerne durch gewisse „Magien" schwach. Warum? Weil wir diese kleinkindliche Seite in uns haben. Der Erwachsene hat seine „Begriffsnetze" und zieht dadurch die „Fische" an Land; ist es nicht aufregender, ohne Netze im Meer zu schwimmen? Diese Mischung aus schönen und aus Alpträumen, die wir als kleine Kinder (ohne ernüchternde „Netze") erlebt haben, bleibt haften in so etwas wie einem atmosphärischem Gedächtnis (2) und wirkt nach Steiner organbildend. In der Art, wie der Klient in seinen Erzählungen in der Therapie um den „heißen Brei herumschleicht", vermittelt er dem Therapeuten zwischen den Zeilen einen gewissen „Geschmack", wenn der sich hiervon anmuten läßt. Psychoanalytiker, die hier radikal sind, weil sie alle eigenen, inneren Reaktionen auf den Klienten beziehen, sprechen hier von Deponieren (des „Breies") oder auch von „Containing" (1): Man nimmt etwas vor die Füße Geworfenes (siehe oben: Kater Max) an, bewahrt es und macht sich einen Reim darauf: die Deutung, mit der der Klient den „aufgetischten Brei" in verdaulichen Portionen zurückgespiegelt bekommt und mit der er sich so der eigenen „Mitte" nähern kann.

Na also, bitte, das ist doch ganz normales therapeutisches Handwerk; wo ist denn da der spirituelle Ansatz? Gegenfrage: Können wir denn so fein säuberlich unterscheiden zwischen seelischen und geistig-spirituellen Vorgängen? Das „kleine Kind", das wir auch als Erwachsene noch mit uns herumtragen, ist sensibel im doppelten Sinne: Es ist allergisch auf gewisse Auslösereize, somatisiert diese gegebenenfalls (z.B. Asthma) oder läßt sich eine „Hornhaut" wachsen, um abzustumpfen. Auf der anderen Seite ist dieses „kleine Kind" im positiven Sinne sensibel, d.h. wortlos empfänglich und kreativ: „Der imaginierende Philosoph ist wieder das kleine Kind, aber zum vollen Bewußtsein gebracht" (3, S.27). („Philosoph" ist hier nicht im akademischen, sondern im unmittelbaren Sinne gemeint). Die Wiederbelebung des kleinen Kindes, die Steiner hier vor Augen hat, kann die Pforte zur „Hölle", wenn wir uns aus der Macht des Unterbewußten („Schatten" o.ä.) nicht lösen, wie auch diejenige zum „Himmel" eröffnen, wenn wir uns aus eigener Kraft auf eine spirituelle Entwicklung begeben. –

In der Therapie geht es um den „Gemischtwarenladen" (4) des Klienten. Der Therapeut wäre aber übel dran (sozusagen verratzt), wenn er nicht den eigenen Laden wenigstens etwas „auf Vordermann“ gebracht hätte (durch eigene Therapie, Supervision o.ä.) bzw. da ständig am Ball bleiben würde. Den eigenen „Mist“ aufbereiten: der erfordert Geduld; Gras wächst nicht dadurch schneller, daß man öfter an ihm zupft. „Begegnung geschieht da, wo aller Zweck fallengelassen wird“ (Martin Buber). Offen und prozeßorientiert zu arbeiten gelingt – bestenfalls – immer nur für gewisse Augenblicke; wir kommen bald „aus dem Strom“ raus und stehen „am Ufer“. Was braucht denn der Therapeut, der sein Tun nicht nur als „Handwerk“ versteht?

Er muß in seiner „Mitte“ sein; dann kann er sich auf den Klienten einlassen, mit ihm *mit-denken* und sich in dessen Sicht der Dinge „hineinversenken, ... förmlich (damit) zusammenwachsen“ (5, S.16 f.), um sozusagen von innen heraus seine Welt bzw. seine Art von „Gefängnis“ auszuleuchten und zu verstehen. – Der Therapeut braucht, um ein *Gefühl* vom Klienten zu bekommen, innerlich Raum und Ruhe, den anderen auf uns wirken zu lassen. „Nur in einem stillen See spiegelt sich der Mond“ (fernöstliche Weisheit). „Das „Natürliche“ ist für den Menschen, sofort zu antworten, Welle auf Welle. Aber wenn ich nicht antworte, sondern eintauche in den Zusammenhang der lebenerfüllten Geschehnisse, dann wird das imaginative Bild, der Sinnzusammenhang bewußt. Diese „lebenerfüllten ... Bilder sind die Grundlage der Tragekraft“ (6, S.109 f.; siehe auch 7, S.21 f.). – Wenn wir erreichen möchten, daß sich uns in bezug auf den anderen „eine Tür öffnet“, müssen wir unsere eigenen Ziele (8) bzw. unseren eigenen *Willen* vergessend tief versunken bzw. hoch konzentriert für den anderen bereit sein; so ging Atreju in der „Unendlichen Geschichte“ von Michael Ende (9) ohne jede Absicht in das Innere des Tempels hinein. –

Haben wir auf dieser Reise zu unbekannten Ufern denn nicht einen „Stern“, der uns leitet, oder wenigstens so etwas wie einen Kompaß? Allerdings; nur der ist tief in uns verborgen (meistens jedenfalls): die Freude (4; 10), die reine, selbstlose Freude!

Nach dieser Einleitung, die den Arbeitsansatz hier charakterisieren sollte, werden wir eine kleine Reise auf der „Himmelsleiter“ antreten und die Planeten etwas genauer kennenlernen. Es wird sich – hoffentlich – zeigen, daß die Planeten innere Kraftquellen sind, die bei dieser Umwandlung von Denken, Fühlen und Wollen hilfreich sind.

(Persönliche Anmerkung: Da manches hier pastoral [„Wort zum Sonntag“] klingen mag, erlaube ich mir als Ausgleich auch manche saloppe Redewendung.)

Die Planeten

Sich hiermit überhaupt zu beschäftigen, kommt man da nicht aufs Glatteis? Wohl haben sich schon verschiedene Therapeuten hierfür interessiert (6; 11); für mich waren besonders zwei Autoren hilfreich (12; 13), wobei Schramm (13) anschaulich und gut nachvollziehbar die Planetenwirkungen anhand verschiedener Grimmscher Märchen verdeutlicht. Gerade Märchenbilder, aber auch andere Erzählungen in „exakter Phantasie" (4), bei denen man fühlt, daß es einen stimmigen Ablauf, einen „roten Faden" gibt, stärken die Kraft, von der Steiner (7) und Ungern-Sternberg (6) sprechen, auch in zwischenmenschlichen Situationen Bilder kommen zu lassen.

Vielleicht sind es zwei verschiedene Seiten ein und derselben Medaille: das, womit der einzelne sich abrackert (Mikrokosmos), und das, was z.B. von einzelnen Planeten aus wirksam ist (Makrokosmos). Unser Horoskop ist so gesehen etwas wie ein Geschenk des Himmels, der im Moment unserer Geburt für uns offen steht; nach Steiner (14) war für den Christus der Himmel in jedem Moment offen, so wie es für uns nur bei der Geburt der Fall ist. „Denn es hat der ganzen Götterfülle gefallen, in ihm zu wohnen, um durch ihn alles zu ihm hin zu verwandeln und zu versöhnen" (Paulus; Kol. 1,19–20). Fassen wir die Planeten als lebendige Netze auf (nicht als tote wie unsere Begriffsnetze); dann können wir mit ihnen anders „Fische fangen" (siehe Lk. 4,5; Joh. 21,1).

Um nun das folgende zu verstehen, könnte es nicht schaden, sich die jeweils genannten Märchen nochmals durchzulesen. In der Zuordnung von Planeten zu den Grimmschen Märchen folge ich Schramm (13).

Der Mond

Nach einigen heftig-komplizierten Ehejahren taucht der Exmann überraschend bei der Frau auf: „Ich will wissen, was du mir bedeutest!" Nach einer stürmischen Nacht folgt am nächsten Morgen die Abfahrt des Mannes. Erst allmählich wacht die Frau aus ihrem zu schönen Traum auf; der „Orgie" folgt der „Kater" ...

Das Märchen „Die sechs Schwäne" (Grimms Kinder- und Hausmärchen, Nr.49) beginnt damit, daß der König sich auf der Jagd verirrt und aus seiner Todesangst heraus der Hochzeit mit der schönen, grauseligen Tochter der Hexe zustimmt, um so den Weg nach Hause gewiesen zu bekommen. Wie bei dem König gingen bei der eingangs geschilderten Frau die Jagdinstinkte durch. Die Mond- und Fruchtbarkeitsgöttin Artemis war auch zugleich die Göttin der Jagd. Man muß hierbei nicht nur an den „Jäger aus

Kurpfalz“ (Volkslied ...) denken; ein „Casanova“ jagt anderem hinterher als ein Workaholic. – Die Königin, die sechs Jungen und ein Mädchen geboren hatte, war verstorben, d.h. über der lebensspendenden, ernährenden, aber auch erotisierenden weiblichen Seite lag ein tödlicher Fluch. Wie mag es der Erde in stockdunkler Nacht zumute sein, wenn nicht einmal der Mond ihr das Sonnenlicht zurückspiegelt? Die allerhaltende Mond-Mutter („Sophia“; s.u.) erscheint in vielfältigen Variationen auf russischen Ikonen als Maria mit dem Kind.

Diese Mutter war in dem Märchen also gestorben; dem König fehlte dadurch der zentrierende, spiegelnde Mittelpunkt: Er verirrt sich auf der Jagd. – Für eine Frau, die u.a. mit ihrer Bulimie kämpfte, war es am Abend gewohnheitsmäßig schwer: alle Pflichten erledigt – das Vakuum tat sich auf; der Kühlschrank mit seinen verlockenden Angeboten war eine leichte „Beute“ ihrer „Jagd“.

Im Märchen gerät der König in den Bann der Hexe, und es werden seine sechs Söhne von seiner neuen Frau, auch eine Hexe, in Schwäne verwandelt. Die einzige Hoffnung liegt nun bei seiner Tochter, die nicht reden und lachen darf und ihren Brüdern Hemden aus Sternenblumen nähen soll. Ein Gefühl für die Verbindung zur Welt (Sternenhemd = Astralleib) soll also entwickelt werden. – Eine andere Frau, die nicht nur mit ihren Eßattacken, sondern auch mit ihrem Übergewicht beschäftigt war, tat, als wäre sie sich selbst genug. In „trauter“ Runde las am Frühstückstisch ihr Mann Zeitung, während ihre Tochter Walkman hörte; daß sie sich in dieser sprachlosen Umgebung oft einsam und verwirrt fühlte, wurde ihr erst hier in der Therapie bewußt, da ihr oft dieses „Sternenhemd“ fehlte. Und so wie der Mond die Erde umkreist, brauchte sie jemanden, der sie bespiegelte und ihr ein Gefühl von sich vermittelte. Sie kam durch mein Schweigen am Beginn der Therapiestunde immer wieder in den „Hexenwald“; meine nach einiger Zeit folgende Frage: „Was passiert?“ half ihr – notdürftig – heraus. Ihr war danach zumute, mich zu schütteln oder ins Feuer zu stecken (was soll man sonst mit einer Hexe machen?).

Nachdem wir dieses Böse, was sie mir in die Schuhe geschoben hatte (Camus: „Die Hölle – das sind die anderen“), durchgekaut hatten und sie allmählich ihre Lust entdeckte, andere zu behexen bzw. zu becircen, wandelte sich das Blatt: Ihren wortkargen Mann schleppte sie zur Paartherapie, was ihm sogar zusagte. Auch für ihn arbeitete sie – so wie im Märchen die Schwester für die Brüder – am „Sternenkleid“. Ihre Jagdinstinkte wandelten bzw. weiteten sich: Ihr Berufsleben wurde ihr wichtig; sie kämpfte erstaunlich hartnäckig darum, daß das „Kleingedruckte“ in dem Arbeitsvertrag einigermaßen fair wurde. Auch entdeckte sie, daß ihr Vater, den sie als

Kind mehr von hinten als von vorne gesehen hatte, auch wie sie ein „Jäger" war; er lebte es nur anders aus. Sie konnte ihm durch die Aufarbeitung hier manche Enttäuschungen leichter verzeihen. Erstaunlicherweise ließ er sich in der Folge offener auf sie ein, was sie freute und rührte.

Es war also – im nachhinein gesehen – mein Schweigen dafür gut, daß durch dieses „Vakuum" ein Raum für die negativen Phantasien der Klientin entstand, die so aufgearbeitet werden konnten. Phantasien und Träume helfen uns bei unseren seelischen „Entzündungen" (13), was eine wichtige Aufgabe des Mondes ist. Wird diese tagträumerische Seite zu stark, führt dies als Erkrankung zur Hysterie. Es bildet sich, wenn wir unsere imaginative Seite positiv nutzen können und wenn wir durch die Bilder etwas „verdauen", nach außen hin eine gewisse „Haut"; diese ist – jetzt im wörtlichen Sinne – das Organ des Mondes (12).

Wie kann man es verhindern, sich auf einer Jagd in einem „Hexenwald" zu verirren? Die „Rosenkreuz-Meditation" (15) ist dabei sicherlich eine gute Hilfe. Eine andere ist die, wie dies Steiner vorschlägt, mal auf das eine oder andere Wünschenswerte zu verzichten (z.B. beim Essen: nicht bis „zum Anschlag futtern", sondern nur bis zu 95 % „Magenfüllung"). Hierdurch kann sich mit der Zeit ein „Dompteursblick" bilden, den m.E. jeder braucht, wenn man nicht von „Ungeheuern" aufgefressen werden will. „Liebet eure Feinde, aber seid schneller als sie." (Fernöstliche Weisheit)

In dem Mond-Wasser steckt nicht nur die Begierdenwelt, sehnsüchtige Träume, Jagdinstinkte etc., sondern wie im Märchen auch die Aufopferung und die Hingabe. Beide Waagschalen (Selbst- und Nächstenliebe) wollen ins Lot kommen und sich gegenseitig befruchten:

> „Sag es niemand, nur den Weisen,
> weil die Menge gleich verhöhnet,
> das Lebendge will ich preisen,
> das nach Flammentod sich sehnet."
> (Goethe: „Selige Sehnsucht")

Merkur

Im Märchen „Der Meisterdieb" (Grimms Kinder- und Hausmärchen, Nr.192) kommt ein Dieb nach vielen Jahren zu seinen Eltern, um sich dort nochmals bewirten zu lassen und das Wiedersehen auszukosten. – Anka (das sei ihr Name) wirkt vergleichbar diesem Dieb wie eine heimatlose Seele, auch wenn sie nach einigen „Wanderjahren" verschiedene feste Bindungen eingegangen ist. Wie der geflügelte und zwischen Himmel und Erde vermittelnde Merkur – Gott der Ärzte, der Kaufleute und der Diebe –

hatte sie eine Beziehung zu diesen drei Bereichen; nachdem Anka depressive, später auch (mehr oder weniger) manische Phasen kennengelernt und an verschiedenen Therapien teilgenommen hatte, achtete sie darauf, was für sie in Beziehungen heilsam ist, ob Geben und Nehmen (wie beim Kaufmann) ausgeglichen ist, und erlaubte sich wie die Diebe, gelegentlich mal „außer der Reihe“ zuzulangen (konkret: Neben ihrer Ehe traf sie sich ab und an mit ihrem „Lover“, der [und damit wären wir wieder bei der Heilkunst] interessanterweise ein Therapeut war – freiberuflich sozusagen). Trotzdem spürte ich bei Anka ihre Heimatlosigkeit, was z.B. Groucho Marx, ein Komiker aus den USA der 50er Jahre, mal auf den Punkt brachte: „Einem Verein, der mich als Mitglied aufnehmen würde, würde ich niemals beitreten.“

So wie der Meisterdieb des obengenannten Märchens im Elternhaus das ihm vertraute „ländliche Gericht“ genießen möchte, so merkte ich, daß Anka hier zunächst nichts Fremdes (kritische Einwände o.ä.) aufgetischt bekommen wollte; ihre „gute Stube“ brachte sie selbst mit (d.h. sie erzählte, wägte ab, erinnerte sich, machte Scherze etc.), wobei ich vor allem für „Luft“ in dieser Stube zu sorgen hatte: mit-atmen, mit-bewegen, nachklingen lassen.

Die erste Aufgabe, die der Meisterdieb, der sich nach dem Mahl bei seinen Eltern dem Grafen zu erkennen gibt, von diesem aufgetragen bekam, war es, dessen „Leibpferd“ aus dem gutbewachten Stall zu entführen. Nach Schramm (13) geht es in dieser, sodann in der zweiten (das Bettuch des Grafen und den Ring der Gemahlin zu stehlen) und zu guter Letzt in der dritten Aufgabe (den Pfarrer und Küster aus der Kirche wegzustehlen) um die Umwandlung von Denken (Pferd), Fühlen (der Ring als Symbol der Liebe) und Wollen (welcher Pfarrer „will“ nichts?). – In der Anfangszeit mit Anka war es wichtig, daß sich eine Art Einklang unserer Gedanken entwickelte: In ihrer Sicht wollte sie verstanden und bestätigt werden. Ihr zartes „Bäumchen“ wollte an einem „Pfahl“ gebunden hochwachsen, da manche Äste und Zweige (ihrer Ideenwelt) wild vor sich hin wucherten (so ein Pfahl fehlte in dem Märchen dem Meisterdieb in seiner Kindheit). Alle Ideen oder „Späße“ machte ich aber nicht mit; so wollte Anka einmal, daß ich zu einem Bild, das sie mitbrachte, sage, was mir dabei so auffällt. Als ich mich weigerte, war erst mal „zappenduster“. Aber schon beim Rausgehen kam Anka trotzdem: „Der Kerl meint’s im Grunde gut.“ Wir kamen sozusagen in Phase 2 (Fühlen): Es ging um den „Ring“ (das mit dem Bettuch blieb Sache des Kollegen). Der Schmerz und der Frust, den ich ihr durch meine Grenze antat, konnte ausgetragen werden und wurde so zu einem „Schlüssel“erlebnis, was die „Tür“ zum Aufarbeiten und Verstehen mancher ihrer Erschütterungen öffnete. Hierdurch wuchs etwas in ihr, wodurch sich das Bild von ihrem „Lover" wie auch von ihrem Mann wandelte: Beide standen anfangs auf einem Sockel, der wohl von der Ausgestaltung her unterschiedlich war, der aber nun, da Anka sich aufrichtete, schrumpfte. Der Therapeut traute ihr nun z.B. eigene Probleme an. – Ihr Mann ist vom Tierkreiszeichen her Löwe, was sich gelegentlich in seiner lauten, barschen „Was willst du schon"-Art zeigte; hinter dieser Fassade entdeckte Anka dessen Angst, seine Hilflosigkeit und seine tiefen symbiotischen Wünsche. Sie fing z.B. an, ihm die Füße zu massieren: So konnte er sprechen und von sich erzählen. Also auch hier bildete sich ein „Ring" (sowie bald darauf ein wärmeres „Bettuch"), da sich das merkurielle Geben und Nehmen vertiefte.

Die dritte Aufgabe im Märchen, Pfarrer und Küster aus der Kirche „wegzustehlen", ist nicht ganz einfach zu verstehen (der Meisterdieb steckt beide in einen Sack und anschließend in einen Taubenschlag, während die beiden glauben, sie kämen in den Himmel). Schramm (13) bezieht dies auf unsere Neigung zu exkarnieren. „Zwei Seelen wohnen – ach – in meiner Brust" (Goethe); zum einen klammern wir uns an das „Irdische" (Anka hat z.B. eine Sammelleidenschaft), und zum anderen wollen wir (exkarnierend) zurück in den Himmel (Anka war schon als Jugendliche Mitglied der „Gemeinschaft entschiedener Christen").

Die Wirkung von Merkur beschreibt Paulus (in der „Waffenrüstung" des Epheser-Briefes 6,15) – hierzu passend – so: „Beschuhet eure Füße mit der Bereitschaft, den Frieden zu verbreiten als die Botschaft, die von den Engeln kommt." Anka war schon immer (wie der Götterbote) leichtfüßig und hilfsbereit; nur stand sie irgendwie auch neben sich („Du bist ein verrücktes Huhn! Ich mag dich"; das sagte einmal ein Freund zu ihr). Die Gefahr, wenn man sich zu stark mit seinem „himmlischen" Idealbild identifiziert, ist die, den Boden unter den Füßen zu verlieren. Das tauchte hier bei Anka in einer Stunde so auf, daß sie innerlich abstürzte, sich klein, hilflos, „in der Ecke" fühlte und mich quasi von schräg unten diffus wahrnahm. Irgend etwas vermittelte Anka in dieser Situation, in der das „Band" bis zum Zerreißen gespannt war, den Eindruck, „der will mich" bzw. „der trägt mich". Das Gegenteil davon wäre gewesen: „Der verschaukelt mich" – das tat im Märchen der Meisterdieb mit dem Pfarrer und dem Küster. Wodurch diese „Magie" entstand, kann ich nicht sagen, aber sie wirkte. Anka bekam in der Folge mehr und mehr Kraft, für andere Menschen, die mit „ihrem Latein am Ende" waren, als Beraterin tätig zu werden. Sie war nicht mehr ganz so missionarisch bzw. streng und behielt ihre „Luft" zum Atmen auch bei dem „Löwen-Feuer" ihres Mannes, so daß beide sich immer besser ergänzten.

Warum klaut der Meisterdieb eigentlich dem Grafen Pferd, Rind und Pfarrer? Es ist eine Art Belehrung (13): Das Denken, Fühlen und Wollen brauchen ständige Belebung; wir dürfen an nichts Altem „kleben“ bleiben, sondern brauchen „frische Luft“ (die Lunge ist das Organ von Merkur; 12). Himmel und Erde wollen durch diesen „Gott“ neu versöhnt werden: „Ihr müßt aus den Höhen neugeboren werden. Der Wind weht, wo er will. Du hörst zwar sein Rauschen, aber du weißt nicht, woher er kommt und wohin er geht“ (Joh. 3,7–8). Ähnlich überraschend ist es im Märchen, wie der Meisterdieb seine ihm gestellten Aufgaben erledigt: aus einem weiten Atem heraus.

Venus

Eine Frau, nennen wir sie Marie-Therese, erlebt in jungen Jahren nach einer heftigen, dramatischen Ehekrise ihrer Eltern, in der sie sich zeitweise als deren Vermittler versuchte, die Scheidung sowie bald darauf den Tod des geliebten Vaters, zu dem sie gezogen war. Wie im Märchen „Schneewittchen“ (Grimms Kinder- und Hausmärchen, Nr.53) mußte sie sich über kurz oder lang alleine durchs Leben schlagen und hatte vor dem „Wald“, in den sie dann kam, große Angst. Die zeigte sich bei Marie-Therese in einem Zittern ihres Kopfes, was unwillkürlich in ungewissen Situationen (z.B. großen Veranstaltungen) auftrat. Sie sehnte sich nach einem Zuhause; wie bei den sieben Zwergen, zu denen Schneewittchen kam, hielt nun Marie-Therese bei ihrem Freund, den sie fand und zu dem sie zog, dessen innere Welt in Ordnung. Die Stube war rein und gefegt (im übertragenen Sinn), wenn er kam; sie verzichtete weitgehend auf eigene Unternehmungen, weil sie fühlte, daß der Freund ihre Kraft und Wärme brauchte, und beiden die häusliche Harmonie so wichtig war.

Da Marie-Therese etwas Edles ausstrahlte, wurde sie öfter von ihrer Mutter, von Kolleginnen u.a. „kopiert“: Diese wollten sich in ihr „spiegeln“, indem sie dieselbe Kleidung, das gleiche Parfüm o.ä. benutzten. Sie kamen ihr – wie im Märchen die böse Stiefmutter – zu nahe und raubten ihr das eigene Lebensgefühl. Eine gewisse Atemnot, aber auch Asthma (13), mit dem sie sich schon länger rumplagte, stellten sich dann ein. – In der Therapie merkte ich, wie ich häufig (ihr dabei folgend) meine Spucke herunterschluckte und wie ein tiefes, lähmendes Mitgefühl ankam. Damit sie sich nicht immer wieder von einem giftigen Apfel (wie bei Schneewittchen) überrumpeln ließ, kauten wir hier verschiedene Situationen und Szenen durch. Statt ständig „auf Empfang“ für die Sorgen anderer zu sein, was typisch für die Venus ist, bekam sie mit der Zeit ein Gespür für überfallartige Angriffe, für ihren Neid auf Menschen, die so gut „hausieren“ gehen können, aber auch für ihre Wut darüber, daß sie mit ihrer edlen und reinen Art allzu oft über den Tisch gezogen wurde.

Marie-Therese kam durch verschiedene Erschütterungen aus ihrem „gläsernen Sarg“ heraus, fand nicht nur einen „Prinzen“, d.h. einen neuen Freund, in dem sie sich überraschend heftig verliebte, sondern kämpfte in dieser Beziehung von Anfang an ganz anders für ihre Rechte und ihren Entfaltungsraum. Auch gegenüber ihrer Chefin, die sie zuvor lange in einer stiefmütterlichen, erstickenden Umarmung festhielt, grenzte sie sich deutlicher ab und trug ihr Anliegen eine Ebene höher vor, was einiges Positives ins Rollen brachte. Ihr liebevolles Mitgefühl war mit ihrer kämpferischen, im guten Sinne egoistischen Seite mehr im Gleichgewicht; sie konnte freier atmen. (Ihren Egoismus schob sie zuvor – dem üblichen Helfersyndrom folgend – anderen in die Schuhe: Die sind so böse, weil die immer etwas brauchen). So lernte es Marie-Therese, das „Kriegsbeil“ auszugraben wie auch die „Friedenspfeife“ zu rauchen. Hier bei mir war sie allerdings mit dem Kriegsbeil vorsichtig; in den ca. drei Jahren kam trotz mehrerer Nachfragen nie ein Sterbenswort der Kritik heraus. Irgendwie war es ihr hier wohl zu heilig („weiß wie Schnee, rot wie Blut und schwarz wie Ebenholz“) – und wer schlachtet schon gerne „heilige Kühe“?

So wie die Niere als Organ der Venus (12) alles aufnimmt und dem Raum gibt, so fehlte Marie-Therese lange Zeit die Kraft, auch mal was abzustoßen; beim Speerwerfen nutzen wir z.B. unsere Mars-Kraft. Mit der Zeit fand sie, die auf einmal ihre Freude am Trommeln entdeckte, ein besseres Gleichgewicht und war nicht mehr so „pflegeleicht“. Da sie nun stärker in Verbindung mit sich war, konnte sie sich auch besser auf andere einlassen.

Sonne

> „Ich bin gekommen, ein Feuer auf die Erde zu werfen; ich habe keinen anderen Wunsch, als es entflammt zu sehen.“ (Lk. 12,49)

Im Märchen „Hans im Glück“ (Grimms Kinder- und Hausmärchen, Nr.83) treffen wir auf einen munteren Burschen, der sich darüber freut, wie er sich auf dem Weg zu seiner Mutter mehr und mehr erleichtert. „Der muß bescheuert sein“, könnte man meinen; so viel Gold z.B. gegen das Pferd einzutauschen. Schramm (13) deutet an, daß es hierbei um die Umwandlung von Selbstbezogenheit in Selbstlosigkeit geht. Auf diesem Weg befreit sich Hans von allem Materiellen (das lateinische Wort *mater* steckt in „materiell“); aus diesem Haften an die „falsche Mutter“ (16), die Materie, löst sich Hans, so daß er am Ende des Märchens leichten Fußes und dankbar zu Gott bei der „richtigen Mutter“ ankommt. Auf dem Weg zum höheren Selbst spielt die „große Mutter“ (als Isis, Artemis oder als Sophia bekannt) eine wichtige Rolle. Es geht dabei um eine Geburt; und so finden wir z.B. in der Geburtsszene des Isenheimer Altars (17) von Matthias Grünewald die himmlische Sophia, die der irdischen Maria aus der geistigen Welt bei ihrer Geburt beisteht. –

Anna (so nennen wir sie) tritt in Hans' Fußstapfen; sie engagiert sich, wo sie kann: in ihrer Verwandtschaft mit Rat und Tat (zuweilen auch mit Barem); ihre Neffen oder Nichten nimmt sie gerne in den Urlaub mit; bei den Anonymen Alkoholikern ist sie aktiv; auch im Betrieb ist sie als Suchtkrankenhelferin tätig. Wie die Sonne versprüht Anna ihre Wärme unabläßlich nach außen in die Peripherie. Nur: Undank ist der Welt Lohn ... Hinter ihrem Rücken wird im Familienkreis über sie gelästert; im Betrieb wird ihr, die bis zum 30. Lebensjahr selbst Alkoholikerin war, heimlich Schnaps in den Kräutertee gekippt u.ä.

Diese und andere Schikanen (neudeutsch: mobbing) waren für Anna ein Grund, in die Therapie zu kommen. Es zeigte sich hier, daß ihr einige Kapitel aus ihrer Familiengeschichte zu sehr zu Herzen gegangen waren. Nach dem Zweiten Weltkrieg siedelte sich die Familie aus dem Osten kommend im Ruhrgebiet an. Geld war Mangelware; die Klamotten sahen entsprechend aus, so daß sie öfter gehänselt wurde. Mit ihrer Mutter zusammen machte sie als Älteste der Geschwister oft vor Feierabend Betteltouren durch die Geschäfte; weil sie locker drauf war und mit ihrer „großen Klappe“ den passenden Ton fand, nahm ihre Mutter sie mit. Diese und ähnliche Erlebnisse führten dazu, daß sie sich manchmal bis auf die Knochen schämte, was sie erst als Erwachsene merkte.

Dieses Gefühl kam bei mir überaus deutlich an. Wer möchte schon gerne „nackt im Hemd“ vor andere treten? Dieses Schämen bekam ich hier „zu schmecken“; es war für mich der „Schlüssel zum Schloß“, um bei Anna „eine Tür“ zu öffnen. Ihr Helfersyndrom, mit dem sie sich als „Retterin“ für andere groß und stark machte und mit dem sie ihre Scham überspielte, wurde mir verständlicher. Auch sah ich klarer, daß sich in die Art ihrer Hilfe ab und an unbewußt Arroganz einschlich, sie also wie im Märchen „Hans im Glück“ „hoch zu Roß“ daherkam (13) („Die hält sich mit ihrem Kräutertee wohl für was Besseres“). Insofern war der Schnaps in den Kräutertee (s.o.) die „Rache des kleinen Mannes“; die Kollegen fühlten sich ihr unterlegen. Brauchte Anna eine Weile das Gefühl, „groß“ und überlegen zu sein? Ihr Bedürfnis, auf „Augenhöhe“ Kontakte zu finden, in denen Geben und Nehmen ungefähr ausgeglichen sind, konnte hier gespiegelt werden, zumal sie ab und an tiefe Wellen von Schmerz und Einsamkeit (z.B. alleine im Treppenhaus) überrollten.

Ihre Angebote „frei Haus“ stellte Anna ein. Ein Frauenkreis wurde ihr wichtig. Ihre Schwester spannte sie für die Betreuung ihrer Mutter, die sie zuvor weitgehend alleine betreute, ein; mit ihrem schlechten Gewissen, daß sie als kinderlose Doppelverdienerin mehr Geld in der Tasche hatte als ihre Geschwister, lernte sie zu leben: So hatte sie einige Sorgen weniger. Auch nutzte sie mehr die „starke Schulter“ ihres Mannes, der ähnlich wie ihr Vater eine wohltuende Ruhe ausstrahlte. Anna konnte am Ende der Therapie freier atmen und hatte wieder weitgehend ihr „sonniges“ Gemüt, zumal sich auch am Arbeitsplatz einiges Positives tat. Sie fühlte sich stark genug, ihre Nase mal wieder in Astrologiebücher zu stecken, die sie interessierten, was sie wegen des Stresses zuvor nicht schaffte.

Mir kam die Vermutung, so wie „Hans im Glück“ auf dem Weg zu seiner Mutter war, daß sich Anna innerlich unbewußt dem verstorbenen Vater näherte. Dieser hatte verschiedenste Höhen und Tiefen durchlebt, war trotzdem im großen Ganzen „gut drauf“ und deswegen sehr beliebt. Er schaffte es selbst nicht, „von der Flasche“ wegzukommen, unterstützte Anna aber dabei, so gut er nur konnte. Vielleicht fühlte sich Anna deswegen verpflichtet, anderen hier beizustehen, wobei sie glücklicherweise mit der Zeit von ihrer „missionarischen“ Seite Abstand fand. –

Das Pulsieren der Sonne spiegelt sich im Herzen (dem Organ der Sonne; 12): Die Bewegung vom Zentrum zur Peripherie und die von außen zum Mittelpunkt zurück sind in unserem Blutkreislauf im Einklang. Schwierig wird es, wenn man zu sehr die eine Bewegungsrichtung strapaziert, indem man z.B. „Mutter Theresa“ spielt, wie dies Anna anfangs tat. Sie erkannte: Auch andere haben ihr „Sonnensystem“ – das machte das Miteinander leichter. – Wenn man es schafft, hier einen Schritt weiterzugehen, d.h. frei und bedingungslos zu schenken, dann kann man sich – wie im Märchen „Hans im Glück“ – freuen und leichter fühlen, denn: „Geben ist seliger als Nehmen.“ Das ist – geläuterte – Sonnen-Kraft.

Mars

Im Märchen „Der Eisenhans“ (Grimms Kinder- und Hausmärchen, Nr.136) liegt über einem stillen großen Wald eine Art Fluch. Es traut sich keiner mehr herein, denn alle Jäger, die den Spuk klären wollten, kamen nicht mehr zurück. Erst nach Jahren meldete sich wieder einer, der „von Furcht nichts weiß“. Dieser entdeckt den Eisenhans in einem „Pfuhl“, läßt den trockenlegen und bringt Eisenhans gefesselt zum Königshof. – Ein

Klient war so mit seiner gekränkten, narzißtischen Wut (8) beschäftigt, daß es mir als Therapeuten so ging wie den Jägern am Beginn des Märchens: Es zog mich in den „Pfuhl“ runter; ich ließ mich von seiner Explosivität anstecken und verlor zeitweise das Gefühl, ein eigenes Ich zu sein. Ich merkte, daß ich in dieser kritischen Zeit der Behandlung auf meinen geliebten schwarzen Tee verzichten mußte, um mir (halbwegs) furchtlos den „Pfuhl“ des Klienten anzuschauen.

Bei einer Frau – nennen wir sie Vera – war es ähnlich, daß sie mit einem explosiven „Gefühlscocktail“ kämpfte, wenn z.B. die Nachbarn von jetzt auf sofort ihre „tolle“ Anlage auf volle Dröhnung anstellten. Vera verlor da den Boden; es zischte und brodelte in ihr. Wichtig war es hier, die verschiedenen Gefühlsfarben auszuleuchten: Kränkung (daß die ihre Rechte mißachteten), ohnmächtige Wut, Angst (sie könnte sich vergessen) sowie Neid (was die sich erlauben); es ging hierbei nicht um ein intellektuell richtiges Zuordnen, sondern darum, diese verschiedenen „Farben“ zu schmecken und aushalten zu lernen.

Vera war in ihrer Herkunftsfamilie als Zweitgeborene nach einem egozentrischen, aufsässigen Bruder die Rolle des braven, „auf Empfang“ gestimmten Mädchens zugefallen. So träumte sie z.B., daß in ihrer Wohnung eine Party stattfinde, auf der sich wildfremde Menschen prächtig vergnügen; als sie ihrer Mutter das Elend erzählen will, fallen ihr die Zähne aus. – „Mit Biß“ etwas zu sagen, ging für Vera erst mal nicht. Den eigenen „Hunger“, z.B. solche „Orgien“ zu feiern, projizierte sie in andere (und regte sich deswegen z.B. über die Nachbarn so auf).

Vera half es, zunächst durch Heileurythmie ein Gefühl von Integrität zu bekommen (ihre untere Körperhälfte war chronisch kalt). Den „Hunger“, sich z.B. auf eigenen Beinen zu bewegen, nahm sie durch die Psychotherapie hier ernst; ihren Spaß am Joggen, Skaten und Tanzen (ohne Mann!) entdeckte sie. Dies entspricht im Märchen der Stelle, wo der Königssohn sich den Schlüssel für den Käfig des Eisenhans, der unterm Kopfkissen der Mutter (!) lag, holte und mit ihm zusammen weggeht. In den nun folgenden Abenteuern ist der (gewandelte) Eisenhans ein Beschützer bzw. wie ein väterlicher Freund für den Königssohn.

Vera lernte hier, dafür zu kämpfen, daß die Beziehung zu mir ein Schutzraum, ein „Nest“ wurde, wo sie frei aufatmen und ihr Gefühl von Wärme und Kraft entfalten konnte. Dazu gehörte es, daß verschiedene Mißverständnisse hier auf „warme“ wie auf „kalte“ Weise, wo Vera verletzt bzw. über mich entsetzt war, ausgefochten wurden. Es war für mich dabei „Sitzfleisch“ angesagt, d.h. daß ich nicht gekränkt reagiere, sondern daß ich mir klar machte: Vera wollte hier ankommen; es sollte für sie stimmig sein (und dieses Bedürfnis ist mir wiederum durchaus vertraut). Schramm nennt dies „Einkoppelung“ (13; S.75): Vera fand so ihre Tiefe, was im Märchen in dem Bild zum Ausdruck kommt, daß der Königssohn in den Brunnen schaut. Sie lernte durch die „Streitgespräche“ hier, das, was sie stört, „auf den Tisch“ zu bringen, was sie sodann erfolgreich z.B. an ihrem Mann und an ihrer Schwiegermutter ausprobierte. Sie wurde insgesamt munterer und konnte z.B. auf einmal singen, da ihre Stimmbänder, mit denen sie zuvor eher nur krächzen konnte, sich synchronisierten. Sie fing an, Tagebuch und Phantasiegeschichten zu schreiben, und lebte nun auch ihre erotisch-sexuelle Seite anders aus. Im Märchen taucht – passend hierzu – das Bild auf, daß der Königssohn, der als Gärtner arbeiten muß, für die Königstochter einen schönen, wilden Strauß Blumen pflückt und den ihr bringt. Nun, da die Liebe zu ihr aufblüht, weiß er, wofür er kämpft, und kann mit Hilfe von Eisenhans die Feinde des Königreiches, die dieses angriffen, „bis auf den letzten Mann“ niedermachen.

Vera war es hier wichtig, daß nur ihre eigene, „reine“ Wahrheit Raum findet, ohne Verdrehungen o.ä., wie sie das von anderen Beziehungen her kannte. Wenn ich z.B. etwas aus ihrer Biographie verwechselte, war sie innerlich „auf 180“. Ich kam dann in die Reihe der „Kurpfuscher“, da sie mit Ärzten so ihre Erfahrungen hatte. So träumte Vera z.B. von einer Ärztin, die sie in eine quälende Tortur steckte, die dann aber auf ihre spätere Anklage gar nicht einging. – Es bietet sich ja an, andere (z.B. mich) zu solchen „Quälgeistern“ zu machen; erstaunlicherweise werden die es dann auch und vergessen z.B. etwas. Diese projektiven Vorgänge – auch in unserer Begegnung – ließen sich zum Teil aufheben. Es wurde Vera aber auch wichtig, sich zu fragen, wie kommt diese Ärztin (aus dem Traum) in ihr Leben bzw. was für eine Qual tut diese ihr eigentlich an? Was macht das für einen Sinn? Diese „Spurensuche“ ist derzeit offen.

Vera freute sich, als sie entdeckte, daß z.B. die „Weltuntergangsstimmung“, in die sie ab und an durch die „lieben Nachbarn“ kam, viel kürzer wurde, und daß sie bald Ideen hatte, was sie konkret tun kann; ein gewisses alltägliches Miteinander stellte sich da ein. Auch bekam die Beziehung zu ihrem Mann ein anderes Fundament. Zwar läuft ihr weiterhin gelegentlich die Galle (als Organ von Mars; 12) über; sie kann nun aber zielgerichteter damit umgehen und ihre Kritik o.ä. besser dosieren. Ihr „Kriegsgott“ Mars verbreitet nicht mehr – so wie zuvor – nur Angst und Schrecken bzw. hinterläßt auf dem „Schlachtfeld“ verbrannte Erde, sondern sie nutzt ihn, da sie ihr Gefühl für sich und ihre Umgebung besser durchtragen kann, um etwas zum Guten auszufechten.

Jupiter

In Grimms Märchen „Die Gänsemagd“ (Nr.89) zieht eine Königstochter „weit übers Feld“ zu einem Königssohn – die Hochzeit steht an. Auf dem Weg dahin wird sie jedoch von der Kammerjungfrau gezwungen, die Kleider zu vertauschen: Diese will den Königssohn heiraten. Nur dem alten König an dem Hof fällt die Schönheit, Anmut und Würde der Königstochter auf, die nun dort Gänse hüten muß.

Eine Frau aus einem südeuropäischen Land – nennen wir sie Julia – zieht bald nach ihrer Hochzeit mit ihrem Mann nach Deutschland. Zwei Seelen sind in ihrer Brust: Zum einen trauert sie der verlorenen Heimat und ihrer Familie nach; sie ist wie die Königstochter zunächst ohne diese „Blutsbande“ ganz schwach. Das soll aber ihr Geheimnis sein; denn auf der anderen Seite macht sie sich wie die Kammerzofe stark, denn sie hat einen „Traum“: Sie will ihrem Mann den Himmel auf Erden bereiten. Wie kommt sie dazu? Julia litt seit ihrer Kindheit an Neurodermitis (Asthma gesellte sich später dazu). Deswegen wurde sie von ihrem Vater zu verschiedenen Hautspezialisten geschleppt; keine Salbe o.ä. war ihm zu teuer, wo sonst im Haushalt Sparen angesagt war. Dies u.a. führte bei Julia zu einem tiefen Gefühl von Dankbarkeit und Verpflichtung dem Vater gegenüber. Andererseits sah sie ihn durch die Augen ihrer Mutter, die entsetzt darüber war, als was sich dieser Mann nach der Hochzeit entpuppte ... Ein diffuser, allgemeiner Männerhaß bei Julia war die Folge. Ihr genialer Kompromiß war es nun, auf männlich-dominante Weise ihren Mann lieben und verwöhnen zu wollen. Doch wie ist das, wenn sie – nach allen Regeln der Kunst – ein tolles Abendbrot auftischt und der Mann sich im Unterhemd dazusetzt?

Julia war am Ende mit ihrem Latein und kam in meine Praxis. Erst hoffte sie, ich würde ihr die „Wehwehchen“ ausreden, damit sie wieder besser funktionieren kann. Das tat ich aber nicht, sondern ich versuchte, wie dies im Märchen Fallada, das sprechende Pferd der Königstochter, tut, Julia ihr Leid, allgemeiner: ihren Zustand, bei dem auch Probleme mit Nähe eine große Rolle spielten, zu spiegeln und ihr so in annehmbaren Maßen „heimatliche Gefühle“ zu vermitteln. Erst war ihr das alles viel zu peinlich, hier offen zu sprechen. Sie schaffte sich hier eine Art Hilfskonstruktion: „Ich gehe zum Priester, beichten.“ Im Märchen finden wir das Bild, daß die Königstochter auf den Vorschlag des alten Königs hin dem Eisenofen ihr Leid klagt, da sie schwören mußte, es keinem Menschen anzuvertrauen.

Nachdem Julia etwas hier ihren „Staudamm“ öffnete, fühlte ich mich durch ihre Erzählungen zum Teil durcheinander bzw. „im Wind“. Es fiel mir z.B. schwer, die Stunden rechtzeitig zu beenden. Es fehlte mir der weise, ordnende, jupiterhafte Blick des alten Königs, den ich nur allmählich mit Mühe und Not entwickelte. Mir fiel die Anmaßung in ihrer Helferrolle z.B. gegenüber ihrem Mann auf (im Märchen kleidet sich die Kammerzofe mit königlichen Kleidern). Als Julia sich beklagte, daß ihr Mann oft stumm wie ein Fisch wäre, meinte ich, er gäbe ihr in einer anderen, ihr fremden Währung zurück; damit meinte ich seine Treue sowie seine Ausdauer am Arbeitsplatz, wo er für zwei schuftete. Dies (u.a.) führte dazu, daß sich die Gewichtung zwischen den Eheleuten allmählich verschob: Auch der Mann bekam seine Würde, wodurch er (der große Schweiger) etwas aus seiner Reserve kam. Dabei half es ihm, daß Julia manches an ihrer eigenen Familie, die sie zuvor glorifizierte, kritischer sah. So nahm sie z.B. gegenüber ihrer Mutter nun – wie sie es sagte – ihr „Pflaster“ vor dem Mund ab. – Auch vermittelte ich Julia, daß es in einer Beziehung nur zwei Gewinner oder zwei Verlierer geben könnte. Sie trotzte dem Mann manche Kompromisse ab. Ihre Haut- und Atembeschwerden klangen deutlich ab, zumal sie sich auch Freundinnen gegenüber mehr „Luft“ verschaffen konnte.

Zusammenfassend zum Jupiter ist zu sagen, daß hier zwei Seiten miteinander kämpfen: eine „kosmische“, empfindsame, schwache, die im Märchen die Königstochter verkörpert, und die zu depressiver Stimmung führen kann, was anscheinend mit dem Leberhaushalt (12) zusammenhängt. Die „irdische“, kräftige, aber auch anmaßende Seite finden wir in der Kammerjungfrau, was sich bis in eine Manie (13) bzw. in eine narzißtische Störung steigern kann. Das positive Gegenbild der zu schwachen, „weiblichen“ Seite ist die alte Königin, die für ihre Tochter ein wichtiger, tröstender Bezugspunkt ist: „Wenn das deine Mutter wüßte, das Herz im Leibe würde ihr zerspringen.“ Dieser „Anker“ war ich zeitweise für Julia; es war aber nur die „halbe Miete“, da die positive männliche Jupiter-Kraft hinzukommen mußte. Wie der alte König im Märchen seiner Ahnung folgt und letztendlich die richtige Ordnung herstellt, so mußte in der Ehe zwischen Julia und ihrem Mann manches „geradegebogen“ werden, damit beide „königlich“ miteinander umgehen können.

Saturn

Den Saturn so wie die anderen Planeten zu besprechen ist nicht möglich, da durch sein „Stirb und Werde“ eine spirituelle Entwicklung impulsiert wird. „Hüter der Schwelle“ wird er genannt, der nach Lievegoed (12) zur „Auferstehung im Geiste“ (S.116) führt.

In dem Märchen „Der treue Johannes“ (Grimms Kinder- und Hausmärchen, Nr.6) macht sich ein junger König auf den Weg, seine zukünftige Frau in sein Reich zu holen. Ihr Bild hatte ihn so bezaubert, daß er in Ohnmacht fiel. Es gelingt dem König mit List, Einfallsreichtum, zu guter Letzt aber mit seiner aufrichtigen Liebe, diese Frau für sich zu gewinnen. Die Gefahren gehen jetzt aber erst richtig los. Da der treue Johannes die Sprache der Raben versteht, was als spirituelle Fähigkeit zu verstehen ist, kann er dem König in diesen Gefahren beistehen. In unerschütterlichen Pflichterfüllung versteinert (im wörtlichen Sinne) dieser Diener am Ende des Märchens; nur das Blut der verträumt vor sich hin spielenden Zwillinge, der Kinder des Königs und der Königin, können ihn retten. Auch hierin zeigt sich m.E. ein Phänomen der spirituellen Entwicklung: Zu der treuen Pflichterfüllung (regelmäßige Meditationen o.ä.; „Feuer" des Saturn) muß sich die Kraft zur Improvisation, zum schöpferischen, zwecklosen Spiel („Wasser" des geläuterten Mondes) gesellen, will man nicht z.B. arteriosklerotisch verkalken (12) oder ver-Steiner-n (im übertragenen Sinne).

Insofern wird die nun folgende Beschreibung von – sagen wir – Martha nur anfänglich diese Kraft des Saturn veranschaulichen. Martha war (und ist) sehr gläubig und religiös; wenn sie mich mit ihren dunklen, leuchtenden Augen anschaute, wirkte es so, als käme der Blick aus einem tiefen Brunnen. Sie hatte jedoch massive Probleme. So wie der junge König im Märchen von der heftigen Liebe zu seiner Frau ergriffen wurde („wenn alle Blätter an den Bäumen Zungen wären, sie könnten's nicht aussagen"), so war diese Frau zeitweise von Ängsten und einem lähmenden Gefühlschaos überflutet. Träume, in denen ein riesiger Fisch aus der Tiefe nach oben sauste und sich dort etwas schnappte, drückten dies aus. Martha realisierte im Laufe der Therapie, daß die reale Bindung zwischen ihr und ihren Eltern oft brüchig war. Deren „Spezialität" war es, „mal so" übers Wochenende wegzufahren; „wenn was ist, die Tante ist ja unten" – so überforderten sie die 8jährige Tochter.

Diese Kontaktlöcher tauchten gegenüber ihrem Partner, am Arbeitsplatz wie auch bei Freunden auf. Da sie nicht genügend erfahren hatte, wer sie war, sah sie sich in allem und jedem, was auf einer Beerdigung z.B. horrorhaft war; sie erlebte es so, wie wenn sie mit beerdigt wurde. Dies entsprach auch einer gewissen Realität: Vieles in ihr war abgestorben. Von daher war es in der Therapie wichtig, Martha hier durch Spiegelung und Begleitung ein Gefühl von sich zu vermitteln; gemeinsam ließen sich die zum Teil gefährlichen Tiefen in dem „Strom" ihrer Gefühle besser ausleuchten und ertragen. Martha bemerkte allmählich besser, was sie braucht und was ihr guttut.

Zu ihrem strengen, in ihrer Kindheit verinnerlichten Pflichtkorsett gesellte sich mehr und mehr Lebendigkeit; sie hörte auf, nur noch „braves

Kind" zu sein, und entdeckte z.B. ihren Spaß daran, in Anwesenheit ihrer Mutter zu rauchen. Ein Löwe tauchte in einem Traum auf. Nachdem das Pendel eine Weile auf diese freche, kämpferische Seite ausgeschlagen war, neigte es sich bald wieder zur Mitte hin. Es erschienen in einem weiteren Traum bei einer Art Wüstenwanderung die heiligen drei Könige, was einen Knoten in ihr löste; sie fand erneut Anschluß an ihre gläubige Seite, konnte wieder mit Gewinn die Bibel lesen u.a. Diesmal hatte sie ein anderes Fundament: „Eine feste Burg ist unser Gott" (Kirchenlied). So wie Salz in einer Mutter-Lauge unter dem Einfluß von Sonnenlicht kristallisiert, so fand Martha sich: Sowohl in spiritueller wie auch in alltäglicher Hinsicht hatte sie in sich nun eine Struktur. Sie zeigte jetzt anders ihre „Ellenbogen", was es ihr und ihrer Umgebung nicht immer leicht macht, wodurch sie aber ihre Treue sich selbst gegenüber bewahrt, und wodurch ihre Ängste verschwanden.

Die versteinernde Seite des Saturn spiegelt sich in unseren Knochen, dem Skelett; auf seelischer Ebene zeigt sich dies in Zwängen bzw. im Festhalten an alten Wertvorstellungen, die innerlich nicht gefüllt sind. „Frisches Blut" (im Märchen: die spielenden Zwillinge) tut not. Ohne Knochen und ständige Erneuerung des Blutes, die ebenfalls von Saturn impulsiert wird (12), würden wir uns wie ein „nasser Sack" fühlen. Martha pendelte anfangs zwischen beidem – der Erstarrung und der haltlosen Leere – hin und her. Das mondenhafte Spiegeln sowie der Beistand in der Gefahr, wie dies der treue Johannes im Märchen tut, halfen hier, wieder zu einer eigenen Ausrichtung zu gelangen.

Der durch den Saturn impulsierte Blick hat – wie dies bei Martha beschrieben wurde – seine Tiefe. Auch im „Treuen Johannes" zeigt sich das: Das Urbild wird geschaut und bewahrt. Dem kommen wir in der Therapie auf die Spur, wenn wir, wie dies in der Waldorfpädagogik üblich ist, abends unsere Klienten vor unser Auge treten lassen und sie sozusagen mit in den Schlaf nehmen. Die „Masse Fleisch" soll uns dabei nicht irritieren; irgendwas *will* dieser Mensch: „Das Wesentliche ist für die Augen unsichtbar" (Antoine de Saint-Exupéry).

Auswertung

Es geht in der Therapie darum, Strömungsvorgänge anzuregen und sich auf die Gefahren und Chancen der Begegnung einzulassen; wenn's klappt, kommen Phantasien, Bilder, überraschende Wendungen etc. zum Vorschein, die heilsam wirken (Merkur). Mit vorgefertigter Marschroute da reinzugehen, bedeutet, das beiderseitige Potential von Klient und Therapeut im

Keim zu ersticken. Nachträgliche Versuche nach der Begegnung, d.h. nach dem „In-den-anderen-Hineinschlafen“ (Steiner) das Ganze zu ordnen (z.B. am Ende einer Stunde), helfen dem Klienten dabei, sich bessere, genauere „Landkarten“ anzueignen (Jupiter); vielleicht wird er mutig genug, alte, in der Kindheit gebildete Karten wegzuschmeißen. Es hat andererseits aber auch keinen Zweck, sozusagen einen „Blumenladen“ zu betreiben und schöne, blühende Gewächse an den Mann zu bringen. Was bleibt, ist, Samen auszuwerfen (Sämannsgleichnis; Lk. 8,5) und zu vertrauen, daß diese Samen im „Acker“ des Klienten irgendwann aufgehen. Oder wie sagt es Kühlewind in einem Meditationssatz: „Ich bin stets in Anfang.“ Nun, wie bin ich das eigentlich?

Glaube

Wenn ich mich für jemanden einsetze und das innere positive Bild des anderen auch in Gefahren und Not durchtrage, dann halte ich meinen „Glauben“ an ihn lebendig. Dies wird in den beiden Märchen „Die sechs Schwäne“ sowie „Der treue Johannes“ anschaulich beschrieben. Dieser Glaube an das ursprünglich und zukünftige Gute im Gegenüber kann sich als Frucht der Verbindung von „Mond“ und „Saturn“ ergeben. Von daher ist es wichtig, daß mondenhafte „Jagdinstinkte“, das Eintauchen in imaginative Bilder etc. (Phantasieprinzip) einerseits und sich erinnern, den roten Faden halten (Realitätsprinzip) andererseits sich gegenseitig befruchten.

Hoffnung

Wenn ich mit meinem „Hofnarr“ (12), meinem Clown oder (auf englisch) dem „Fool“ auf gutem Fuß stehe, wie dies im „Meisterdieb“ beschrieben ist, und sich zu dieser Himmel und Erde verbindenden Leichtigkeit auch noch die Fähigkeit hinzugesellt, souverän, königlich (12) die Dinge zu überblicken und Spannungen produktiv zu wandeln, wie dies in der „Gänsemagd“ dargestellt wird, dann strahle ich Hoffnung aus: für mich, für mein Gegenüber, für wen oder was auch immer (in nüchterner astrologischer Sprache: Merkur und Jupiter sind im Lot). – Märchen oder Romane zu lesen sowie z.B. Improvisationstheater regt die eine Seite, Meditationen, die Tagesrückschau sowie das Lesen von spirituellen Texten die andere an.

Liebe

Wenn ich fähig bin, den Gegner bis auf den letzten Mann fertig zu machen („Eisenhans“), darauf aber aus Mitgefühl oder – manchmal auch berechtigtem – Bedürfnis nach Harmonie verzichte („Schneewittchen"), und hierbei überhaupt frei wählen kann, dann wird als Frucht von „Mars" und „Venus" die Liebe geboren. Das Gegenteil hiervon, auf „Sparflamme" zu leben bzw. „den Ball flach zu halten", bewirkt, daß ich lau bleibe (siehe auch: Offb. 4,16). Nur durch Einlassen und Am-Ball-Bleiben wird „der Ofen warm" (18, S.124).

Ausblick

„Der Mensch wird am Du zum Ich." (Martin Buber)

Glaube hängt damit zusammen, ob ich mich gefühlsmäßig vom anderen berühren lassen kann, daß mir z.B. treffende Bilder kommen. Ich als Therapeut glaube daran, daß die Erkrankung o.ä. noch nicht das letzte Wort ist, sondern daß die Geschichte weitergeht. Den bekannten „Trampelpfad" zu verlassen, das geht nur in der Hoffnung, daß neue Wege oder Ideen besser sind. Hierfür braucht der Klient sowohl Kraft wie auch Vertrauen und Liebe, z.B. zu seiner inneren Wahrheit, die er auch gegen Widerstände nach außen vertreten kann, sowie einen offeneren, herzlicheren Blick auf die Umgebung. Insofern hängen Glaube, Hoffnung und Liebe mit der in der Einleitung beschriebenen Erneuerung von Fühlen, Denken und Wollen zusammen bzw. konkretisieren diese. In der Therapie bildet sich durch diese Prozesse im Klienten eine andere Hülle; er ist besser gerüstet für seine Feinde („Liebet eure Feinde, aber seid schneller als sie" – fernöstlich ...) wie auch für seine Freunde. Treffend beschreibt dies Paulus in der „Waffenrüstung", die anzulegen ist:

„Stehet fest, an den Hüften umgürtet mit Wahrhaftigkeit. *(Mond)*
Leget den Brustpanzer des wahren höheren Seins an. *(Sonne)*
Beschuhet eure Füße mit der Bereitschaft, den Frieden zu verbreiten als die Botschaft, die von den Engeln kommt. *(Merkur)*
In all euren Taten hebet den Schild des Glaubens empor, durch den ihr auslöschen könnt alle glühenden Geschosse des Bösen. *(Saturn)*
Nehmt in euer Denken die Gewißheit des Heiles auf, sie bewahrt euer Haupt gleich einem Helm, *(Jupiter)*
und ergreifet das Schwert des Geistes, welches ist das Wort Gottes. *(Mars)*
... Schließt auch mich in eure Gebete ein." *(Venus)* (Eph. 6,14–19)

Diese „Waffenrüstung" bildet sich durch unsere lebendige Beziehung zu der „Christus-Sonne" (Steiner), die wir als Therapeuten brauchen, wenn wir uns mit der „Hölle" bzw. dem Unterbewußten des Klienten beschäftigen. Es bleibt leicht etwas von dieser Unterwelt hängen; nicht wenige

Therapeuten gehen „vor die Hunde“ oder wickeln – zwischenzeitlich – z.B. mit ihren Klienten interessante Immobiliengeschäfte ab. „Das Seil ist gespannt über dem Abgrund zwischen Tier und Engel“ (Nietzsche). Manchmal reißt dieses Seil; so sieht Lievegoed (12) in der Psychose eine mißlungene Einweihung.

Wenn man sich als Therapeut zu sehr abrackert, weil man sich „wie der Ochs vorm Tor“ vorkommt und einem das Ganze so keine Freude mehr macht, ist irgend etwas „faul im Staate Dänemark“. Eigene Schwachstellen brauchen einen Ort, wo man sie unterbringen kann („Klagemauer“), ob dies nun gegenüber Freunden, Kollegen oder Sonntags in der Kirche gegenüber dem Christus (in Buberscher Sprache: dem „großen Du“) erfolgt. Die Freude am Spielen (wieder) zu finden, ist dann wichtig: „Die Ewigkeit ist ein spielendes Kind, die Herrschaft eines Kindes“ (Heraklit). –

Der Artikel folgt einer im Grunde anachronistischen Einseitigkeit: Linear betrachte ich, als ob es da Ursache und Wirkung gäbe, was braucht der Klient von mir? Wie mache ich ihn – in aller Bescheidenheit – heil? Kreislaufprozesse als interessanter, alternativer Blickwinkel wären im Grunde angesagt: Wozu kommt dieser Klient – der „Präzisionsarbeit der Engel“ (Steiner) folgend – zu mir? Hat das was mit meiner „Wunde“ (19) zu tun? Sicher – jedoch, das wäre ein anderes Thema.

> „Wir sind alle Betroffene. Wir sind betroffen, auf Erden zu leben und die ungeheure Aufgabe durchzuführen, diesen Stern zu durchschmerzen – zu durchlieben –, bis er durchsichtig wird, von unserem gesagten oder ungesagten Wort durchzogen – dieser Geheimschrift, mit der wir ein unsichtbares Universum lesbar machen für ein göttliches Auge.“ (Nelly Sachs)

Literatur:

1. Detig-Kohler, C.: Hautnah. Im psychoanalytischen Dialog mit Hautkranken. Gießen 2002.
2. Rahm, D., et al.: Einführung in die Integrative Therapie. Paderborn 1993, S.130 f.
3. Steiner, R.: Kosmologie, Religion und Philosophie. GA 25, Dornach 1979.
4. Kühlewind, G.: Vom Normalen zum Gesunden. Stuttgart 1983. – Dort auf S.203: „Kennst du die reine Freude? Göttlichkeit wird dir offenbar!“
5. Steiner, R.: Praktische Ausbildung des Denkens. Dornach ^{14}1984 (aus GA 108).
6. von Ungern-Sternberg, O.: Die Sternenschrift im Heraklesmythos. Schaffhausen 1989.
7. Steiner, R.: Soziale und antisoziale Triebe im Menschen. Dornach ^{2}1981 (aus GA 186).
8. Wolf, E.S.: Theorie und Praxis der analytischen Selbstpsychologie. Frankfurt 1998.

9. Ende, M.: Die Unendliche Geschichte. Stuttgart 1979.
10. Mallasz, G.: Die Antwort der Engel. Zürich ⁴1986. – Dort auf S.158: „Allein die Freude ist sicher."
11. Riemann, F.: Lebenshilfe Astrologie. München ¹³1992.
12. Lievegoed, B.: Der Mensch an der Schwelle. Stuttgart 1985.
13. Schramm, H.M.: Märchen und Heilmittel. Schaffhausen ²1993.
14. Steiner, R.: Das Christentum als mystische Tatsache und die Mysterien des Altertums. GA 8, Dornach ⁹1989.
15. Steiner, R.: Die Geheimwissenschaft im Umriß. GA 13, Dornach ²⁹1977, S.309 f.
16. von Gleich, S.: Die Wahrheit als Gesamtumfang aller Weltansichten. Stuttgart 1957. (In diesem interessanten Buch wird der Zusammenhang zwischen verschiedenen Weltanschauungen und den Tierkreiszeichen [z.B. zwischen dem Materialismus und dem „Krebs"] dargelegt.)
17. Fraenger, W.: Matthias Grünewald. München 1983.
18. Steiner, R.: Metamorphosen des Seelenlebens. GA 58/59, Dornach 1972.
19. Orban, P.: Das Ego des Therapeuten. In: Heil werden, 2/2002, S.9–13.

P.S.: Ich danke meinen Klienten für ihr Vertrauen sowie dafür, daß sie mir die Veröffentlichung ihrer Entwicklung erlaubten. – Ebenfalls danke ich meinen Kollegen vom Therapeutikum Witten; wir schauten uns die Planeten, dem Buch von Schramm (13) folgend, aus verschiedenen Blickwinkeln an. – Meine Schwester und Kollegin Regina Weiser half mir, den Text „auf Vordermann" zu bringen – danke!

Johannes Rogalla von Bieberstein
Die These von der Verschwörung 1776–1945
Philosophen, Freimaurer, Juden, Liberale und Sozialisten als Verschwörer gegen die Sozialordnung
216 S., kt. EUR 17,– / ISBN 3-926841-36-2

Jimmy Carter
Frieden schaffen im Gespräch
Ein Impuls für die nächste Generation
206 S., kt. EUR 17,– / ISBN 3-926841-71-0

Carola Cutomo
Medialität, Besessenheit, Wahnsinn
188 S., kt. EUR 11,– / ISBN 3-926841-19-2

Hans-Diedrich Fuhlendorf
Rückkehr zum Paradies oder Erbauen des Neuen Jerusalem?
Geschichtsbetrachtungen in apokalyptischer Zeit
352 S., kt. EUR 20,– / ISBN 3-926841-37-0

Wolfgang Gädeke
Anthroposophie und die Fortbildung der Religion
448 S.
Leinen, EUR 25,– / ISBN 3-926841-23-0
kt. EUR 19,– / ISBN 3-926841-24-9

Ludger Helming-Jacoby
Zeugnissprüche
und Sprüche aus dem Hauptunterricht einer Waldorfschule
2. Aufl., 188 S., kt. EUR 15,–
ISBN 3-926841-95-8

Dieter Hornemann
Geheimnisvolles Afrika
Anthroposophische Arbeit im Urwald
102 S., 32 farb. Abb., kt. EUR 14,–
ISBN 3-926841-60-5

Johannes Kiersch
Fragen an die Waldorfschule
Neuauflage Herbst 2003, ca. 160 S., kt. ca. EUR 15,– / ISBN 3-926841-33-8

Peter Krause
Das Judasproblem
Von den spirituellen Hintergründen der Gewalt
128 S., kt. EUR 11,– / ISBN 3-926841-38-9

Peter Krause
Feuer in Tschernobyl
Die Ukraine nach dem SuperGAU
168 S., 37 farb. Abb., kt. EUR 15,–
ISBN 3-926841-58-3

Peter Krause, Faustus Falkenhahn (Hg.)
Einsam – gemeinsam
Jugend im Gespräch
192 S., kt. EUR 12,– / ISBN 3-926841-43-5

Ernst-Martin Krauss
Holzwege, Steinwege ...
Erlebnisse mit Elementarwesen
92 S., Großformat, 13 farb. Abb., gebunden, EUR 29,– / ISBN 3-926841-35-4

Henning Kullak-Ublick (Hg.)
Erziehung zur Freiheit – in Freiheit
Aktion mündige Schule
160 S., 15 farb. Abb., kt. EUR 10,–
ISBN 3-926841-94-X

Andreas Meyer (Hg.)
Seele und Geist
Ansätze zu einer spirituellen Seelentherapie
160 S., kt. EUR 14,– / ISBN 3-926841-47-8

Hans Philippsen
Götter, Hexen und Naturgeister
Sagen und Sagenhaftes der Insel Föhr
144 S., 16 farb. Abb., kt. EUR 13,–
ISBN 3-926841-84-2

Sidney Saylor Farr
Tom Sawyers Nah-Todeserfahrung und die Wandlung seines Lebens
2. Aufl., 204 S., kt. EUR 17,–
ISBN 3-926841-82-6

Wolfgang Weirauch
Im Spiegel der Finsternis
Roman für Jugendliche und Erwachsene. Ab 13 Jahren.
252 S., geb. EUR 17,– / ISBN 3-926841-86-9

Verena Staël von Holstein, Friedrich Pfannenschmidt (Hg.)
Gespräche mit Müller
Feinstofflicher Austausch mit Geistwesenheiten. Band 1 und 2
Band 1: 324 S., geb. EUR 22,–
ISBN 3-935679-11-4
Band 2: 344 S., geb. EUR 22,–
ISBN 3-935679-12-2

FH 11
Über Tod und Sterben
4. Aufl., 232 S., kt. EUR 15,–
ISBN 3-926841-11-7

FH 13
Hexen, New Age, Okkultismus
3. Aufl., 196 S., kt. EUR 13,–
ISBN 3-926841-08-7

FH 14
Erneuerung der Religion
Die Christengemeinschaft, Sakramente, Kirche und Kultus
4. Aufl., 184 S., kt. EUR 12,–
ISBN 3-926841-07-9

FH 15
Waldorfschule und Anthroposophie
3. Aufl., 132 S., kt. EUR 8,–
ISBN 3-926841-00-1

FH 16
Kulturvergiftung: Rauschgift, Sucht und Therapie
2. Aufl., 228 S., kt. EUR 12,–
ISBN 3-926841-21-4

FH 17
Kulturvergiftung: Alkohol
2. Aufl., 160 S., kt. EUR 12,–
ISBN 3-926841-34-6

FH 18
Biologisch-dynamische Landwirtschaft, Ökologie, Ernährung
2. Aufl., 184 S., kt. EUR 13,–
ISBN 3-926841-03-6

FH 19
Musik
2. Aufl., 184 S., kt. EUR 12,–
ISBN 3-926841-06-0

FH 20
Sexualität, Aids, Prostitution
2. Aufl., 170 S., kt. EUR 12,–
ISBN 3-926841-09-5

FH 22
Erkenntnis und Religion
Zum Verhältnis von Anthroposophischer Gesellschaft und Christengemeinschaft
132 S., kt. EUR 12,– / ISBN 3-926841-13-3

FH 23
Engel
3. Aufl., 196 S., 9 farb. Abb., kt. EUR 15,–
ISBN 3-926841-15-X

FH 24
Direkte Demokratie / 1789–1989
240 S., kt. EUR 12,– / ISBN 3-926841-16-8

FH 25
Rechtsleben und soziale Zukunftsimpulse
Von der Dreigliederungsidee Rudolf Steiners zur Volksgesetzgebung
244 S., kt. EUR 12,– / ISBN 3-926841-17-6

FH = Flensburger Hefte

FH 26
Michael
Januskopf Bundesrepublik
184 S., 8 farb. Abb., kt. EUR 12,–
ISBN 3-926841-22-2

FH 27
Strafprozeß, Strafvollzug, Resozialisierung
224 S., kt. EUR 12,– / ISBN 3-926841-20-6

FH 28
Naturwissenschaft und Ethik
204 S., kt. EUR 12,– / ISBN 3-926841-25-7

FH 29
Freie Schule
248 S., kt. EUR 13,– / ISBN 3-926841-28-1

FH 31
Biographiearbeit
5. Aufl., 232 S., kt. EUR 15,–
ISBN 3-926841-31-1

FH 32
Anthroposophen und Nationalsozialismus
168 S., kt. EUR 12,– / ISBN 3-926841-32-X

FH 33
Destruktive Kulte, schwarze Magie, Sexualmagie
232 S., kt. EUR 14,– / ISBN 3-926841-40-0

FH 34
Alte und neue Seelenfähigkeiten
192 S., kt. EUR 13,– / ISBN 3-926841-41-9

FH 35
Die Christengemeinschaft heute
Anspruch und Wirklichkeit
212 S., kt. EUR 13,– / ISBN 3-926841-42-7

FH 36
Schwangerschaftsabbruch
212 S., kt. EUR 14,– / ISBN 3-926841-44-3

FH 37
Indianer
212 S., 6 farb. Abb., kt. EUR 14,–
ISBN 3-926841-45-1

FH 38
Konfliktbewältigung
2. Aufl., 220 S., 10 farb. Abb., kt. EUR 14,–
ISBN 3-926841-50-8

FH 39
Christus
184 S., 16 farb. Abb., kt. EUR 14,–
ISBN 3-926841-51-6

Abo- und Bezugsbedingungen s. Impressum, 2. Umschlagseite. Alle Titel auch im Buchhandel erhältlich. Preisänderungen vorbehalten.

FH 40
Ausländerhaß, Nationalismus, Rassismus
188 S., 13 farb. Abb., kt. EUR 14,–
ISBN 3-926841-52-4

FH 41
Anthroposophie und Rassismus
212 S., kt. EUR 14,– / ISBN 3-926841-54-0

FH 42
Sind wir noch zu retten?
Zerstörung oder Verwandlung der Erde?
224 S., 26 farb. Abb., kt. EUR 14,–
ISBN 3-926841-56-7

FH 43
Gebet heute
168 S., kt. EUR 14,– / ISBN 3-926841-57-5

FH 44
Scheidung – warum?
Partnerschaftsprobleme und ihre Bewältigung
2. Aufl., 228 S., 11 farb. Abb., kt. EUR 15,–
ISBN 3-926841-59-1

FH 45
Hüter der Schwelle
Der Mensch am Abgrund
172 S., kt. EUR 14,– / ISBN 3-926841-61-3

FH 46
Jugendideale
208 S., kt. EUR 14,– / ISBN 3-926841-62-1

FH 47
Übungen zur Selbsterziehung
2. Aufl., 216 S., 16 farb. Abb., kt. EUR 15,–
ISBN 3-926841-65-6

FH 48
Angst
188 S., 16 farb. Abb., kt. EUR 14,–
ISBN 3-926841-66-4

FH 49
Depression
200 S., 8 farb. Abb., kt. EUR 14,–
ISBN 3-926841-67-2

FH 50
Erziehung
188 S., 8 farb. Abb., kt. EUR 14,–
ISBN 3-926841-68-0

FH 51
Nah-Todeserfahrungen
Rückkehr zum Leben
2. Aufl., 180 S., kt. EUR 15,–
ISBN 3-926841-72-9

www.flensburgerhefte.de

FH 52
Auferstehung
Von der Gegenwart Christi
168 S., 8 farb. Abb., kt. EUR 15,–
ISBN 3-926841-73-7

FH 53
Gedächtnis und Erinnerung
184 S., kt. EUR 15,– / ISBN 3-926841-74-5

FH 54
Ernährungsfragen
176 S., kt. EUR 15,– / ISBN 3-926841-75-3

FH 55
Naturgeister
Vom Wirken der Elementarwesen
2. Aufl., 192 S., 16 farb. Abb., kt. EUR 15,–
ISBN 3-926841-76-1

FH 56
Über Reinkarnation und Karma
Erfahrungen früherer Erdenleben
188 S., kt. EUR 15,– / ISBN 3-926841-78-8

FH 57
Die Welt im Umbruch
Globalisierung und Kampf aller gegen alle
196 S., 29 farb. Abb., kt. EUR 15,–
ISBN 3-926841-79-6

FH 58
Wirkungen der Musik
204 S., kt. EUR 15,– / ISBN 3-926841-80-X

FH 59
Umgang mit dem Sterben
204 S., 8 farb. Abb., kt. EUR 15,–
ISBN 3-926841-81-8

FH 60
Die Impulse des Bösen am Jahrtausendende
196 S., kt. EUR 15,– / ISBN 3-926841-83-4

FH 61
Die Hintergründe von 666
196 S., 8 farb. Abb., kt. EUR 15,–
ISBN 3-926841-85-0

FH 62
Arbeitslosigkeit
Weg ins Ungewisse
184 S., kt. EUR 15,– / ISBN 3-926841-87-7

FH 63
Feldzug gegen Rudolf Steiner
Über O.T.O.-, Rassismusvorwürfe und Angriffe auf die Waldorfschulen
240 S., kt. EUR 15,– / ISBN 3-926841-88-5

FH 64
Liebe – Die Sonne der Welt
200 S., 8 farb. Abb., kt. EUR 15,–
ISBN 3-926841-90-7

FH 65
Doppelgänger
Der Mensch und sein Schatten
228 S., 8 farb. Abb., kt. EUR 15,–
ISBN 3-926841-91-5

FH 66
Hellsehen
Der Blick über die Schwelle
192 S., kt. EUR 15,– / ISBN 3-926841-92-3

FH 67
Esko Jalkanen – der Heiler aus dem Norden
Vom Zauber finnischer und baltischer Kultur
184 S., 19 farb. Abb., kt. EUR 15,–
ISBN 3-926841-89-3

FH 68
Liebe Leben
Homosexualität und die Vielfalt der Lebensformen in Zeiten der Individualisierung
192 S., kt. EUR 15,– / ISBN 3-926841-93-1

FH 69
Islamische Impressionen
Brücken zwischen Orient und Okzident
228 S., 12 farb. Abb., kt. EUR 15,–
ISBN 3-926841-96-6

FH 70
Träume
Was wollen sie uns sagen?
192 S., kt. EUR 15,– / ISBN 3-926841-97-4

FH 71
Einblicke in die Anthroposophie
200 S., kt. EUR 15,– / ISBN 3-926841-99-0

FH 72
Es ist an der Zeit
Aspekte der Anthroposophie
216 S., kt. EUR 15,– / ISBN 3-935679-00-9

FH 73
Eurythmie
Aufbruch oder Ende einer jungen Kunst?
204 S., 12 farb. Abb., kt. EUR 15,–
ISBN 3-935679-01-7

FH 74
Abgründe und Chancen in Zeiten des Egoismus
192 S., kt. EUR 15,– / ISBN 3-935679-02-5

FH 75
Einsamkeit
Wege des Ich
216 S., 20 farb. Abb., kt. EUR 15,–
ISBN 3-935679-04-1

FH 76
Kampf der Kulturen?
Eine andere Welt ist möglich
204 S., kt. EUR 15,– / ISBN 3-935679-06-8

FH 77
Gegen das Elend der Welt
Eine Reise nach Afghanistan
200 S., 16 farb. Abb., kt. EUR 15,–
ISBN 3-935679-07-6

FH 78
Familie im Wandel
192 S., kt. EUR 15,– / ISBN 3-935679-08-4

FH 79
Was die Naturgeister uns sagen
Im Interview direkt befragt
3. Aufl., 208 S., kt. EUR 15,–
ISBN 3-935679-09-2

FH 80
Neue Gespräche mit den Naturgeistern
2. Aufl., 196 S., kt. EUR 15,–
ISBN 3-935679-10-6

FH 81
Die neue Weltordnung
Der Irak-Krieg und seine Folgen
200 S., kt. EUR 15,– / ISBN 3-935679-13-0

FH 82
Aspekte anthroposophischer Psychotherapie
208 S., kt. EUR 15,– / ISBN 3-935679-14-9

So 1
Partnerschaft und Ehe
5. Aufl., 212 S., kt. EUR 15,–
ISBN 3-926841-04-4

So 2
Das Geheimnis der EAP
212 S., kt. EUR 9,– / ISBN 3-926841-05-2

So 4
Partnerschaft und Ehe II – Briefe
2. Aufl., 72 S., kt. EUR 8,–
ISBN 3-926841-14-1

So 5
Volkssouveränität und Volksgesetzgebung
Die Kernpunkte der Demokratiefrage
338 S., kt. EUR 14,– / ISBN 3-926841-18-4

So = Flensburger Hefte Sonderhefte

So 7
Kunst
368 S., 25 farb. Abb., kt. EUR 16,–
ISBN 3-926841-26-5

So 8
Anthroposophen in der Zeit des deutschen Faschismus
164 S., kt. EUR 12,– / ISBN 3-926841-27-3

So 9
Zehn Jahre real-existierendes freies Geistesleben
Zur Geschichte der Gädeke-Studie
92 S., kt. EUR 12,– / ISBN 3-926841-39-7

So 10
Biographiearbeit II
Grundlagen, Praxis, Ausbildungen
2. Aufl., 184 S., 8 farb. Abb., kt. EUR 15,–
ISBN 3-926841-48-6

So 12
Schwarze und weiße Magie
Von Satan zu Christus
2. Aufl., 184 S., kt. EUR 14,–
ISBN 3-926841-55-9

So 13
Waldorfschulen in Not
244 S., kt. EUR 14,– / ISBN 3-926841-63-X

So 14
Mensch und Computer
156 S., kt. EUR 14,– / ISBN 3-926841-64-8

So 16
Die Schande Europas
Der Krieg auf dem Balkan
200 S., kt. EUR 15,– / ISBN 3-926841-70-2

So 17
Ita Wegman und die Anthroposophie
Ein Gespräch mit Emanuel Zeylmans
216 S., kt. EUR 16,– / ISBN 3-926841-77-X

So 18
Erfahrungen im Umgang mit Tod und Sterben
Beiträge von Leserinnen und Lesern
180 S., kt. EUR 15,– / ISBN 3-926841-98-2

So 19
Die Welt am Abgrund
Jeder Mensch eine Bombe?
200 S., kt. EUR 15,– / ISBN 3-935679-03-3

So 20
Wortgetreu und unverfälscht?
Haben wir in der Gesamtausgabe Texte Rudolf Steiners?
76 S., kt. EUR 8,– / ISBN 3-935679-05-X